跟周仲瑛抄方

顾　勤　王志英　主编

第2版

周仲瑛　审定

U0273933

中国中医药出版社
· 北京 ·

图书在版编目（CIP）数据

跟周仲瑛抄方 / 顾勤，王志英主编 . —2 版 —北京：
中国中医药出版社，2017.10（2022.3 重印）
ISBN 978 – 7 – 5132 – 4378 – 0

Ⅰ.①跟…　Ⅱ.①顾…　②王…　Ⅲ.①中医临床—经验—
中国—现代　Ⅳ.① R249.7

中国版本图书馆 CIP 数据核字（2017）第 184439 号

中国中医药出版社出版

北京经济技术开发区科创十三街 31 号院二区 8 号楼
邮政编码　100176
传真　010-64405721
河北品睿印刷有限公司印刷
各地新华书店经销

开本 880×1230　1/32　印张 11.5　彩插 0.5　字数 269 千字
2017 年 10 月第 2 版　2022 年 3 月第 2 次印刷
书号　ISBN 978 – 7 – 5132 – 4378 – 0

定价　59.00 元
网址　www.cptcm.com

服 务 热 线　010-64405510
购 书 热 线　010-89535836
维 权 打 假　010-64405753

微信服务号　zgzyycbs
微商城网址　https://kdt.im/LIdUGr
官 方 微 博　http://e.weibo.com/cptcm
天猫旗舰店网址　https://zgzyycbs.tmall.com

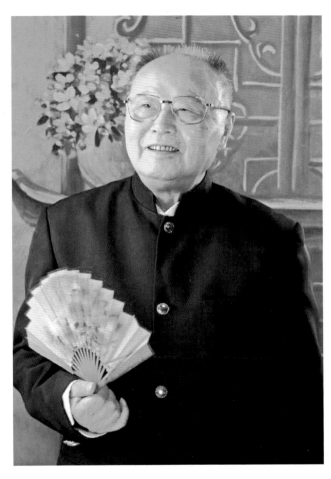

有容乃大——国医大师周仲瑛教授

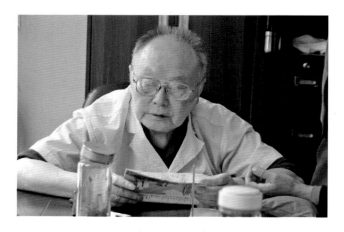

| 周老出诊 |

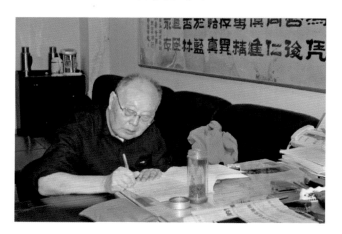

| 周老写作 |

医道无穷
有容乃大

周仲瑛

2017年7月13日

| 周老为本书题词 |

古为今用，根深则叶茂；西为中用，老幹發新芽；知常达变，法外求法臻化境；学以致用，实踐創新绽奇葩。

周仲瑛

03年4月

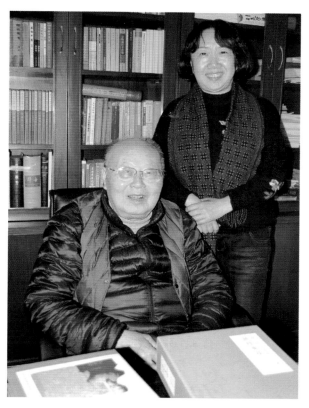

2015 年元月，常熟中医院领导携刚出版的《虞山医学流派珍藏集萃》拜访周老，弟子顾勤陪同看望，并与周老合影

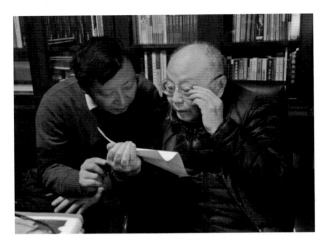

周老与弟子薛博瑜研讨学术

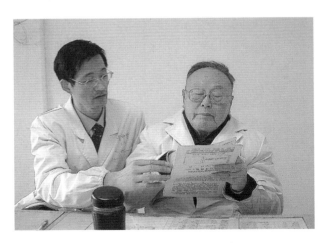

弟子霍介格随周老侍诊

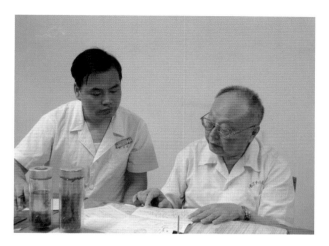

王长松博士随周老门诊抄方

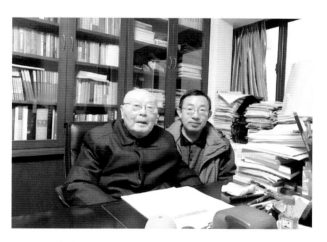

弟子叶放请教周老后与周老合影

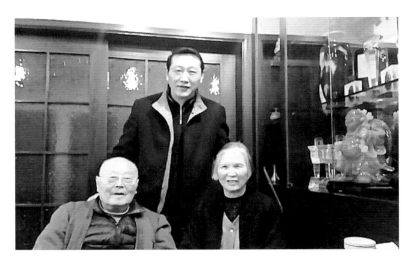

弟子过伟峰与周老和师母合影

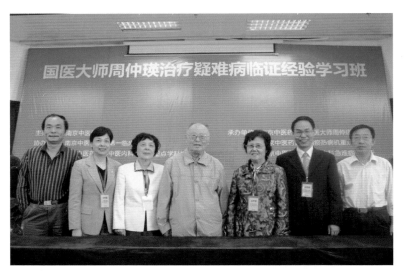

周老与多位弟子在"国医大师周仲瑛治疗疑难病临证经验学习班"上的合影
（左起赵智强、周学平、王志英、周老、金妙文、郭立中、叶放）

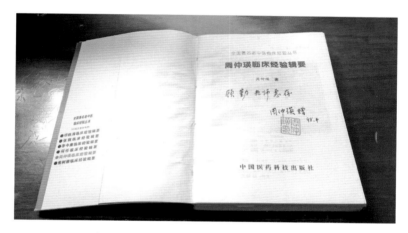

周老给弟子顾勤赠书

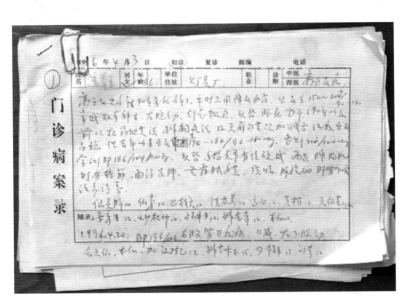

弟子顾勤跟周老抄方手迹

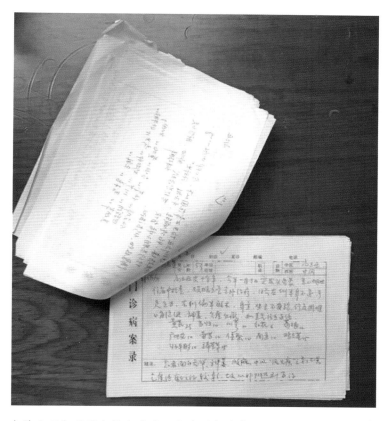

弟子顾勤跟周老抄方手迹，上为周老脉案，下为顾勤随诊心得

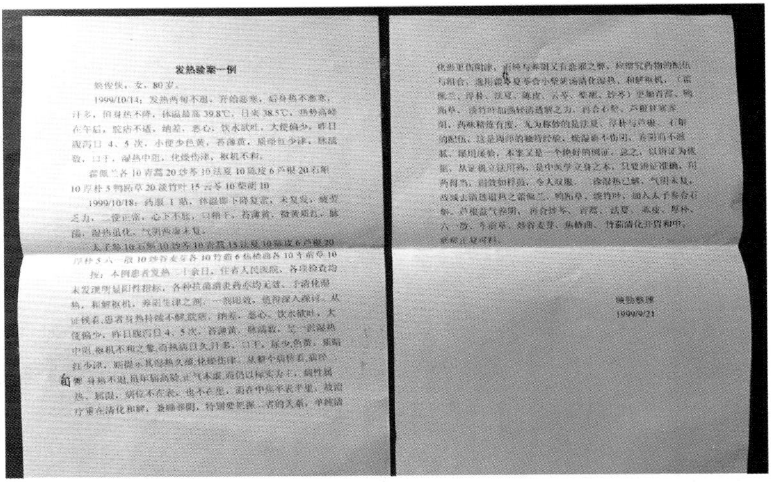

这是弟子顾勤 1999 年攻读周老博士生期间记录、整理的周老验案（即本书发热验案 4）原稿

再版前言

　　吾师周仲瑛先生，是当代著名的中医内科大家、中医教育家、国医大师，自 1947 年悬壶乡里，迄今已历经七十个春秋。先生毕生以治病救人为己任，疗效卓著，活人无数，深得同道敬仰，更获病家称道。

　　中医学自伊尹、岐黄肇始，传承几千年，理论学习尚可藉研习苦读而得，而临诊最难！在临证诊疗实景中，面对不同病家复杂多变的证情，如何分析病机证候？如何活用医理？如何遣方用药、排兵布阵？是为后学者登堂入室最难之处。是故，随造诣深厚、经验丰富的名医应诊，在临诊中学习、体验，是求学者长进极好的路径。然而，受现实条件所限，有机会侍诊名医左右者，毕竟了了，多数年轻后辈只能随境遇跟师实践，并反复自我探索，其中辛苦与曲折，唯有己知。10 年前，中国中医药出版社的张钢钢编辑有感于后学者的此等困境，有心将名家验案以师生回顾、问答、点拨、解惑等形式，将"病人在侧，馨咳亲闻"之场景，"师生相与晤对一堂，上下议论"之气氛，呈跃纸上，策划了以学生随侍名师抄方过程的《跟名医抄方丛书》，从师徒不同的角度，剖析一个个鲜活的案例，从而使后学者借此途径学习体会"活的"思路、方法与技巧，以弥补理论与实践中的空缺，拓宽视野。是年适逢先生八十寿诞，同门诸弟子，合力编写的这本小册《跟周仲瑛抄方》，既作为向老师学习汇报的作业，也乐向中医同道分享体会，更是向先生表达深深的敬意！

　　是书出版后，反响良好，时有同行交流、讨论，学生捧读、学习，出版社多次加印，均告售罄。转眼间，10 年过去了，先生九十诞辰将至，吾等亦均年过半百，愿在原书基础上略作修补，再次敬贺先生寿诞，并飨读者。

先生家学渊源，自幼聪敏好学，习医之后，穷尽医理，精研医术，数十载临证积累，经验丰富。然其却从不自满，闲暇时分，总以读书思考为乐，实乃吾辈学习之楷模！

此书的出版与再版，承蒙张钢钢编辑的倾力策划、审编，谨致由衷的谢意。同窗好友徐光丕先生旅居海外多年，中医业精，书法亦佳，欣然为本书题写书名及封面医案抄录，为本书增色几许，藉此也一并致谢。

2017 年 6 月写于金陵

策划者言

随侍名师而相与晤对一堂，上下议论，何快如之！

古往今来，对于普通的临床医生而言，因为名医资源非常有限，能有幸跟随名医侍诊抄方者少之又少，而能跟随多位名医侍诊抄方者更是凤毛麟角。故而，近代名医张山雷先生说："惟医案则恒随见症为迁移，活泼无方，具有万变无穷之妙，俨如病人在侧，謦咳亲闻。所以多读医案，绝胜于随侍名师而相与晤对一堂，上下议论，何快如之！"

然则当今大多数名医医案，或失之简约，或失之问难，离"病人在侧，謦咳亲闻"的真实场景、离"随侍名师而相与晤对一堂，上下议论"的穷尽探究差之甚远。

有因于此，我们策划出版以随侍名师抄方过程的"点拨、问难、解惑、体悟"为突出核心的《跟名医抄方丛书》，从师徒不同角度、不同层面来全面反映、深刻解析名医诊治的"活的"思路、方法和技巧，而不仅仅是"死的"四诊、处方和用药，既是名医医案，更是纯正的"随侍名师而相与晤对一堂，上下议论"的场景再现。

为此，中国中医药出版社整合全国的名医资源，以全国著名老中医的高徒随师抄方的第一手完整原始资料为基本素材，由名医与高徒共同进行整理、加工，尽可能原汁原味地记录、再现随师抄方的过程。每位名医单独成册，分批出版。

每本书按病种或病证划归脉案，用"脉案""点拨""问难""解惑""体悟"及"小结"等抄方中的主要环节串成一个个

"抄方"单元，从师徒不同角度、不同层面来全面反映、深刻解析名医诊治的思路、方法和技巧。

1. 脉案　选择资料完整、真实，能够充分体现名医临证诊治特色，反映名医处方用药技巧的病案。

2. 点拨　即由名医讲解、点拨该病案的证候特点与关键，辨治及处方用药的思路、方法、技巧等。

3. 问难　学生针对该病案中的难解、疑惑之处向业师提问、求教，或就病案中重要、关键点进一步向业师请教。

4. 解惑　名医解答学生的问题、疑惑。

5. 体悟　学生抄方过程中的心得、体会和感悟。

6. 小结　是学生对业师诊治某一类病证经验、方法的体会、总结。

上述环节的设置完全依据抄方的实际过程，灵活、真实、生动，读者犹如亲临现场，跟随名医抄方，耳闻目睹名医诊病的全过程，切身感受中医诊治疾病的方法、步骤，培养中医辨证论治的思维方法，尤其是亲耳聆听名医精辟的点拨、讲解，体悟中医的内蕴、精髓，揣摩名医的辨治思路、经验和处方用药技巧。它既是中医学生步入临床独立诊病的必由门径，也是临床医师学习名医经验、提高辨治水平的有效方式。

我们期待本套丛书的出版能为突出中医临床思维、提高临床疗效做出应有的贡献！

原　序

　　中医学是一门实践性很强的自然科学，它的理论体系，构建在临床实效的基础上，医案则是诊疗的实录，理论联系实践的桥梁，导人知常达变，体现医家个体经验、临证技巧、独特学术思想的载体，最能反映异病同证同治、同病异证异治、因人而异、个体化诊疗的特色，也是吸取经验教训、启发科研思路、从点滴积累到系统整理提高、总结辨证规律的基础。历代留传于世的名家医案，百花纷呈，是医苑杏林中的一枝奇葩，中医学界的宝贵财富。

　　余有感于斯，自20世纪60年代即着手收录临证病案，特别自70年代后期愈益重视，朝花夕拾，数达万余，自我求索，颇有感悟，用于教研，确能示人以渔。惜医教繁忙，俗务缠身，未能汇集成文。

　　今我诸弟子集腋成裘，收录部分案例，剖幽析微，整理成册，以供与吾道中人交流切磋。雏凤新声，后继有人，堪慰宿愿，故书此以表情怀。

八十叟　周仲瑛

戊子年八月书于金陵琢璞斋

目录

师生谱

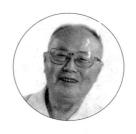

　　周仲瑛，男，生于 1928 年，江苏如东人。家世业医，自幼随父——著名中医专家周筱斋教授学习医术，出道后悬壶乡里。为求医术精深，又先后就学于上海新中国医学院、江苏省中医进修学校（南京中医药大学前身）；1956 年毕业后留南京中医学院附属医院工作，先后任住院医师、主治医师（讲师）、副主任医师（副教授）、主任医师（教授）、副院长等职；1983 年调任南京中医学院（现南京中医药大学），任院长。现为该校教授、主任医师、博士生导师，江苏省重点学科"中医内科（急难症）学"的学科带头人，是首批国务院政府特殊津贴获得者，七届人大代表，中华中医药学会理事，江苏省中医药学会副会长，江苏省药品审评委员会顾问，江苏省中医药科学技术委员会副主任委员，国家中医药管理局专家咨询委员会委员，首批授予的全国著名中医 (500 名) 之一。先后荣获全国高等学校先进科技工作者、全国优秀研究生教师称号。2009年获首届"国医大师"称号。

　　从事中医内科临床工作 70 余年，对中医内科的各种常见病，尤其是急难病症积累了丰富的经验，擅长发挥中医辨证论治优势，具有良好的疗效。

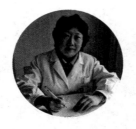

顾勤，女，1959年生，教授，主任中医师，博士。1979年考入南京中医学院中医系学习，1984年毕业留校工作至今，先后在中医药计算机应用研究中心、中医内科急难症研究所、全科医学教研室从事中医内科临床、教学、科研工作。现为南京中医药大学全科医学教研室主任，江苏省中医院脾胃病科主任医师。自20世纪80年代后期开始，跟随周仲瑛教授临证抄方学习，并开展临床研究，尤其是周老临床经验的整理研究，随师十余年，不仅学到了老师宝贵而丰富的临床经验，也深为导师深厚广博的理论水平，勇于思考、勤于实践、不断探索、严谨求实的治学作风，治病救人、服务大众的高尚品格所折服。

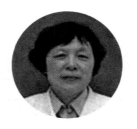

　　王志英，女，1950 年生。1976 年毕业于南京中医学院，1999
年获医学博士学位。现为南京中医药大学第一临床医学院研究员、
主任医师、博士生导师。江苏省中医学会肺病专业委员会副主任委
员，江苏省中西医结合学会急症专业委员会委员。

　　长期从事教学、医疗、科研工作。20 世纪 70 年代末起师从于
周仲瑛教授，参与周老主持的"中医药治疗流行性出血热"等多项
课题研究。近几年来主持"十五"国家科技攻关计划"名老中医学
术思想、经验传承研究"课题，整理总结周仲瑛教授的学术思想和
临证经验。并参与科技部"十一五"支撑计划"周仲瑛防治支气管
哮喘复发临床经验的应用研究"。此外，主持的主要课题有"化痰
祛瘀，降气平喘法治疗支气管哮喘发作期的研究""补益肺肾，祛
风化痰法抗哮喘复发的研究"等，已通过省级鉴定，前者获江苏省
科技进步三等奖。

　　在全国省级以上学术刊物发表论文 40 余篇，参编著作有新世
纪全国高等中医药院校规划教材《中医内科学》《中医内科急症学》
《中医内科急症学精要》等。

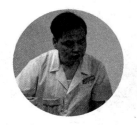

　　王长松，男，1966年生，满族。医学博士，主任医师、副教授，硕士研究生导师。现任东南大学临床医学院中医学教研室主任，东南大学附属中大医院中医内科主任；江苏省中西医结合学会第五届理事，心身医学专业委员会常务委员；江苏省中医药学会理事，老年医学专业委员会副主任委员。

　　1997年9月至2000年7月，师从于周仲瑛教授，主攻中医内科急难症，对周仲瑛教授的瘀热学说有深入理解。临床上善于用传统中医方法辨治失眠和脾胃病，对于亚健康状态、虚寒证和虚寒体质的调治亦有经验。

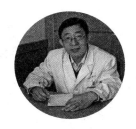

　　叶放，男，1965 年生，江苏彭城人。医学博士，研究员、主任中医师。晚辈自幼天资愚钝，31 年前始业岐黄，又曾在临床独自摸索十数年，仍疑惑颇多。17 年前有幸来到金陵，跟师于先生门下，侍诊其畔，眼观先生临证娴熟，活人无数；耳听先生审机高论，独具心法；并同时在附院门诊验之于临床，思路随之渐朗，疗效因之提高，自此立志专注于中医。其后，幸有机缘，留在先生身边工作，伴随先生诊余茶后，从而有更多机会得到先生面授技艺。与先生一起思考中医，常听先生谈医学人生、忆临证诸般技巧，每有心得，必能得到先生逐字逐句之点化，终令积年疑问得解。

　　先生之为医、为教、为研的一生实乃晚辈楷模。总对先生为医之善思、著术之严谨、临证之娴熟、做人之磊落、做事之踏实、待人之宽容、处世之低调深有感触！先生常谓晚辈曰："唯有把中医作为毕生钟爱的事业，心思才会远离世事之浮躁，举业务才不会甘于井底，待病家才不会离乎仁义。"

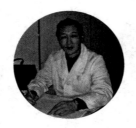

过伟峰，男，1962年出生，江苏无锡人，医学博士。现任南京中医药大学第一临床医学院副院长，江苏省中医院神经内科主任医师。

1988年攻读周仲瑛博士研究生，1991年博士毕业留校工作，有幸留在周老身边，前后伺诊十余载，耳濡目染，老师的临证思路、用药法度渐渐熟谙于心。在老师影响下，博士毕业后我即确立了中医脑病（神经内科）这一新兴专科为专业方向，在老年痴呆、出血性中风、抑郁证等领域开展临床实验研究，取得了一些成绩。1998年起担任了中国中西医结合学会神经病专业委员会委员，现为江苏省中西医结合学会脑病专业委员会主任委员。

30多年以来，在中医药科研、临床、教学工作中，以老师为榜样，勤耕不止，稍有作为。主持了多项研究课题，其中2项获江苏省科技进步奖。主编、副主编专著6部，发表学术论文80篇。先后获得江苏省优秀青年中医奖励基金、南京中医药大学学科骨干教师、江苏省普通高校优秀青年骨干教师、中国中西医结合优秀中青年科技工作者、江苏省高校"青蓝工程"中青年学术带头人培养对象、江苏省"333高层次人才培养工程"培养对象等荣誉称号。

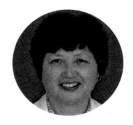

　　周同，主治中医师。师从父亲国医大师周仲瑛教授。从事中医临床工作 30 余年，并长期随父助诊，深得其传，对临床内科、妇科以及肿瘤、疑难杂症均有一定的专长及良好疗效。

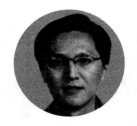

　　周宁，男，副主任医师。师承父亲周仲瑛教授，从事中医临床工作 30 余年，擅长治疗内科疑难病症，如慢性胃肠病、肝炎、头痛、失眠、眩晕、中风、泌尿系结石、哮喘等，以及脱发、痤疮、妇科内分泌紊乱、月经不调、肿瘤等病症。

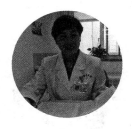

　　周学平，女，师从周仲瑛教授 30 年，现任南京中医药大学教授、博士生导师，江苏省中医药学会风湿病专业委员会副主任委员。

　　1987 年即在周老门下攻读硕士研究生，1994 年又在周老指导下攻读博士学位，长期跟随周老从事临床、科研、教学工作。早在 20 世纪 80 年代多次随周老率领的课题组赴江苏东海、东台、高淳等疫区，进行中医药防治流行性出血热的研究，平日也常能侍诊左右，亲眼目睹周师救治的诸多出血热休克期、急性肾功能衰竭等急重患者转危为安，使众多疑难痼疾获效，受周老的严谨学风、精湛医术、高尚医德的熏陶，渐渐垒筑起事业的坚固基石。自 1994 年始承担国家中医药管理局青年基金课题研究至今，先后主持国家、部省级课题 8 项，获部省级奖 3 项、发明专利 1 项，其中"治疗类风湿关节炎中药复方—清络通痹颗粒研制" 2007 年获教育部科技进步二等奖；主编、副主编著作出版多本，第 1 作者发表论文 48 篇。被评为江苏省普通高等学校优秀青年骨干教师，遴选为江苏省 "333 跨世纪学术、技术带头人培养工程"培养对象、江苏省高校 "青蓝工程"跨世纪学术带头人、江苏省高校优秀科技创新团队带头人。

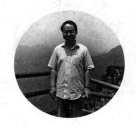

　　郭立中，男，教授，主任医师，博士生导师，现任南京中医药大学中医内科急难症研究所所长，中华中医药学会科学技术奖评审专家，国家自然科学基金同行评议专家。

　　先后师从当代名医、原陕西中医学院院长杜雨茂教授、成都中医药大学附属医院院长叶传蕙教授攻读中医、中西医结合临床硕士、博士学位。1998 年 9 月进入南京中医药大学中医内科学博士后流动站，始跟随周仲瑛教授主要从事中医内科危急重症及疑难杂病的临床研究。先后主持、参与国家"十五"科技攻关项目、国家 973 计划项目、"十一五"国家科技支撑计划、江苏省重大科技项目等省、部级以上科研课题 6 项，厅局级科研课题 1 项。由本人担任主编、常务编委等参编的全国统编教材、研究生教材、成人教育教材等学术专著 12 部，已在全国省级以上学术刊物发表论文 86 篇，获军队科技进步三等奖 2 项，研制开发医药新产品 3 项。2007年被国家中医药管理局批准为周仲瑛教授学术经验继承人。

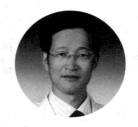

　　霍介格，江苏省中西医结合医院肿瘤科主任中医师，医学博士，博士研究生导师。

　　现任世界中医药联合会肿瘤精准医学专业委员会副会长，名医传承委员会理事，江苏省中西医结合学会肿瘤专业委员会副主任委员等职。为全国及江苏省名老中医药专家学术经验继承人，江苏省卫生拔尖人才，第五期江苏省"333"高层次人才培养对象（第二层次），第六批江苏省"六大人才高峰"资助对象。国家中医药管理局及江苏省名老中医工作室负责人，中国中医科学院中青年名中医。发表学术论文100余篇，申请国家专利10项，出版学术著作7部，主持及承担国家自然基金等省部级课题20余项，获中国中西医结合学会科技进步奖三等奖1项，江苏省中医药科技一等奖1项，二等奖1项。

　　我从2002年9月至南京中医药大学攻读博士学位，有幸随周仲瑛教授学习，屡受先生教诲，解惑答疑，心传口授，指点迷津。期间我每天上班前先至先生家取电脑，并与其一起步至诊室，先生应诊病人甚多，常常至下午2时才能结束，稍后简单用过午餐，即至办公室处理日常事务，或修改稿件，或接诊预约的病人，我不时请教先生，临晚再护送其回家。先生兴至所至，时与学生小酌，谈医论道，意犹未尽。三年时间，我随其左右，观其诊，思其方，叹其效，时觉豁然开朗。我曾对先生说，以前我看病多如雾里看花，茫然无绪，现在则有空山新雨之感，识病辨证水平日见提高，先生甚是欣慰。

　　先生治学即守规中矩，又圆机活法，自出机杼。特别是於急难之症常辟蹊径，抽茧剥丝，明辨细析，少有不瘥者。先生医术虽日臻纯青，驰誉医林，却从没有矜奇自炫，求治者比肩接踵，也从未懈怠松卧，以仁慈之心，雍容之度，精熟之技，济世活人，且先生博览多学，老而弥坚，为后学仰止。

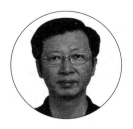

　　薛博瑜，男，1957 年生，医学博士，教授，主任医师。南京中医药大学第一临床医学院中医内科学教研室主任，博士研究生导师。江苏省重点学科、教育部国家重点学科培育点"中医内科学"学科带头人，国家精品资源共享课程＂中医内科学＂课程负责人。江苏省中医肝病专业委员会主任委员，内科分会副会长。承担国家及省级重大科研项目 10 余项，获江苏省科技进步奖。主编教材和专著 10 余部。

跟诊抄方，
温习提高

周仲瑛教授自幼随其父周筱斋先生习医，后又入上海新中国医学院深造，自 1947 年悬壶业医，至今已有 70 个年头。几十年中，无论作为全职的医生，还是兼任着医院、学院的行政领导，临床医疗始终是他最重要的工作。1998 年卸任行政职务后，更是全心致力于门诊医疗，为全国各地的求医者诊治病痛，八旬高龄之时，仍每周 6 次门诊。先生经验丰富，思维敏捷，疗效显著，令我等后辈敬仰不已。如今先生已届九旬，因家人恳求，方停下心爱的医事，安享平静的生活。

深厚的理论功底，聪颖的天资，勤奋的钻研，尤其是长期的临床实践，成就了先生今日的事业。作为全国知名的中医内科大家、国师大师，其丰富的临床经验是后学者学习、提高的宝贵财富，而先生几十年积累下的无以计数的诊籍、脉案更是我们求学之途可时时借助的一柄手杖。

今天，当我们重温这些厚厚的脉案，常常会回忆起跟随先生临诊的点点滴滴，面对一个个疑难杂症，先生如何望、闻、问、切及遣方用药，其情景如电影般呈现在眼前，犹如鲜活的教科书。通过这样的温习，可以使学习者更加生动灵活地领略到中医学医理的深奥广博、临床的复杂多变、先生辨证的缜密思路、遣方用药圆机活法的宝贵经验。在此，仅就先生在日常诊务中的脉案风格、临证思路、用药特点做一简单介绍，更多的精彩，读者可从后文中真切领略。

一、医案记载求真务实

先生的医案注重如实记载患者的病情变化，读起来如同在诊疗现场。首诊务求详实，尤其是发病经过、既往诊治过程，均一一记录在案；续诊则尤为关注用药后的症情变化，无论疗效好转、减轻、未变、加重、服药反应等均如实描述，不加修饰，复诊若易法、换方，必有清楚交待。

二、病案书写简洁精炼

先生日常门诊，求医者众多，工作量很大，既要详解分析病情，又要辨证处方，无暇洋洋洒洒作锦绣文章。几十年来，他形成了描述病情简洁精炼的个人医案风格，如纳呆、寐差、便溏、烘热等两个字的描述十分多见。在文字表述上崇尚自然朴实、简洁流畅的文风，不喜欢堆砌词藻。这既是其个性使然，也与诊务繁忙有关，不可能有时间咬文嚼字。然而，简炼却不简单，脉案总是出口成章，一气呵成，逻辑清楚，理法分明，临床业医者一看便有身临其境的感受，这与书斋中编写出的医案有很大的不同。

三、症状描述力求准确

患者的病痛、症状是千变万化的，有些类似的症状在程度和细节上略有不同，如饮食量少，有"杳不知食""食少不饥""饥不欲食"等不同表述，既是患者自我感受的真实描述，也给辨证分析提供了思路与依据；又如出汗，既有头额汗多、胸背出汗、下肢出汗、半身出汗等部位的不同，也有冷汗、烦热汗出、午夜汗出等出汗状态、出汗时间的不同。先生都能恰如其分，准确表述。

四、四诊合参突出重点

先生经常强调要以主诉为中心，善于全面收集临床资料，望、闻、问、切四诊合参，但绝不能流于机械刻板的流水帐，而当在收集分析四诊资料的同时，逐渐融入辨证思路，从而使医案的表达不仅仅局限于记录，更体现辨证论治的一体性。如发热一症，根据发热的特点，表述为寒热往来，或身热如炽，或身热不扬，或午后低热，给辨证分析提供了更多的依据，再结合其他症状，脉案一列出，证、机、方、药也随之而出。复习时，尤觉受益。另外，简洁准确的表述习惯，可将一些特别的症状、体征描述的更加形象生动，如形瘦色苍、形瘦色败、神气虚怯、面色晦滞、脉弦急有力、脉参伍不调，即使读者未见患者，也能浮想出患者的精气神。

五、适当注意从反面排除类证

有些症状、体征简单地看，只是一个没有阴阳、虚实属性的独立表现，但若进一步细加辨别，则可发现其病理属性，从而从正反两面进行类证鉴别。如鼓胀之腹坚满如裹、腹大软而不坚，体现着腑气的通利、气血的盛衰、水气的强弱等等更多的信息；同样的，如下肢肿胀按之坚硬或按之凹陷、皮肤红斑鲜赤或暗紫、面目皮肤黄色鲜亮或晦暗如烟熏等，无一不是在记录病情的同时作相应的类证鉴别，为辨证提供更多的有用资料。

六、坚持以辨证为主体的诊疗思路，客观结合辨病资料

先生始终强调中医诊疗必须以辨证论治为主导，背弃了这个主体，就从根本上背弃了中医学理论。但他从不排斥现代科学引入的各种理化检查，十分重视患者提供的各类检查资料，以便明确诊断，并将这些资料有机纳入辨证的轨道中，这一点十分难能可贵。

七、辨证着眼于病机特点、证候特性

整体观念、辨证论治是中医学的灵魂，临证的第一要务是综合

收集四诊资料，去粗存精，去伪存真，以中医学理论为指导，全面分析病情的轻重缓急、阴阳表里、寒热虚实、气血经络、脏腑功能，找出其病理变化的特点、证候的特性，从而指导立法、遣方、用药。如"高年之体，肝肾下亏，痰瘀阻络，虚风内动"，把一个老年患者整体病情的病理特点、虚实关系完整地表达出来，而"化痰息风，活血通络，兼以滋肾养肝"，又将治疗的主次脉络清晰地显示出来。多数情况下，为书写精炼，写病机则省略治法，写治法则省略病机，正是由于其理法关系已清楚表达。若病机、治法均列出，则多为考虑标本主次，而作必要的强调。

八、选方灵活注重复合组方

先生家学渊源，博学强记，理论造诣深厚，所掌握的方、药知识大大高于普通医者，加之数十年来勤于思考，临证不辍，积累了极为丰富的临床经验，其灵活多变的组方用药常令我等后学者叹服。而对疑难重症的复法大方，主次分明，繁而不乱更是其临床经验的最好体现，读者可从书中的大量医案中细细体会。对方剂配伍规律，他有自己明确的观点，既反对古方不能治今病的"废古说"，亦不认为经方是一成不变的，治必守原方，不可变动。而是强调一切应以临床实际为依据，加减变通当以病机为核心，遵从组方用药的基本原则，君、臣、佐、使、七情和合，所谓"师古而不泥古"！

九、组方用药如排兵布阵

先生组方用药十分讲究，其方药排列特点主要有：

1. 主次排列

根据治法，方中先列主药，后列次药，主次分明。

2. 对药排列

对药是人们长期临床用药经验的精华，周老喜用对药，常根据病情需要将药性具有协同、相使、相畏、相恶的药物成对合用，反映药性寒热温凉、升降浮沉的相关性。如黄连配黄芩、黄连配吴萸、黄连配肉桂、黄连配干姜、枳实配大黄、知母配黄柏、知母配苍术、苍术配玄参、苍术配厚朴、鸡血藤配路路通等等，相得益彰。

3. 尽量避免排列的杂乱

众所周知，用药加减在变通，但选取要有证有据，在主次明晰的前提下，同类药依次排列，反佐药相伴排列，有序合理，他人研读亦可明方义、药理。

4. 一药多用，力求其用，力克其偏

有很多药的功能包括多个方面，周老最喜选用这类药物，使其在治疗中发挥一药多效的作用，这与他丰富的药物知识是分不开的。如大黄具有清热泻火、通腑导滞、活血通络之功，若患者证属里热炽盛、腑实便结、血脉瘀滞，则选用最为合适，一药三效发挥极致。又如牛蒡子，人们熟知其疏风清热，解表利咽，却对其轻缓的润肠作用了解不多，若风热袭表，咽喉不利，兼便干艰行则选用最为合适；而若素体脾虚，大便易溏最好选用其他药物，以防只顾药性的这一方面，而忽略其药性的另一方面，致使大便稀溏。

5. 处方大小以病情为准

常见病病机单纯，一般用 10 ～ 12 味药；而重病、疑难病病机复杂，则多复法大方，如肿瘤等，常用到近 20 味药，甚至更多。然诚如前述，必遵配伍原则，多而不乱，有理有据。

以上仅为学生个人在侍诊、研读医案时的粗浅体会。晚辈虽钟

爱医学，但天资愚钝，悟性不高，且迫于时俗，顾及生计，钻研医理医事，远无法企及前辈之执着与从容，时有懈惰，伏案整理之际，沉思反省，深感惭愧。

2017 年 6 月

肺系病证

1

哮喘案 1

王某　男　11 岁　哮喘　初诊日期：1995 年 9 月

哮喘病史 3 年，主要发作于春秋两季，常因感冒诱发。夜晚喘哮发作，喉中痰鸣，憋气，汗出怕冷，稍咳，咯痰困难，口干，多嚏，鼻流清涕，苔厚白腻，脉细滑。证属痰热郁肺，气阴两虚，肺失宣降。治拟虚实兼顾。

炙麻黄 4g　炙射干 10g　杏　仁 10g　炒子芩 10g　知　母 10g
僵　蚕 10g　法半夏 10g　太子参 12g　南沙参 10g　北沙参 10g
功劳叶 10g　苍耳草 12g　生甘草 3g

经治 3 日，夜晚哮喘发作减轻，痰液易于咯出；再服 3 日，咳喘已平。

· **点拨**　"哮喘"是临床常见病、多发病，其治疗多循"发时治标，平时治本"的原则，然仍需结合辨证而立法组方，有是证予是方，不可拘泥。本案患者病史 3 年余，每因感冒诱发，素体虚弱，卫表不固，气机不调。此次发病，汗出怕冷，多嚏，流清涕，为虚体外感之象；察其憋气，口干，痰鸣，苔厚白腻，脉细滑，辨证当属痰热郁肺，气阴两虚，肺失宣降。治以虚实兼顾，表里同调，用射干麻黄汤解表达邪，祛痰定喘，佐以清里、益气养阴之品。表里兼顾，取效迅速。

· **问难**　周老，这里"热证"从何体现，如何辨知？

· **解惑**　该病例的临床表现初看汗出怕冷、多嚏、流清涕等，似乎应以寒证为主，至少可以说热象不明显，但仔细分析就可以发现：一是该患者哮喘病史已有 3 年之久，痰湿久郁，易于化热；二是症状表现喉中痰鸣、憋气、咯痰困难、口干。辨证当属痰热蕴肺，以致痰黏难以咯出；肺气宣降不利，喉中痰鸣、憋气；痰热久蕴，必然耗气伤阴，故口干可以是热重和阴伤的双重表现。而且患者年方十一，仍属少儿年龄阶段，为纯阳之体，为病多表现热象，临证即使热象不明显，也可以根据体质特点而从热证治疗。

·**问难**　周老，僵蚕在治疗中所起的作用是什么？

·**解惑**　僵蚕一味，属虫类药物，性味咸辛而平，能入肝肺，擅长息风解痉，疏散风热，解毒利咽，祛风止痒，化痰散结，既能祛外风以散风热、又能息内风以解痉挛，用于痰热壅盛的惊痫抽搐、风疹瘙痒、风热头痛、咽喉肿痛等；且可化痰散结，用治瘰疬、痰核，是一味善于祛风痰之药，与哮喘发病机制"风痰为患"相吻合，故是治疗哮喘的要药。结合药理研究，僵蚕能抗过敏，解痉平喘，改善体质，从整体上进行功能调节，故能控制哮喘症状发作。

·**体悟**　本例患者年纪较轻，但病史较长，已有虚象显露。此次发病，标实证较明显。若仅仅解表达邪，予辛散化痰利气之品，恐用药之后，更加耗伤已虚损之气阴，而犯"虚虚"之戒。即使实邪可解，肺虚不能主气，哮喘亦难平息。先生在治疗上善于突破，师古而不泥古，认为哮病的治疗，习以"发时治标，平时治本"为原则，但日久反复发作者，由于痰浊久蕴，气阴耗损，肺脾肾三脏渐虚，肺虚则不能主气，脾虚则生痰贮肺，肾虚则摄纳失常，因此，即使发作期，亦可见到咳喘痰鸣、气短、疲乏、自汗、脉虚无力等正虚邪实之象，此时当虚实兼顾，不可单纯拘泥于攻邪，尤其是大发作有喘脱倾向者，更应回阳救脱，急固其本。据此，对哮喘的治疗提出"发时未必尽治标，平时未必尽治本"的辨证思想，表里同调，虚实兼顾，在化痰定喘，解表祛邪的基础上，佐以太子参、南北沙参等顾护已虚损之气阴。祛邪不伤正，扶正不助邪，以万全之方，固护内外，疗效显著。

哮喘案 2

贺某　女　17 岁　初诊日期：1997 年 5 月 27 日

初诊（1997-05-27）：4 岁时于扁桃体手术后患哮喘病，此后每年均有发作。目前哮喘每晚皆发，不能平卧，痰鸣有声，不咳，常用氨茶碱、激素等控制；胸闷心慌，口干汗多，鼻痒多嚏，大便干结，二日一行，脉细缓，苔黄厚腻，质红有紫气。辨证为肺肾阴虚，痰热内郁，肺气上逆。治拟清化痰热，降气平喘，补益肺肾。

功劳叶 10g　南沙参 12g　北沙参 12g　天花粉 12g　知　母 10g
炒子芩 10g　炙僵蚕 10g　大生地 12g　山萸肉 10g　法半夏 10g
桑白皮 12g　射　干 10g　苏　木 10g　苍耳草 15g　全瓜蒌 15g

7 剂

二诊（1997-06-03）：服药后，哮喘仍然每晚必发，呼吸急促，喉中痰鸣，胸闷心慌，烦热汗多，口干，大便干结，苔薄黄腻，脉细滑。转予清肺化痰，通降阳明。

射　干 10g　制大黄 6g　厚　朴 5g　杏　仁 10g　葶苈子 10g

知　母 10g　僵　蚕 10g　炒枳实 10g　全瓜蒌 20g　桃　仁 10g

南沙参 12g　北沙参 12g　天花粉 15g　广地龙 10g

7 剂

三诊（1997-06-10）：服药 7 日后，哮喘发作减轻，夜晚已能平卧，咳少，痰多色白质黏，大便通畅，日行一次，口干欲饮，苔薄腻质暗，脉细滑。治予原法。

上方改制大黄 9g，继服 7 剂。

四诊（1997-06-17）：哮喘基本控制，咯痰不多，大便亦调。守上法巩固。

· **点拨**　本例患者，辨证为"肺肾阴虚，痰热内郁，肺气上逆"；常规治拟"清化痰热，降气平喘，补益肺肾"。然用药后效果不显，哮喘无明显减轻，仍然每晚必发。细察该患者自此次发病以来，大便干结难行，从肺与大肠的关系考虑，肺与大肠互为表里，升降相因，体用相联，如腑气得通，肺气顺降，则咳喘能平。将原方加入制大黄、厚朴、炒枳实、杏仁、桃仁，拟承气意通腑泻热，使肺气肃降，通过通六腑而治五脏，使气顺喘平，药后见效，诸症缓解。

· **问难**　周老，该患者首诊即有大便干结，两日一行，为什么不用承气类以通腑？

· **解惑**　患者首诊即有大便干结，口干，汗多，鼻痒多嚏，苔黄厚腻，有里实证，理应通腑泻热。但患者病情反复发作，肺、脾、肾三脏渐虚，且脉象细缓，辨证为肺肾阴虚，痰热内郁，有虚弱因素在内，虽显正虚邪实之象，亦不可单纯予以攻邪，仅以全瓜蒌润肠通便，以图缓效，且有投石问路之意。但药后无明显变化，考虑药力较轻，再予小承气汤缓下，顾护津液而获效。

· **问难**　周老，该患者在发哮喘的同时，有鼻部症状，处方中为什么不用宣通鼻窍的苍耳子而用了苍耳草？

· **点拨**　苍耳的药用部分为菊科一年生草本植物苍耳的果实和茎叶，味辛、苦，性小寒，有小毒，归肺、肝经。具有祛风、清热、解毒等作用。早在《本经》中即有记载，谓其"主风头寒痛，风湿周痹，四肢拘挛痛，恶肉死肌"；后世亦有治"一切风毒"（《千金方》）、"一切风气"（孟诜《食疗本草》）、"癫痫、头风、湿痹、毒在骨髓"（《唐本草》）、"风瘙痒疹"（《圣惠方》）等记载；现代药理研究证实，本品具有抗微生物、降血糖、抗炎、镇痛、免疫抑制、抗凝血酶、抗氧化等作用，对心血管系统、血液系统、呼吸系统、免疫系统的多种疾病有治疗作用。历代医药学家多以该药的果实入药（即苍耳子），因其有小毒，易耗散气血，故运用较谨慎，用量亦小。而苍耳的茎叶（苍耳草）与其果实作用相似，且毒性较小，药性和缓，无升散过度、伤气耗血之虑，大剂量（15～20g）运用亦较安全；用于治疗过敏性哮喘、荨麻疹、类风湿性关节炎、风湿性心脏病、心衰等疾病，或径直选用，或在辨证的基础上参入本品，往往收效显著。可见苍耳草在这里的用意不仅仅针对鼻子，而主要是祛风解毒，抗过敏。

· **体悟**　综观此患者就诊三次后诸症缓解而取效，每次侧重均有不同。首诊，辨证立法组方，清肺泄热化痰，降气止咳定喘，补益肺肾气阴，是为常法，理应奏效，然药后无明显变化。复诊细查，此次发病以来，大便干结一直存在，先生考虑肺与大肠的表里关系，生理功能相互依存，发生病状时亦相互影响，故转予承气通泻阳明腑实，调理脏腑气机，给病邪以出路。药后大便通畅，哮喘减轻，初步获效，遂守方继进，加大制大黄用量。从整个诊疗过程分析，显示出一位名老中医在病症处理上，以理统方（方从法出），层次分明（注意病情的阶段性变化），知常达变（从多角度分析），见微知着（凭"大便干结"一症），有理有据，逐步深入的辨证思想。

哮喘案 3

朱某　男　3 岁　初诊日期：1998 年 10 月 7 日

一诊（1998-10-07）：素体不充，形体消瘦，经常感冒咳嗽，烦热易汗；近来夜晚喉中哮鸣有声，鼻涕较多，舌苔薄质红，指纹隐青。证属风痰伏肺，肺热内郁，气阴两伤。治拟益气养阴，清肺化痰。

南沙参 10g　北沙参 10g　大麦冬 10g　太子参 12g　炙僵蚕 12g
蝉　衣 3g　苍耳草 10g　竹沥夏 10g　炙桑皮 10g　炙射干 9g
功劳叶 10g　平地木 12g　知　母 6g

5 剂

二诊（1998-10-12）：药服五日，哮喘已平，食纳改善，汗出不多，大便正常，指纹不显。仍以益气养阴，清肺化痰，原法巩固。

· **点拨** 本案为一虚哮患者。素体禀赋不足，风痰内伏于肺，体虚则反复感冒、咳嗽，日久导致肺虚。肺气不足，阳虚阴盛，气不化津，痰浊内生，病久郁而化热，痰热胶固。肺虚卫外不固更易受外邪的侵袭，以致"伏痰"遇感引触，痰随气升，气因痰阻，相互搏结，壅塞气道，通畅不利，肺气宣降失常，而致哮喘发作。病症表现为肺热内郁，气阴两伤，正虚与邪实并见。治疗没有拘泥于"发时治标"之传统治法，而是虚实兼顾，以益气养阴，清肺化痰并进，药进 5 日，即获显效。如《证治汇补·哮病》所说："实邪为哮，固宜祛散，然亦有体弱质薄之人，及曾经表散，屡用攻劫，转致脉虚形减者，治当调补之中，兼以清肺利气。"

· **问难** 麻黄是治疗哮喘病的首选药，该患者为何没用？

· **点拨** 麻黄是一味久经考验的平喘专药，效宏而力专。但该患者为小儿之体，成而未全，全而未壮，且形体消瘦，为阴虚阳亢之体；此次发病，又有热象存在，麻黄不可轻用。而予僵蚕、蝉衣、苍耳草祛风化痰；竹沥半夏、炙桑皮、炙射干等化痰定喘，佐以补益之品。自古即有"麻桂下咽阳盛则毙"之说，与本病例类似。推而广之，又有"夏不用麻黄，大汗亡阳，血家不可用"之说，可以临床参考。

· **问难** 先生，处方中为什么要用功劳叶？

· **点拨** 功劳叶性味苦甘平，入肺、肾经，为清凉滋补之要品，其能补中脏、养精、退虚热、止咳嗽、活血瘀。该小儿体虚反复感冒咳嗽，日久导致肺虚，虚实夹杂。小儿在生理上稚阴稚阳，机体柔嫩，气血未盛，脾胃薄弱，肾气未充，用功劳叶能针对其生理特点进行扶正，当为一味良药。此外，舌质偏红，烦热易汗，有虚热之象，而功劳叶能益气养阴，清退虚热，较为合拍。

· **体悟** 本案患者为一小儿，有儿童特殊的生理病理特点：脏气未充，形气未实；心肝常有余，肺脾肾常不足；病情多表浅，且亦虚亦实，传变迅速。在组方用药上，选用药性平和之药，药味简单精妙，且需顾护表里，谨防传变。临证时，除据证辨治外，尚需考虑患者体质的特殊性。

咳喘案 1
（慢性支气管炎）

王某　男 35 岁 初诊日期：2003 年 1 月 14 日

初诊（2003-01-14）：1999 年咳嗽迁延至今不愈，胸片示慢性支气管炎，咽部炎症常见发作。目前咳嗽不畅，咯痰不多，质黏色白，苔薄黄质暗红，脉细弦滑。证属风寒郁肺，肺气不宣。

炙麻黄 5g　杏　仁 10g　桔　梗 3g　生甘草 3g　法半夏 10g
陈　皮 6g　大贝母 10g　前　胡 10g　紫　菀 10g　款冬花 10g
佛耳草 12g　泽　漆 12g　炙百部 10g

7 剂

二诊（2003-01-21）：咳嗽稍能舒畅，胸闷减轻，咳痰稍爽痰白，苔薄黄，脉小滑兼数。肺气不宣，陈痰伏肺。

上方改麻黄 6g，桔梗 5g；加挂金灯 5g，炒苏子 10g。7 剂

三诊（2003-01-28）：咳嗽仍有阵发，咯痰尚可，质黏色白，苔薄，脉小弦滑。仍当宣通肺气。

蜜炙麻黄 6g　光杏仁 10g　生甘草 3g　桔　梗 6g　法半夏 10g
炒苏子 10g　炙紫菀 10g　炙款冬 10g　炙百部 10g　前　胡 10g
大贝母 10g　厚　朴 5g　泽　漆 12g　佛耳草 12g　挂金灯 5g

14 剂

四诊（2003-02-11）：咳嗽减，喘不能平，迁延不愈，咽痒，咯痰黏白，喷嚏较多，怕冷，口不干，纳好，疲劳，苔薄，脉细滑。寒客闭肺，肺气不宣，守前意，增其制。

蜜炙麻黄 6g　炙桂枝 10g　法半夏 10g　细　辛 3g　五味子 3g
炒白芍 10g　淡干姜 3g　炙紫菀 10g　炙款冬 10g　炒苏子 10g
炙僵蚕 10g　炙甘草 3g　厚　朴 5g　光杏仁 10g

7 剂

五诊（2003-02-18）：咳嗽基本缓解，走路较急时稍有咳喘，胸不闷，咯痰较利，痰白，微有怕冷，苔淡黄，脉细弦兼滑。仍当温肺化痰。

上方加桔梗 5g。7 剂。

六诊（2003-02-25）：久咳，经治虽能基本缓解，但未能全部治愈，咯痰质黏，稍有怕冷，苔薄黄质偏红，脉小弦滑。

上方加焦白术 10g，茯苓 10g。7 剂。

七诊（2003-03-04）：自觉服上方反不如前，咯痰不多，质黏白，形寒，咽不痒，苔薄黄质偏淡，脉小弦。

上方改炙麻黄 9g，加桔梗 5g，陈皮 6g。7 剂。

八诊（2003-03-11）：患者基本向愈，晨起有一二声咳嗽，痰

不多，微有形寒，二便正常，苔淡黄薄腻，脉弦兼滑。

上方加茯苓 10g。7 剂。

九诊（2003-03-18）：咳嗽稳定，痰白量少不多，苔淡黄，脉小弦滑，再予补脾温肺。

上方去泽漆，加潞党参 10g，焦白术 10g。7 剂。

十诊（2003-03-25）：咳嗽减少，咳即有痰，咽喉不痒，疲劳减轻，食纳良好，苔淡黄质淡偏暗，脉细滑。

上方加生黄芪 12g，改炙麻黄 6g。

· **点拨**　此患者慢支病史 4 年，初诊辨为风寒郁肺，肺气不宣，用三拗汤疏风宣肺散寒，理气止咳平喘，并用法半夏、陈皮，以二陈汤之意燥湿化痰。其病程已久，佐以贝母、前胡、紫菀之类增强药力。药后减轻，守法进退。四诊病情加重，且怕冷，疲劳感出现。内饮未尽，表又客寒，方用小青龙汤内外合治。若仅仅解表则痰饮难除，专化水饮则表寒不解。待表邪去，痰饮减之时，继予常法，温肺化饮涤痰，补肺健脾固表，以善其后。

· **问难**　先生，该患者从 1999 年起咳嗽迁延至今不愈，根据咳嗽辨证来看，当属内伤咳嗽的范畴，为何在此仍辨为风寒郁肺的外感咳嗽？

· **解惑**　如从患者咳嗽的发病病程来看，本应从内伤咳嗽论治。但内伤咳嗽，肺脏有病，卫外不强，易感受外邪引发，尤其气候转冷时尤为明显。可见咳嗽虽有外感、内伤之分，但两者又可相互转化。本病患者发病季节正好是气候寒冷的冬天，加之咽部炎症常见发作，咯痰不多，质黏色白，且患者诉有咽痒、咯痰黏白、喷嚏较多，怕冷等症状，都提示有风寒郁肺，肺气失宣之外感标实证。

· **问难**　先生，患者第六诊用健脾化痰利湿的方法治疗，反不如前，原因为何？

· **解惑**　该患者经温肺化饮治疗后，咳嗽减轻，但仍有黏痰难以排尽，遂加用健脾化痰之法，意在通过健脾杜绝生痰之源以增强化痰之功。但药后自觉并不尽如人意，提示此时之痰仍为客寒伏肺，肺气不宣所致，后加强宣肺、温肺、化痰之力，加大麻黄剂量，取得满意疗效。

· **体悟**　观察患者的整个诊疗过程，小青龙汤起到了承上启下的妙用。前三诊，谨据病机，以常法治疗。药后虽有减轻，但减不能尽，本可行平补之剂巩固前效。第四诊突现怕冷、疲劳等寒客于表之症。此时饮仍留于内，表寒引动内饮。"形寒饮冷则伤肺"，病情反复。予小青龙汤温肺化饮，延续前三诊之功；同时解表散寒，兼顾表邪，而不至水寒相搏，内外相引，一举而表里双解。小青龙汤组方，散中有收，开中有合，风寒解，水饮去，宣降复，则诸症自平。待表证解，痰饮平后，温肺化饮，补肺健脾以图培补之力。故本病案的症结在于"寒"和"痰"，这两者得以祛除，则诸症得以缓解。

　　疾病作为一个动态的变化过程，随时会有内外表里、寒热虚实的变化，临床治疗当根据具体情况，变通应用。而立法组方的依据是"证"，凸显了其在中医药整体治疗上的重要性。可参以"辨病"，但不能受其干扰。

咳喘案2

杨某　男　75岁　初诊日期：2003年4月22日

初诊（2003-04-22）：去年夏季因热当风贪凉，诱发咳喘痰鸣，经抗菌消炎治疗后咳喘好转，但仍痰多，此后稍有受凉则咳嗽痰多，服中药少效，用头孢呋辛，先效后不效，反见加重发热，查血液流变学示全血黏度高。最近住院1月，虽有减轻，但难控制。目前时有咳嗽，遇寒加重，色白多沫，咯吐尚可，怕冷，胸背冷甚，二便尚可，脉细滑间有不调。回顾病史，既往查有冠心病、慢性房颤、高血压、甲亢手术史等。血压常用服复方罗布麻片而控制，苔黄薄微腻质暗紫。测血压126/80mmHg。陈寒伏饮，肺失宣畅。

蜜炙麻黄4g　炙桂枝6g　淡干姜3g　细　辛3g　法半夏10g
炒白芍10g　五味子3g　炙甘草3g　炙紫菀10g　炙款冬10g
炒苏子10g　佛耳草15g　桔　梗5g

7剂

二诊（2003-04-29）：自煎服药1剂，自觉冷感有减。代煎服药，效果不显，痰黏色白起泡沫，胸背怕冷，夜晚口干，二便尚调，苔薄黄质暗有裂，脉小滑。治守原义观察。

上方减佛耳草。21剂。

三诊（2003-05-20）：温肺化饮，助阳破阴，背冷十减其五；自觉气道有痰，作咳，但痰量减少，咽喉亦有痰阻，稍觉口干，大便偏干，苔薄黄质暗脉细滑。

上方加炙白前 10g，泽漆 12g，改五味子（杵）5g。7 剂。

四诊（2003-05-27）：胸背冷感缓解，大便日行一次，口干减轻，偶有微咳，有痰不多，食纳知味，苔黄薄腻质暗红多裂，脉细。

二诊方加生黄芪 6g，生白术 10g，防风 6g。14 剂。

五诊（2003-06-10）：咳减痰少，怕冷减轻，接近常人，但对冷热调节功能尚差，咽喉有痰，苔薄质暗，脉细。寒饮伏肺，肺虚热郁。

二诊方加生黄芪 12g，生白术 10g，防风 6g，陈皮 6g。14 剂。

六诊（2003-06-24）：身半以上冷感不净，咳平，偶发 2～3 次，痰少，咽喉有痰，无汗，口渴已减，苔薄黄腻质暗红，脉细。

继服上方。

·点拨　患者咳嗽近 1 年，虽无明显外感表证，但胸背怕冷较著，咳嗽遇寒加重，咯吐白痰，当属表邪未能宣散，痰饮内结，以致咳嗽迁延反复，难以痊愈。治拟温散伏寒，宣通肺气，达邪外出。以散寒解表，温肺化饮之小青龙汤为主方，并用桔梗宣肺祛痰、紫菀、款冬化痰以加强温肺化饮之力，另加苏子降气化痰、佛耳草止咳平喘。通过温肺化饮，助阳破阴治疗，外寒得以部分消散，故胸背冷感减轻，咳嗽缓解。由于陈寒伏饮非一日之功所能消散，故加用白前、泽漆以增化痰之力。通过以上治疗，咳嗽渐近平息，但肺虚卫弱之状又较突出，遂转用玉屏风散益气固表以善后。

·问难　先生，二诊时，为何去佛耳草？

·**解惑**　从患者二诊的痰黏色白起泡沫、胸背怕冷、夜晚口干等症状来看，该患者目前情况还是以寒饮内伏于肺，肺失肃降为主。故仍以小青龙汤为主方，并加大麻黄、桂枝的剂量以加强温肺化饮之效，饮去则痰消，咳嗽自然能止。佛耳草虽有祛寒痰止咳之功效，但其寒痰多由外感风寒所形成。故在此可暂不用。

·**问难**　先生，三诊时为何加大五味子剂量？此中有何用意？

·**解惑**　该患者因有痰饮，已重用麻黄、桂枝等辛温发散之品，为防其耗散肺气，温燥伤津，且患者已出现咽喉亦有痰阻，稍觉口干，大便偏干等有痰饮化热伤阴之趋，故重用五味子既有收敛肺气，防麻、桂宣散过度之效，又有生津滋阴之功，可谓"一举两得"。

·**问难**　先生，此患者在初诊时，可否在温肺散寒的同时予玉屏风散固表培本？

·**解惑**　此患者初诊时，已在外院治疗，虽然症情有所减轻，但依然处在病情的发作期，表现时有咳嗽、咯痰、胸背冷甚等。病程1年，有虚的一面，但总体仍以风寒客肺之症为主。在发作期虚象不显著时，不可急加参芪之类，谨防气机壅塞。若气机闭阻，则表邪不能外达，伏寒不除，易引动伏痰，内外相引而加重病情，有闭门留寇之弊端。

·**体悟**　本例患者为老年男性，因热贪凉后，治不得法，表未解，里未温，寒痰胶着于肺络气道内，使病情迁延难愈。治疗当温散伏寒，宣通肺气，达邪外出，以小青龙汤为主方。因沉疴之痰，痼结于肺，非大温不化，故在运用时，可加大温药剂量（桂枝、麻黄可增至9g，细辛可增至5g）。同时加用桔梗宣肺，紫菀、款冬化痰增强温肺化饮之力，苏子降气化痰，佛耳草止咳平喘。咳痰喘等实证稳定后，虚象显露，再进平补之剂，以达培补之功。

先生认为，咳嗽虽有外感、内伤两类，但总属痰邪阻肺，肺气不得宣通，肃降无权，上逆为咳。尤其是外感咳嗽之中的风寒袭肺证。故治疗总以宣通为第一要着，肺气宣则病邪外达，肺气畅则肃降有权。

咳喘案 3
（喘息性支气管炎）

付某　女　38岁　初诊日期：2006年3月16日

初诊（2006-03-16）：产后一个半月。产后受凉，咳喘发作，至今未愈。经挂水消炎，效果不显。仍有咳喘，咳痰不多，咽痒，口干，午后及夜晚汗多，食纳知味，二便尚调，精神亦可，舌质暗红，舌苔淡黄腻，脉细滑。证属肺虚卫弱，风寒郁肺。治当宣肺解表，止咳平喘，兼益气固表。

炙麻黄5g　光杏仁10g　生甘草3g　前　胡10g　桔　梗5g

炙白前10g　炒苏子10g　炙款冬10g　法半夏10g　南沙参10g

炙桑皮10g　炒白芍10g　生黄芪15g

7 剂

二诊（2006-03-23）：服药后咳喘减轻，无痰，汗出减少，胸闷心慌，怕冷不显，口渴欲饮，纳少，二便尚可，苔薄黄腻质暗红，脉细滑。继以原法出入。

上方加炙紫菀10g，丹参12g，泽漆12g。14剂。

三诊（2006-04-06）：咳喘残留不净，咽痒，喉有痰声。

上方加射干10g，金沸草10g，合欢皮10g。14剂。

·点拨 咳喘之疾，风寒初束，肺气宣降不利，当以宣肺为先，若过早投以清肃之品，反易遏邪。患者产后体弱，肺卫不固，感受外邪而致咳喘，经用大量抗生素，咳喘至今已有月余未愈，疑为过早运用寒凉之品，使邪气郁遏于肺所致。根据其临床表现，辨证为肺虚卫弱，风寒郁肺证。治以宣肺解表，止咳平喘，兼益气固表。选用三拗汤宣肺平喘，加前胡、桔梗、炙白前止咳化痰，炙桑皮清泄肺热，法半夏、炒苏子降气平喘，炙款冬、南沙参润肺化痰止咳，泽漆化痰利咽，生黄芪益气固表止汗。本方妙在麻黄、黄芪同用，一则宣肺平喘，一则益气固表，相反相成，扶正祛邪。由于辨证准确，用药精当，故症状缓解明显，三诊过后，多日之疾，基本已除，患者要求再予巩固，给予调养之品善后。

·问难 先生，此患者在宣肺解表的同时为什么又要用黄芪益气固表？

·解惑 《景岳全书·咳嗽》云："外感之邪多有余，若实中有虚，则宜兼补散之。"该患者因产后虚体外感受凉，风寒客肺，肺气失宣而发本病，故用三拗汤加减以疏风散寒，宣肺止咳。但患者同时有肺虚卫弱，腠理不固的一面，表现午后及夜晚汗多等症状，此时如仅宣肺解表，则可加重肺虚卫弱之症。黄芪可大补脾肺之气，可固表止汗，不但能补三焦而实卫，为玄府御风之关键，且无汗可发汗，有汗可止汗，功同桂枝，能去除妇人子脏风，是补剂中之风药；能振奋肺卫阳气，助宣肺解表药祛邪外达，起到祛邪而不伤正的作用。

· **问难** 先生，患者二诊为什么加用丹参？

· **解惑** 本患者咳喘病史已久，肺气不利，不能疏布津液，会导致气机瘀滞，痰浊潴留。肺失治节，心血营运不畅，血脉瘀阻，则肺病及心，而致心肺同病。痰瘀阻碍肺气，心肺同病，胸阳失旷，肺气闭而不降，心气虚而失用。患者表现为胸闷心慌、口渴欲饮的心脉瘀阻之象。此时当以化痰行瘀，通利血脉，临床多以丹参、桃仁、莪术活血化瘀。察此患者血瘀之征较轻，故予丹参，药性平和，以图缓效。

· **问难** 先生，三诊为何加用金沸草？有何作用？

· **解惑** 患者仍有咳痰残留不净之征，提示仍有寒邪内郁于肺，肺气失宣，故宣而发之。金沸草为旋覆花的地上部分，性味功效和旋覆花相似，性善疏散，主要用于外感风寒痰多之证；同时与方中射干相伍，加强降气化痰之功效。

· **体悟** 患者中年女性，产后虚体外感受凉，气机上逆，搏于气道，发为咳喘。又因药味失当，致寒伏于内，宿根未除，迁延不愈。初诊但见咳喘咳痰，口干，午后及夜晚汗多，察其舌质暗红，苔淡黄腻，脉细滑。病机虚实错杂，寒热并见，治以宣肺解表，止咳平喘，益气固表。麻黄、黄芪同用，散中寓补，补中有疏，治实顾虚，治虚顾实；甘草、桔梗合剂，祛痰利咽，止咳化痰；苏子、桔梗升降相依，凉温并用，调理气机。药后见效，再以调养善后。

咳嗽、肺痈案
（支气管扩张）

戴某　女　66岁　初诊日期：2005年5月12日

初诊（2005-05-12）：患支气管扩张20年，近查支气管镜得以证实。常易感染，每逢上感、劳累则易咯血，咳嗽不重，痰多，咯痰色白质黏或黄，今年反复发作3次，用大量抗生素效果不显。口干苦，寐差，苔薄黄腻质暗红，脉小滑。证属肺虚络损，痰瘀阻肺，气阴两伤。治宜润肺固络，清化痰热，益气养阴，凉血止血。

南沙参12g　北沙参12g　大麦冬10g　太子参12g　生黄芪15g
炒子芩10g　羊　乳15g　川百合12g　鱼腥草20g　桔　梗5g
炒苏子10g　降　香3g　茜根炭10g　血余炭10g　法半夏10g
炙桑皮12g　黛蛤散（包）15g　　　金荞麦根20g

14剂

二诊（2005-05-26）：上药初服尚效，但不稳定，咯痰黄脓有血色，咯吐以午后为著；胸闷减轻，气短，口干苦，胃嘈隐痛，苔黄腻根部剥脱质暗紫，脉小滑兼数。

上方加陈皮6g，竹茹6g，冬瓜子12g，旱莲草12g。21剂。

三诊（2005-06-16）：咯痰较少，色黄，偶有夹血；不喘，口干，苔薄黄腻质暗，脉小弦滑。辨证为肺虚络损，痰瘀阻肺，气阴两伤。

南沙参12g	北沙参12g	大麦冬10g	太子参10g	知　母10g
大黄炭5g	鱼腥草20g	桔　梗5g	生甘草3g	法半夏10g
炒子芩10g	炙桑皮15g	黛蛤散（包煎）15g		生黄芪15g
地骨皮10g	合欢皮15g	金荞麦根20g		茜根炭10g
旱莲草15g				

74剂

另三七粉60g，吞服，每次2g，每日2次。

四诊（2005-08-29）：最近咳嗽稍平，咯血时发，血量不多，痰中夹有粉红色，脓痰减少，白痰不多；胸闷不痛，口干，苔薄黄质暗，脉小滑。

上方加丹皮6g，地锦草15g，羊乳15g。56剂。

五诊（2005-10-24）：咯血最近好转，但不能绝对稳定，胸闷气短，口干，苔黄薄腻，质暗红，脉小弦。

三诊方改生黄芪20g，加地锦草15g，丹皮9g，羊乳15g，炒玉竹10g。

· 点拨　本病属于中医学之"咳嗽""肺痈""血证"范畴，多由感受风热之邪，蕴遏肺络，加之体质偏虚，痰热浊瘀互结，上壅于肺，缠绵不止，久则耗伤肺之气阴，损伤肺络，则咳痰频作，时时咳血矣。此病反复发作，时轻时重，一般疗法不易奏效，必须全面考虑，标本兼顾。本患者支扩20年，每逢上感、劳累则易发作，辨证为肺虚络损，痰瘀阻肺，气阴两伤。治以润肺固络，清化痰热，益气养阴，凉血止血。选用南北沙参、大麦冬、太子参、羊乳、川百合以滋耗损之肺阴；黄芪补益肺气；鱼腥草、金荞麦根、桔梗、炒苏子、法半夏、炙桑皮、炒芩以清肺热、肃肺气、定咳逆；降香、茜根炭、血余炭化血中之瘀，通络中之滞，凉血化瘀止血，做到止血而不留瘀；并用黛蛤散清肝化痰。二诊症状已减轻，此后守原法治疗，未再见明显发作。

· **问难** 先生，为何在初诊时既用南北沙参、太子参、黄芪等益气养阴药物，同时又用苏子、降香的降气药物？

· **解惑** 《景岳全书·血证》认为："凡治血证，须治其要，而血动之由，惟火惟气耳。故察火者但察其有火无火，察气者察其气虚气实，知此四者而得其所以，则治血之法无余义矣。"故对于血证治疗可归为：治火、治气、治血三个原则。其中治气，主要是因气为血之帅，气能摄血，血与气休戚相关，正如《医贯·血证论》所说："血随乎气，治血必先理气。"但治气需辨清虚实，虚则补气益气，实则清气降气。从该患者病程较长，且易感染，每逢上感、劳累则易咯血等表现来看，证属肺虚络损，气阴两伤，故治以益气养阴，补益肺气。但是患者病情反复发作，有虚实夹杂之征，见咯血、咯痰色白质黏或黄、口干苦、胸闷、寐差、苔薄黄腻质暗红、脉小滑等痰瘀阻肺，郁积化热，络伤肺脉，失于清肃之实证，故用苏子、降香以降气化痰，理气止血。可见病久反复发作的患者，多属虚实夹杂为患，需仔细辨别，不可偏废一方。

跟周仲瑛抄方

· **问难** 先生,患者在就诊过程中,无肝经症状,且辨证亦未涉及肝脏,处方为何予黛蛤散清肝化痰?

· **解惑** 《内经》云:"五脏六腑皆令人咳,非独肺也。"是指他脏导致肺脏气机不利,肃令不行,引起咳嗽。那么推而广之,可以认为,肺脏病变,与他脏具有相关性,咳血也是如此。五脏之中,肺金肝木,相互影响,极易生变,《内经》早有"肝咳"之名。肝脏喜条达而恶抑郁,体阴而用阳,稍有忤逆,则上犯于肺,引起咳喘发作,病势急迫,可损伤脉络,导致咳血咯血。不论在发作期或缓解期,通过清肝泄火,可以达到理肺的效应,且青黛尚能止血。在这里,调肝起到既病防变,未病先防之目的。

· **体悟** 本例支扩患者,表现咳嗽、吐黄痰、咯血,痰、热、瘀是其病理关键。痰瘀阻肺,郁而化热,损伤肺络,浊气上逆,血随气上,而见咳血之症。治疗的重点,应在于清热泻火,化痰祛瘀,凉血止血。瘀热的病理因素不除,与痰浊胶结为患,阻塞脉道,血溢脉外,则咳血、咯痰难平。故而重用清利凉瘀之品,结合清肺化痰,即使在止血时,亦做到止血而不留瘀。血为人身之津液,失血可致血虚,血虚则气的生化不足,而气又为肺之所主,肺之功能全赖气之运行,故用黄芪补益肺气,后加量至20g,寓补气以生血之意,且能托毒生肌,促进支扩局部病灶的愈合;佐以补肺阴之品,滋肺之耗损。全方做到了止血不留邪,祛邪不伤正,补虚不滋腻,此后未见明显发作。

心系病证

2

心悸案1

（频发房、室性早搏）

王某　女　60岁　初诊日期：1994年10月15日

初诊（1994-10-15）：多年来心慌不宁反复发作，心电图等检查示："频发室性早搏""频发房性早搏"。发时多呈二联律、三联律，心中有虚悬感，常用慢心律、氨酰心安、心律平等多种西药，未能控制病情。患者平素畏寒，大便常稀溏，腹泻之后心慌易作；面色欠华，舌质淡稍暗，苔薄腻，两脉结代。治从脾土阳虚，心神失养入手。

炙桂枝10g　制附片5g　潞党参12g　焦白术10g　炙甘草6g
炮　姜3g　粉葛根12g　紫丹参12g　熟枣仁30g　川雅连3g
阳春砂（后下）3g　　菖蒲10g

　　　　　　　　　　　　　　　　　　　　　　　　　7剂

二诊（1994-10-23）：服药1周内早搏仅发作1次，呈二联律，平时尚为稳定；便溏转实，但仍觉怕冷喜暖，舌诊未变，脉象转细。

上方加生龙骨（先煎）20g，生牡蛎（先煎）20g。

·**点拨**　本案患者为老年女性，畏寒便溏，心悸发作于腹泻之后，此乃脾土阳虚，失于运化，以致气血不足，不能濡养心脉，而见心悸频作，治疗从健脾温阳、安神定悸入手，则早搏自止。

·**问难**　先生，患者平素畏寒便溏，辨证为脾土阳虚，其病机是否也有心气虚衰？是否可加入补养心气的药物？

· **解惑** 本案的病机关键在于中阳不足，脾虚失运，不能资助心阳，故选方桂附理中汤，温阳暖脾。虽存在心之阳气不足的病机，但其由脾阳虚不能温养所致，故重点应温脾。当然，桂枝、附子、党参等药物本身也有温通心阳，补益心气的作用。

· **问难** 先生，本案患者素体阳虚，平日畏寒，大便稀溏，为何加苦寒之黄连，加入黄连后是否加重脾土阳虚？

· **解惑** 患者目前以脾阳不足为主要病机，每于腹泻之后，发作心慌，故拟桂附理中汤为主方，温阳祛寒、益气健脾，少佐苦寒之黄连，苦辛通降，制附子辛温燥热之性，并不会加重脾虚之象。此外，黄连有抗心率失常作用。

· **体悟** 心为君主之官，脏腑功能失常皆可导致心病。先生临证注重四诊，强调整体辨证，不局限于心律失常就属心之为病。本例患者悸在心中，实为子病累母，由脾土阳虚而心失所荣，故而治在中阳，温脾而养心，实为母病治子、上病下取之治，反映了先生整体辨证思路。

心悸案 2
（频发房性早搏）

鲍某　男　50 岁　初诊日期：1992 年 4 月 29 日

初诊（1992-04-29）：患者近 3 月来心中惊惕阵作，曾在某医院住院治疗近 2 月，多项检查提示为频发房性早搏，房室逸搏，部分导联 ST–T 波改变。经服心可舒，静脉滴注生脉注射液等，病情一度好转而出院，但早搏仍常发作。诊见：时觉心慌，夜寐不酣，多梦早醒，动则易汗，心烦，口干，饮水较多，面色油光多脂，舌质黯红，苔薄腻有黏沫，脉结而涩。辨证为心经郁热，痰瘀内阻，心神被扰。治拟清心安神，痰瘀同治，标本兼顾。

川黄连 4g 　法半夏 10g 　川　芎 10g 　功劳叶 10g 　娑罗子 10g
石菖蒲 12g 　赤　芍 12g 　苦　参 12g 　紫丹参 15g 　熟枣仁 15g
煅龙骨（先煎）25g 　　　煅牡蛎（先煎）25g

7 剂

二诊（1992–05–08）：症状稍减，仍自觉心跳快，心烦，寐差早醒，舌脉同前。

上方加入陈皮 6g，炒竹茹 6g。7 剂。

三诊（1992–05–15）：病情显著好转，虽然心慌有时发作，但程度较前大为减轻，心中仍时有下沉感，夜寐改善，动则易汗，口干，饮水较多，食纳知味，舌质暗红，苔黄薄腻，脉细涩而数。此乃气阴两虚，痰热内扰，心营不畅。

太子参 15g 　熟枣仁 15g 　炙远志 4g 　炙甘草 5g 　川雅连 5g
苦　参 10g 　法半夏 10g 　五味子 4g 　莲子芯 3g 　紫丹参 12g
功劳叶 10g 　大麦冬 10g 　炒玉竹 10g 　煅龙骨（先煎）25g
煅牡蛎（先煎）25g

7 剂

四诊（1992–05–23）：诸症俱平。此后多次复查心动图，未见心律失常。

· 点拨 心律失常（心悸）之病机有虚实之分，常为虚实夹杂，本虚标实。本案初诊时病机重点在心经郁热、心神被扰。但热可灼津炼液成痰，痰阻脉道滞血成瘀。诊察患者面色油光多脂及苔脉异常，可见痰瘀交结、心脉阻滞之病机存在。故治疗以黄连、功劳叶、苦参等清泄心经郁热为主，参入痰瘀同治之法；以陈皮、半夏、竹茹、远志、石菖蒲等化痰药，与丹参、川芎、赤芍等活血药为伍，痰化则气机调畅，瘀去则脉道通畅。

· 问难 先生，患者在三诊时症状显减，根据"效不更方"，应该守方，为何更弦易张，转从补益气阴法治疗？

· 解惑 本案患者其实在初诊时就存在气阴两虚的病机，症见动则易汗，口干欲饮，但初诊是以心经郁热之标实为主，气阴两虚之本虚为次，故先清泄心经郁热，然后转用太子参、五味子、麦冬、玉竹等益气养阴治其本。

· 体悟 本案心悸，辨证属本虚标实证而以标实为主，初诊症见心慌动悸，多梦早醒，心烦，口干，是为心经郁热，热扰心神，故治疗以清心安神为主，药用功劳叶、苦参、川黄连以清心火，宁心神。考虑患者面色油光多脂，舌质暗红，苔薄腻有黏沫，是为痰瘀互结之证，故治以化痰行瘀，加入陈皮、竹茹以清热化痰，丹参、赤芍、川芎以活血行瘀。经治热邪渐去，而以本虚为主，气阴两虚为其主要病机，故加入麦冬、玉竹、五味子、太子参以益气养阴，安神定悸。此案病机复杂，然先生能抓住病机关键，逐层剖析，分而治之。初始以标实为主，则先治其标；本虚为辅则后补其本，尽管病机复杂，仍能取得较好的疗效，值得吾辈学习。

心悸案 3
（扩张性心肌病）

武某　女　60 岁　农民　初诊日期：1998 年 9 月 9 日

初诊（1998-09-09）：心慌、气短 2 年，最近查为扩张性心肌病、心功能不全。长期用地高辛、速尿、消心痛等药治疗，仍难以维持，病情反复发作。症见心慌，气喘，胸闷，小便量少，汗多，恶心呕吐，不欲饮食，大便少行，口干，脉细数，苔薄黄，中部光，质淡紫。1998 年 7 月 2 日南京鼓楼医院心电图示"左室扩大，三尖瓣低流量并开口，左室功能正常范围，二尖瓣关闭不全"。证属气阴两虚，宗气不足，心脉瘀阻。

制附片 4g　潞党参 15g　太子参 15g　生黄芪 12g　炒玉竹 10g
大麦冬 10g　苏　木 10g　葶苈子 12g　石菖蒲 9g　炙甘草 3g
丹　参 15g　泽　兰 15g　泽　泻 15g　全瓜蒌 12g　白檀香 3g
砂仁（后下）3g

14 剂

二诊（1998-09-28）：药后心慌、胸闷、气喘基本平稳，精神明显改善，呕恶未作，纳可，尿量正常，舌光减轻，苔少，质暗紫，脉细数。治守原意。

上方加煅龙牡（先煎）各 20g，去瓜蒌。14 剂。

三诊（1998-10-14）：近来精神继续改善，食纳转佳，有时胸闷，动则气喘，口干减轻，但仍汗多，二便正常，舌苔薄，质暗红，脉细略数。仍当益阴助阳，养心通脉，降气化痰。

初诊方改制附片为 10g，葶苈子 15g，黄芪 25g；加茯苓 12g。

因患者身处外地，无法常来就诊，在当地按本方取药，继续巩固。据其亲属转诉，目前症情平稳，胸闷、气喘、呕恶等症均未再发，精神良好，食纳正常。

· 点拨 本病应属中医之心悸、喘证范畴，患者以心慌、气喘、胸闷为主症，病理性质属本虚标实，而以本虚为主。本虚在于心肺气阴不足，心气虚则心慌动悸；汗为心液，心虚则心液外泄而汗多；肺气虚则喘促不宁；心肺阴虚则口干，苔少而光薄；因气虚推动血脉无力，则血行不畅，瘀阻心脉，而见舌淡紫。故治拟益气养阴，活血通脉，选方人参养荣汤合丹参饮加减。

· 问难 先生，本案辨证为气阴两虚，心脉瘀阻，为何要用葶苈子、泽泻、茯苓等利尿药及温阳的制附片？

· 解惑 古人云"血不行则为水"，本案病理因素虽以瘀阻心脉为主，但从小便量少、恶心呕吐、不欲饮食等症分析，已存在瘀阻水停的病理改变。水蓄膀胱，气化不利，则尿少；水饮停于胃肠则不欲饮食、恶心呕吐，故加用葶苈子、泽泻、茯苓等利尿药。本案虽以气阴两虚为主，但已有气虚及阳、阳气亏虚的征象，如阳虚水泛之尿少、呕恶、动则气喘、舌淡等，故加用制附片，既能温补阳气，又能温化蒸腾水气。

· 问难 先生，本案始终采用丹参饮，该方活血化瘀、行气止痛，用于血瘀气滞的心胃诸痛，本案并无心胃疼痛，用之何意？还有苏木有何作用？

·**解惑**　丹参饮由丹参、檀香、砂仁三药组成，是化瘀行气止痛的良方。本案虽非心胃诸痛，但属典型的心胃同病，由于心脉瘀滞而致气机不畅，胃气郁滞上逆而见纳少呕恶，故其病机符合心胃血瘀气滞，即可用之。苏木功擅行血祛瘀，入心经，现代药理发现其有强心作用。

·**体悟**　本案原发病为扩张性心肌病，演变为心功能不全，病理改变既有心肌收缩力下降，泵血能力不足（心慌）；又有全心功能不全，肺循环、体循环充血（胸闷、气喘、纳差、呕恶、小便量少）。其病理根本在于气（阳）阴亏虚，病变脏腑重点在心、肺，由于气（阳）阴不足，血脉鼓动无力，而致瘀阻心脉，血结水停。治疗重在益气温阳，养阴宁心，重用生黄芪、党参、太子参以甘温益气，玉竹、麦冬养阴，制附片温阳化气利水，以苏木、丹参、泽兰活血化瘀通脉，砂仁、檀香行气和中，以葶苈子泻肺降气利尿，泽泻、茯苓渗淡利水，石菖蒲化痰安神宁心，全瓜蒌宽胸散结，煅龙牡固涩敛汗，以防由喘致脱。全方标本兼顾，而以治本为主。

心悸案4
（高血压病、高脂血症）

谭某　男　42岁　初诊日期：2000年5月29日

初诊（2000-05-29）：高血压病、高脂血症4年余，曾多次查心电图示"右束支传导阻滞"，胆固醇、甘油三酯均高于正常。近1年来心慌、心前区不适，每于劳累或情绪不佳时加重，经服西药及中成药治疗，诸症均未平稳控制。刻下：头晕，胸闷，心慌动悸，心烦，失眠多梦，食纳欠佳，尿黄，苔黄薄腻，质暗红，脉小弦滑。测血压160/110mmHg。肾虚肝旺，心经郁热，湿热中阻，痰瘀阻络。

天　麻10g　白蒺藜12g　夏枯草10g　菊　花10g　川　芎10g
丹　参12g　苦　参10g　片姜黄10g　枸杞子10g　黄　精10g
制首乌12g　泽　兰10g　泽　泻10g　桑寄生15g　熟枣仁15g
莲子心3g

14 剂

二诊（2000-06-12）：仍觉头晕，失眠，梦多，心慌或见心律不齐，多汗，耳鸣，目花，时有腰腿酸软，苔薄黄腻，质暗，脉细弦，血压160/100mmHg。治以滋肾平肝，清心安神。

天　麻10g　白蒺藜12g　夏枯草10g　菊　花10g　川　芎10g
丹　皮10g　丹　参12g　大　蓟15g　豨莶草12g　片姜黄10g
怀牛膝10g　制黄精12g　桑寄生15g　知　母10g　夜交藤25g
熟枣仁15g　黄　连3g　苦　参10g　枸杞子12g　玄　参10g

14 剂

三诊（2000-06-28）：头晕缓解，失眠改善，心慌不著，但近期间有两耳鸣响，仍易疲劳，夜间血压偏高，常在150～170/80～110 mmHg之间，苔薄黄腻，质暗红，脉细弦滑。拟从肾虚肝旺，心神失宁治疗。

初诊方中加灵磁石（先煎）25g，莲子心3g，黄连4g。

四诊（2000-07-12）：近4周血压基本稳定，波动于150～160/80～100mmHg之间，头晕不著，寐可，梦减少，心悸缓解，时有胸闷，纳食不香，苔薄黄，质红，脉细。

上方加娑罗子10g。

五诊（2000-07-26）：血压自上诊以来一直稳定于140/90mmHg左右，胸闷心悸明显减轻，纳食尚可，苔薄，质红，脉细弦。嘱继服上方巩固治疗。

· **点拨** 本案为高血压病、高脂血症、心脏病合并，患者头晕、胸闷、心慌动悸、心烦、失眠多梦、食纳欠佳、尿黄，症状繁杂。但通过审证求因，抓住肾虚肝旺的主要病机，以补肾平肝为大法进行治疗，收效显著。

· **问难** 西医治疗高血压病用降压药、治疗高脂血症用降脂药，均有较好效果。但本案西药效果不显，而用中医治疗效果显著，其中的优势是什么？

· **解惑** 西医治疗高血压病，主要就是降压药，但从中医的角度看，患者是一个整体，不能只治单一的病，应该从患者的整体入手。该患者高血压病、高脂血症、心脏病合并，根据症状舌脉，审证求机，综合调理，这是中医的优势。

· **体悟** 本病案为高血压病、高脂血症、心脏病合并，临床表现虽复杂，但有其共同的病理基础，即肝肾亏虚，痰瘀阻络。

初诊时主症为头晕胸闷、心悸、心烦、寐差、神疲等，结合舌脉，予以滋肾平肝，祛瘀化痰，清心安神法。其中天麻、白蒺藜、菊花、夏枯草平肝清肝，制首乌、枸杞子、桑寄生、黄精补益肝肾，川芎、丹参、泽兰、姜黄活血通脉，苦参清热平悸，熟枣仁、莲子心清心除烦安神，泽泻利水泄浊。纵观全方，紧扣病机，配伍严谨，标本兼顾。

二诊以后，患者血压难降，于是加大蓟、豨莶草、灵磁石、黄连等清热平肝降压。四诊、五诊诸症缓解，血压下降，故遵守原意对症巩固治疗。

细研治疗过程，深感标本主次孰轻孰重难于鉴别，"补""攻"力度难于掌握，还有待于继续努力，潜心临证研究。

心悸案 5
（高血压病）

蔡某　男　37 岁　初诊日期：2004 年 8 月 27 日

初诊（2004-08-27）：有高血压病史 2 年余，常服洛汀新、珍菊降压片等，血压虽可控制在正常范围，但仍常感心胸闷塞，心慌心悸，头晕耳鸣，口干苦黏，面部有时烘热，易汗，寐差，烦躁易怒，时有肌肉动眴，大便成形，日行 2 次，有时遗精，舌质红隐紫，苔中部黄腻，左脉小弦滑，右脉细滑。曾做冠状动脉造影提示"冠状动脉硬化（左前降支收缩期狭窄 40%，第一对角支开口可见 30% 管腔狭窄）"。证属痰火内盛，风阳上亢。

夏枯草 12g　炒子芩 10g　野菊花 12g　丹　皮 10g　丹　参 15g

泽　泻 12g　半　夏 10g　天　麻 10g　陈胆星 10g　白蒺藜 10g

川 芎 10g　玄 参 10g　生牡蛎（先煎）25g

珍珠母（先煎）30g

7 剂

二诊（2004-09-03）：胸闷、心慌、烦躁减轻，夜寐及肌肉瞤动略有好转，汗出减少，头时痛，头角发胀，舌质暗，苔黄薄腻，细弦滑。药已中的，击鼓再进。

上方加川百合 12g，知母 10g，苦丁茶 10g。14 剂。

三诊（2004-09-17）：血压平稳，心悸、胸闷已明显减轻，胸口时痛，遗精未作，仍觉头昏脑鸣，午后明显，烦躁有增，寐而不酣，口唇偏暗，舌质暗，苔薄黄腻，脉小弦滑。守方继求。

初诊方加川百合 12g，知母 10g，功劳叶 10g，黄连 4g，莲子心 3g，酸枣仁 15g。21 剂。

四诊（2004-10-08）：药后诸症均已不显，血压平稳。舌质偏暗，苔薄黄腻，脉细弦。

初诊方加瓜蒌皮 10g，绿梅花 5g，娑罗子 10g，川百合 12g，知母 10g，黄连 4g，莲子心 3g，酸枣仁 15g。14 剂。以善其后。

· 点拨　本案患者病患高血压病、冠心病，既有头晕、耳鸣、头胀痛、面部烘热、烦躁易怒、肌肉瞤动等肝阳上亢、内风暗动见症，又有心胸闷塞不舒、口干苦黏、易汗、苔黄薄腻等痰火内盛之象，病位在心肝两脏，因此施以清火化痰、潜阳息风之法。

· 问难　本案为高血压病，多以肝阳上亢为主要病机，但从组方用药来看似乎更侧重于清化痰热，为什么？

· **解惑**　本案虽为高血压病，有头晕、头胀痛、肌肉动等肝阳上亢、内风暗动之临床表现，但血压基本控制在正常范围，且以心胸闷窒、心悸为主症，冠脉造影提示合并冠心病心绞痛（胸痹），再结合兼症头面烘热、心烦易汗、口干苦黏、苔黄腻等分析，乃痰火内盛、痹阻心脉所致，重予清化痰热，痰热得除，不仅诸症得减，且可令血压稳定。

· **体悟**　目前西医降压仍然存在一些血压难以降至安全范围的状况，还有为数不少的患者血压虽已降至正常范围，但仍有头晕头痛、胸闷心悸等症状，甚至发生中风、冠心病、肾衰等严重并发症。犹如本案患者，虽然用西药降压将血压控制在正常范围，但仍存在头胀痛、耳鸣等高血压病常见症状，且已并发冠心病心绞痛。先生抓住痰火内盛，肝阳上亢的病机，采用中药治疗而使病情缓解。说明中医药在改善高血压病症状，防治并发症方面具有一定的优势，与西药可以互为补充。

　　高血压病不可一味从平肝潜阳法治疗。有些高血压患者可无头痛、头胀等肝阳上亢见证，若不加辨证，妄投平肝潜阳之品，则步入了西医辨病治疗之误区，难以取得良效。本案当以痰火内盛为主要病机，并有阳亢风动，故以夏枯草、炒子芩、野菊花、丹皮、泽泻清泻肝火，半夏、胆星化痰，天麻、白蒺藜平肝息风，牡蛎、珍珠母重镇潜阳，丹参、川芎活血通脉，玄参滋阴生津。复诊时加用黄连、苦丁茶清泄，百合、知母养阴清热。

　　本案中医诊断为头痛、胸痹。胸痹的基本病机为胸阳不振，阴寒、痰浊、瘀血痹阻心脉，常以瓜蒌薤白半夏汤加减以通阳开闭。然本案辨证为痰火内盛、闭阻心脉，采用清化痰热法治疗，说明治疗胸痹不可拘泥于通阳泄浊开闭法。

胸痹案 1
（冠心病、室壁瘤）

单某　男　68 岁　初诊日期：1998 年 5 月 5 日

初诊（1998-05-05）：患者既往查有高脂血症、动脉硬化。1997 年 9 月突发心梗，胸膺憋闷疼痛，连及后背，汗出，住院 2 月方缓解。1998 年 1 月因气喘再次入院，查为心功能不全，超声心动图检查提示为冠心病、室壁瘤。目前气喘明显，动后喘息气急，咳痰质黏，胸部闷痛不著，食纳二便正常，苔淡黄浊腻，质紫，脉细弦。理化检查提示肾功能异常、脂肪肝、肺通气功能障碍。肺心同病，痰气闭阻，心气不足，胸阳失旷。

全瓜蒌 12g　薤　白 10g　法半夏 10g　石菖蒲 6g　丹　参 15g
川　芎 10g　桃　仁 10g　红　花 10g　苏　木 10g　娑罗子 10g
生黄芪 15g　潞党参 15g　炙远志 5g

7 剂

二诊（1998-05-11）：药后咳痰减少，质稠转稀，气喘好转，胸闷不著，大便偏烂，日行 1～2 次，苔薄黄，质红，脉细滑。再予化痰泄浊，宽胸开痹，益气活血。

上方改生黄芪 20g，全瓜蒌 10g，加当归 10g，炒苏子 10g。14 剂。

三诊（1998-05-26）：气喘停用利尿剂后，病情不稳定，稍感胸闷，不咳，测血压偏低，苔黄，质暗，脉小弦滑。痰瘀痹阻，肺心同病，宗气不足，胸阳失旷。

全瓜蒌12g　薤　白10g　法半夏10g　石菖蒲10g　葶苈子10g
泽　兰10g　泽　泻10g　丹　参15g　红　花10g　当　归10g
苏　木10g　降　香5g　木防己12g　娑罗子10g　五加皮6g
黄　芪20g　党　参15g

14剂

四诊（1998-06-02）：从益气养心、化痰祛瘀、利气开痹治疗，气喘胸闷俱平；下肢不肿，食纳尚可，苔淡黄薄腻，质暗衬紫，脉小弦滑。仍从肺心同病，宗气不足，痰瘀痹阻，胸阳失旷治疗。

上方改黄芪25g，泽泻15g。14剂。

五诊（1998-06-16）：胸部闷塞，服西药利尿剂有减，停药2天后心下又有胀塞感，活动后气短，不咳，大便偏软，日行2次。测血压偏低，苔淡黄薄腻，脉弦滑。痰瘀痹阻，宗气不足，心肺同病，胸阳失旷。

薤　白10g　法半夏10g　石菖蒲6g　泽　兰10g　泽　泻15g
木防己12g　丹　参15g　红　花9g　莪　术10g　甘　松10g
娑罗子10g　党　参15g　黄　芪25g　白檀香（后下）3g
砂仁（后下）3g

14剂

六诊（1998-06-30）：心胸闷塞偶有发作，活动后气短，咳痰量不多，大便稀溏，日行2次，停用西药利尿剂后则喘闷，舌质紫暗，苔淡黄腻，脉小弦滑。化痰祛瘀，养心补肺，益气通痹。

上方加炒苍白术各10g，炒怀山药15g。7剂。

七诊（1998-07-07）：最近体检肝肾功能正常，血脂不高，心功能略有改善。仍间有胸闷，活动或行走后气短，周来大便成形，苔淡薄黄腻，质紫，脉细滑。气阴两虚，肺心同病，痰瘀痹阻，胸阳失旷。

炙黄芪25g 党　参15g 炒白术12g 炙甘草3g 炮　姜3g
法半夏10g 薤　白10g 丹　参15g 娑罗子10g 泽　兰10g
泽　泻15g 石菖蒲6g 红　花6g 白檀香（后下）
3g砂仁（后下）3g

14剂

八诊（1999-01-08）：守上方加减进退5月余，胸闷气短均平，精神食纳正常，二便通调，可缓慢散步；自测心率每分钟70次左右，未见早搏；苔薄腻，质暗，脉细。予益气养阴，活血通脉，化痰祛瘀方药继进，巩固疗效。

潞党参15g 黄　芪20g 当　归10g 丹　参15g 红　花10g
桃　仁10g 全瓜蒌12g 薤　白10g 法半夏10g 炒玉竹10g
娑罗子10g 石菖蒲10g 仙灵脾10g 肉　桂（后下）2.5g

· **点拨** 本案属于胸痹。心气不足，行血无力，则心脉瘀阻；肺之气阴亏虚，则宣肃失司，痰浊内生。痰瘀交结为患，脉络受阻，则胸阳失旷，中气不行，而为胸痹。因此，其主要病机为心肺同病，痰瘀互结，胸阳失旷。治疗当循"发时治标，平时治本"之则。治标时佐以扶正，治本时略事祛邪；治标主要为化痰祛瘀，治本主要为补心养肺。

· **问难** 先生，从三诊开始，您在原方化痰泄浊、宽胸开痹、益气活血基础上，加用葶苈子10g，泽兰泻各10g，，木防己12g，五加皮 6g。其意何在？为什么用苏木和娑罗子？

· **解惑** 首先分析一下这 4 种药物的功效是什么？它们均有利水之功，其中葶苈子泻肺行水、祛痰定喘，具有强心利尿作用，重在泻肺中水气，多用于痰饮壅肺，喘满不得卧者。为什么在化痰泻浊的同时想到使用利水药？如果同学们注意到患者停用利尿剂后病情加重这一点的话，就不难理解了，所以在临证之时，我们要中西结合，明察秋毫，不放过任何一个细小的线索。苏木行气通络、祛瘀止痛，配合丹参、桃仁、红花、川芎等以活血化瘀，苏木还有强心作用，故尤宜本案。娑罗子具有理气宽中，和胃止痛作用，多用于胸腹胀闷、胃脘疼痛。本案心胸闷塞不适，故以之配合瓜蒌薤白半夏汤行气开胸。

· **问难** 先生，活血化瘀是贯穿胸痹治疗全过程的一个重要治法，在临床上如何正确使用此法治疗胸痹呢？

· **解惑** 胸痹的主要病机是胸阳不振，心脉痹阻。心主血脉，心病不能推动气血运行，渐则血行滞涩，瘀阻心脉，发为胸痹。但胸痹是本虚标实之证，瘀血的形成多与正气亏损，阳气不振有关，单纯血瘀实证较少，所以在临床上不可一味地活血化瘀，应辨证用药，配伍益气、养阴、化痰等药物，同时多选用养血活血之品，比如在这个病例中使用丹参、川芎、桃仁、红花、当归、泽兰。至于破血攻伐的药物，应在辨证论治的基础上合理使用，本案从五诊开始加入莪术 10g，共用 21 剂，相对整个治疗过程用药短暂，主要考虑到患者体质差，原发病较多。若患者瘀阻较甚，尚耐攻伐，则可加

张周仲瑛抄方

入三棱、蒲黄、五灵脂等活血破血之品，"有其证则用其药"，不可畏手畏脚。

· **体悟**　本案属于胸痹之"心肺同病"。心为君主之官，肺为相傅之官；心主血脉，肺主治节，两者相互协调，气血运行自畅。若心病不能推动血脉，肺气治节失司，则血行瘀滞，痰浊内生，心脉痹阻，不通则痛。本案初期喘息气急、咳痰质黏，为痰气交阻，肺气不利之标实征象，故治以化痰祛瘀，泄浊降气为主。以瓜蒌薤白半夏汤加石菖蒲、炙远志宽胸散结，化痰泻浊；丹参、川芎、桃仁、红花、苏子行血祛瘀；娑罗子行气消胀，佐以党参、黄芪补益心肺之气，以防喘脱之变。后期喘息、胸闷、咳痰标实之症缓解，转从本虚，故治疗以益气养阴为主，药用党参、黄芪、仙灵脾、肉桂、当归、白术、山药、玉竹等，同时辅以化痰祛瘀、宽胸行气。治疗用药过程中体现区分标本主次、法随症转的治疗学思想。

胸痹案 2
（冠心病）

余某　男　62 岁　干部　初诊日期：1992 年 12 月 26 日

初诊（1992-12-26）： 冠心病胸痛 1 年余，加重 3 月。3 月以来心胸疼痛阵作，日发数十次，发则疼痛难支，伴有汗出，多于活动后发生，痛后神疲乏力，不发时胸闷不舒，胸膺隐痛；脘痞噫气，纳谷欠馨，大便溏薄，日行 1～2 次，面色偏暗，舌淡映紫，苔淡黄浊腻，脉细滑。心电图示Ⅰ、Ⅱ、Ⅴ导联 S-T 段下移

0.05 ~ 0.1mV，T波倒置。证属心脾同病，中阳不足，胸阳不振，血行瘀滞。治宜标本兼顾，温理中焦，通阳宣痹，理气化瘀。

党　参10g　干　姜5g　焦白术10g　炙甘草3g　桂　枝6g
红　花10g　丹　参15g　三　棱10g　莪　术10g　炒玄胡10g
九香虫10g　甘　松10g　失笑散（包煎）10g

7剂

二诊（1993-01-02）：药后胸痛大减，仅快步行走时小有发作，无汗出，脘痞、噫气基本消除，纳谷有增，便溏改善而仍欠实。守方继进。

上方改党参15g，干姜6g，桂枝10g。7剂。

三诊（1993-01-09）：症状日渐好转，原方稍事出入，服用近2月胸痛诸症消失，大便成形。复查心电图示：Ⅰ、Ⅱ、Ⅴ导联S-T段下移 0.025 ~ 0.05mV，T波无异常。

·点拨　此乃以脾阳不足为本，心阳不振为标的心脾同病案，治本顾标是其治则。因足太阴脾经，"其支者……注心中"，故脾阳不足，胸阳亦随之不振，则发为胸痹心痛。方选理中汤温中散寒，通阳宣痹，辅以活血化瘀之品，因方药切中病机，故能收到良好疗效。

·问难　先生，临床常见的"心脾同病"一般是指心血不足，脾气亏虚的"心脾气血两虚证"。您是如何从本案辨出其"中阳不足，胸阳不振，心脾阳虚"的基本病机的?

·解惑　"心脾两虚"临床确以"气血两虚"为常见，然而，常见不是"仅见"，临证时，我们千万不能被所谓的经验困束手脚，局限思路，认为凡心脾同病必然是"心脾气血两虚"，而忽略心脾阳虚、心脾阴虚等临床少见证型的客观存在。中医看病讲究的是"辨证论治"，要根据病人的临床表现，通过综合分析、推理，总结出每一位患者的病机证候。如本案，除胸痹主症外，兼有神疲乏力、纳差便溏、舌淡等脾阳不足之症，可知心阳不振源于中阳不足。

·**问难** 先生，此案以理中汤温理中焦，通阳散寒，是为补法，同时又使用理气活血化瘀的药物，这又是通法。怎样理解通法与补法的结合呢？

·**解惑** 治疗胸痹的一个重要原则就是通补结合，以通为补。这个患者以胸痛、胸闷为特征，同时又出现神疲乏力、大便溏薄的虚证，是典型的本虚标实之证。一方面采用通法，以通为补，应用蒲黄、五灵脂、红花、丹参、三棱、莪术、九香虫活血化瘀，以通的方法达到补的目的；另一方面应用补法，以理中汤补脾阳之不足。在临床上，治疗胸痹的通法还包括芳香温通法、通阳宣痹法，补法还包括补益气血法、温肾壮阳法、滋补肾阴法。通法与补法是治疗此病不可分割的两大治疗原则，应通补结合，或交替使用，

·**体悟** 胸痹的基本病机为"胸阳不振，阴寒痰浊痹阻，心脉不畅"，治疗常法为温阳散寒、化痰祛瘀，常用方为瓜蒌薤白半夏汤。本案先生独辟蹊径，抓住脾阳不足的病机关键，以理中汤为主，通过温理中焦，以振奋心阳。

胸痹案3
（冠心病、房颤）

丁某　女　61岁　退休工人　初诊日期：1993年5月13日

初诊（1993-05-13）：既往有高血压、冠心病史，近年来房颤频繁发作，多发于早晚，每日发作1～3次，心悸不宁，胸闷隐痛，活动后加重；头昏目眩，头痛牙痛，颈强不和，两目干涩，易汗，下肢清冷不温；舌质淡紫，苔薄；脉细弦滑，叁伍不调。心肾两虚，阴阳失调，心营不畅，心神失养。方选桂甘龙牡汤、生脉散化裁。

制附片5g　炙桂枝6g　炙甘草5g　生龙牡（先煎）各20g

川黄连3g　生地10g　麦冬10g　仙灵脾10g　丹参15g

川芎10g　葛根15g　石菖蒲10g　党参15g　红花10g

　　　　　　　　　　　　　　　　　　　　　　　　　7剂

二诊（1993-05-20）：药进7剂，房颤心慌得止，胸闷痛稍减，呼吸欠畅，怕冷减轻，余症如前。

上方去生地、葛根，加砂仁（后下）3g，甘松10g。20剂。

三诊（1993-06-03）：2周以来房颤复发2次，而程度较以往为轻，时有头昏，腹中灼热，偶有乏力，余症同前。

上方加天麻15g，功劳叶10g，太子参12g。20剂。

四诊（1993-07-22）：继服上方2旬，房颤控制，胸闷痛及心慌能平，胃冷腹热，下肢怕冷消失，头昏眩晕减而未已。仍从心肾两虚，阴阳失调论治，以资巩固。

制附片 5g　　炙桂枝 6g　　炙甘草 5g　　生龙牡（先煎）各 20g

川黄连 3g　　生　地 10g　仙灵脾 10g　丹　参 15g　天　麻 10g

功劳叶 10g　甘　松 10g　炙黄芪 15g　枸杞子 10g

7 剂

·**点拨**　本例冠心病房颤，脉来结代，叁伍不调，寒热杂见，虚实相兼，病情复杂。其基本病机可概括为心肾亏虚，阴阳失调。方选桂甘龙牡汤，温通心阳，降逆潜镇，配以生地、仙灵脾调和心肾阴阳。

·**问难**　此患者病情十分复杂，寒热并见，虚实夹杂，临床很难辨证。您是如何删繁就简，提炼出"心肾亏虚，阴阳失调"病机的？

·**解惑**　《伤寒论》云："伤寒中风，有柴胡证，但见一证便是，不必悉具。"有些疾病临床表现非常复杂，本案即为寒热错杂、虚实相兼，心肾同病。临证之时，当察证审因，详加辨析，抓住主要症候。本案中，我们透过纷杂的临床表现，抓住胸闷、心悸不宁、脉来叁伍不调、寒热并见主症，即可判断其病机为"心肾亏虚，阴阳失调"。这要追溯到《伤寒论集注》所述："结代之脉……皆气血两虚，而经隧不通，阴阳不交之故。"因此，深厚的中医理论功底对指导临床有特别重要的意义。

·**问难**　阴阳失调是疾病的基本病机之一，本案中阴阳失调是否有所特指？

· **解惑**　确实如此，从广义而言，阴阳失调是脏腑、经络、营卫等相互关系失调及气机升降出入运动失常的概括。本案的阴阳失调专指寒热失调，既有阴虚阳亢火炎所致的头齿疼痛、易汗、两目干涩，又有阳虚阴盛所致的下肢清冷，故谓之阴阳失调。由于肾为阴阳的根本，故阴阳的偏盛、偏衰以肾为主，但本案主症为胸闷心悸，病位在心，故病机当属心肾两虚、阴阳失调。

· **问难**　先生，何为"叁伍不调"的脉象？

· **解惑**　"叁伍不调"是指脉率出现歇止的脉象，这种歇止可以是规则的歇止，也可以是不规则的歇止，具体是指结脉、代脉、促脉等。结脉是指脉率缓慢，伴有不规则歇止的脉象，见于窦房、房室传导阻滞、室内传导阻滞、早搏；代脉指脉率不快，伴有规则歇止的脉象，多见于窦房、房室传导阻滞，以及二联律、三联律等；促脉指脉率快速，兼有不规则歇止的脉象，多见于早搏。结脉、代脉多见于气血阴阳不足，如《伤寒论》有"阴盛则结"，《素问·脉要精微论篇》有"代则气衰"。促脉多见于真阴重绝，阳亢无制之证。另外，脉率乍疏乍数、忽强忽弱如雀啄也属叁伍不调脉象。

· **体悟**　本案属于胸痹之"阴阳失调"案。先生删繁就简，抓住从心肾亏虚，阴阳失调论治，方以桂甘龙牡汤加减。本方出自《伤寒论》，由桂枝、甘草、龙骨、牡蛎四味药组成，主治心阳受损所致心悸、胸痹。用桂枝、甘草辛甘化阳，温补心阳，温通血脉；加龙骨、牡蛎重镇安神宁心以平冲逆，制悸动，缓急迫；仙灵脾、地黄仿二仙汤意，以补肾之元阴元阳；丹参、川芎、红花、石菖蒲祛瘀化痰，通行血脉；党参、麦冬、生地补益心之气阴。诸药合用，令寒热平调，阴阳相济，结合兼证，略施加减，得收佳效。

失眠案1

任某　男　36岁　初诊日期：2002年5月4日

初诊（2002-05-04）：失眠数年，甚至通宵不寐，口舌经常生疮，时作时愈；头昏痛，口渴多饮，舌质红，苔少，脉细数。心肾不交，虚火上炎。治以滋阴潜阳，交通心肾。

川　芎3g　天　麻6g　枸杞子12g　生　地12g　川黄连3g

酸枣仁12g　肉桂（后下）1g　　　　牡蛎（先煎）20g

龟板（先煎）25g

6剂

二诊（2002-05-10）：服药6剂，夜寐好转，通宵不寐之象消除。

·**点拨**　本患者失眠时间较长，失眠程度较重，根据口舌经常生疮、头昏痛、口渴多饮、舌质红、少苔、脉细数，辨证属心肾不交，肾阴不足，不能上济于心；心火亢盛，不能下交于肾。治疗从滋阴降火潜阳，交通心肾入手。药用天麻平肝潜阳，龟板、牡蛎、杞子、生地育阴潜阳，川芎上引头目，枣仁养心安神。黄连配肉桂为交泰丸，以清泻心火，引火归原，交通心肾。

· **问难**　先生，此患者治疗时为什么用龟板、牡蛎？

· **解惑**　本患者辨证属心肾不交，肾阴不足，虚阳上亢，治用交泰丸等交通心肾，育阴清热。龟板、牡蛎为贝类药，其滋阴潜阳，重镇安神之功更胜一筹。

· **问难**　方中用川芎是何意？

· **解惑**　方中少佐川芎 3g，其性善引头目，且有疏达肝气之功，与酸枣仁相配，酸收辛散，养血调肝，尤宜于本案失眠伴有头昏痛。

· **体悟**　本案抓住失眠经久，顽固不愈，及口干、口舌生疮的特征，辨证为肾阴不足，心火上炎，心肾不交。方中除用黄连清泄心火外，尚加龟板、牡蛎等滋阴潜阳药，而安神养心仅用一味枣仁，但效果堪称显著，说明治疗失眠不可滥用安神药物，而重在辨证论治，整体调节。

　　本案阴虚阳亢火炎之证明显，肉桂辛温，不可过用，方中仅用 1g，其义在引火归原，配黄连以交通心肾。对顽固性失眠，尤其是通宵不寐之类，先生常常在辨证用药基础上合用交泰丸，值得回味。

失眠（癔病）案 2

　　于某　男　45 岁　初诊日期：2001 年 3 月 20 日

初诊（2001-03-20）：近月来夜不能寐，服用西药镇静剂无效，病情日益加重，甚则彻夜不眠，心烦不安，舌苔薄白，脉细弦。从痰热扰心论治，仿温胆汤意加减。

制半夏10g　朱茯苓10g　橘　红6g　竹　茹6g　甘　草3g

枳　壳5g　炙远志5g　熟枣仁12g　琥珀粉（另吞）2.5g

5剂

二诊（2001-03-26）：服药2剂，即能入睡，夜卧5小时，但尚易醒，多梦善惊，原法继进。

上方去琥珀，加龙骨（先煎）20g，以资巩固。

・**点拨**　本案患者有癔病史，夜不能寐，日益加重，甚则彻夜不眠，心烦不安，乃痰热扰乱心神所致。治疗当清热化痰，和中安神，选用温胆汤加减。方以半夏、茯苓、枳壳、橘红健脾化痰，理气和胃；竹茹清热化痰；远志、枣仁养心安神；琥珀、龙骨镇静安神。

・**问难**　先生，您是如何发现本案的病机关键在于痰热扰心的？

・**解惑**　该患者求诊时自述有多年的癔病史，癔病属于神经症范围，它没有器质性病变，但却出现精神神经系统症状，临床表现多种多样。中医认为与七情失调有关，忧思伤脾，脾主运化水湿，脾虚则失其健运，水谷不为精微而化生痰浊，酿成痰热，痰热扰乱心神而致心神不宁、夜不能寐、心烦不安。

・**问难**　先生，本病患者舌苔薄白，怎么辨证为痰热扰心？

·解惑 本例患者，临床表现较为单纯，辨证依据不足。我根据其有癫病病史、顽固失眠的特征，伴有心烦不宁而辨证为痰热扰神，此时，不必拘泥于舌苔。况且，痰热之间偏重于痰，兼有热象，故未用黄连等清热药，仅用竹茹轻清宣化。

·体悟 本案失眠似无症可辨，周师抓住患者有长期癫病史，失眠较为严重，伴有心烦不宁，判定为痰热扰乱心神，治以化痰理气、和中安神，经用温胆汤加减治疗，服药2剂便效。本案病理因素以痰为主，兼有热象，故方用温胆汤化痰安中。若痰热明显，可加黄连。本案同时提示痰热扰心之失眠，未必悉备胸闷脘痞、泛恶厌食等脾胃系症状。

失眠案3

李某　女　34岁　初诊日期：2001年11月3日

初诊（2001-11-03）：因长期思虑太过而致失眠多年，近半年来加重，曾服用多种中西药物均无效。最近虽服强力安眠药亦仅能勉强入睡4～5小时，且眠而不酣，伴烦躁、焦虑，胸闷憋气，经行量少不爽，大便时秘，纳可，口干不重，苔淡黄腻、边尖暗红，脉细滑。证属肝郁化火，痰热内蕴，血府瘀阻，阴不涵阳，心肾不交。

熟枣仁30g 焦山栀10g 丹　皮10g 丹　参10g 知　母10g

夏枯草10g 法半夏10g 醋柴胡5g 炒玄胡15g 桃　仁10g

红　花 10g　川　芎 10g　制香附 10g　川百合 12g　生地黄 12g

合欢皮 15g　川黄连 5g　　肉桂（后下）2g

煅龙牡（先煎）各 25g

7 剂

二诊（2001-11-10）：失眠略好转，临晚有困意，夜寐约 5 小时，多梦早醒，时轻时重，脉细弦，苔黄，质暗紫。

上方加麦冬 10g，龙胆草 6g，珍珠母（先煎）30g。7 剂。

三诊（2001-11-17）：睡眠基本正常，夜半醒来一次，有梦不多；烦躁焦虑已平，苔薄黄，质暗红，脉细。再予清肝解郁，安神宁心。

上方加赤芍 12g。10 剂。

·**点拨**　本案患者长期思虑太过而致不寐，服用多种中西药物均无效，伴烦躁、焦虑、胸闷憋气，经行不爽、量少，大便时秘，苔淡黄腻。审证求机乃思则气结，气郁化火，火热煎熬津液成痰，痰热内蕴，血府瘀滞，阴不涵阳，心肾不交。治疗当从理气解郁、清热化痰、调和阴阳入手，抓住心肝郁火、痰瘀内阻的病机关键。重用酸枣仁 30g，合欢皮 15g 安神；以焦山栀、丹皮、知母、夏枯草、龙胆草清泻心肝郁火；醋柴胡、炒玄胡、香附疏肝解郁；以紫丹参、桃仁、红花、川芎化瘀通络；麦冬、百合、生地养心安神；煅龙牡、珍珠母重镇安神宁心；胆南星、法半夏合黄连清热化痰；黄连合肉桂交通心肾。诸药合用，组成复法大方，标本兼治。

·**问难**　先生，本案病程较长，为经年不愈的顽固性失眠，症状也较为复杂，你是怎么辨治的？

·**解惑** 在现代社会条件下，社会、心理、环境、遗传、生物、物理、化学、药物等各种因素都可以成为睡眠障碍的原因。从中医病因学角度而言，它们即可成为外感六淫、内伤七情、饮食劳倦等多种病因，同时或先后侵袭机体，致使气血失调，阳盛阴衰，阴阳失交而致不寐。本案起因于思虑太过，思则气结，气不条达，肝失疏泄，故见胸闷憋气；气郁日久化火，心肝郁热，故见心烦；气滞血行不畅，故见经行量少不爽；气郁不能布津而变生痰浊，酿成痰热，故见焦虑不安。可见本案病位在心肝，而病理因素涉及气滞、郁火、痰热、血瘀，病机错综复杂，对此，必须应用复方大法治疗。本方寓有酸枣仁汤、交泰丸、血府逐瘀汤、柴胡疏肝散之意。

·**体悟** 一般而言，失眠病性有虚有实，且虚多实少，尤其是顽固性反复发作的失眠。但本案治疗以泻心清热、清化痰热、化瘀活血泻实为主，兼顾滋养心阴，可见临床还当审证求机。本案注重调肝，熔疏肝、养肝、清肝、泄肝、平肝、敛肝、镇肝为一炉，用药多而不杂。

癫狂案

刘某　女　16岁　初诊日期：1999年6月22日

初诊（1999-06-22）：素有精神病史，复发5天，语无伦次，哭笑无常；头昏不寐，纳少，口干饮多，舌红，苔薄黄，脉细数。五志之火，火炼痰生，内扰神明。

黄　连 4g　大　黄 8g　枳　实 10g　竹　沥 15g　半　夏 10g

炙远志 15g　天竺黄 15g　菖　蒲 15g　竹　茹 15g　全瓜蒌 20g

青礞石（先煎）30g　　风化硝（烊冲）10g

3 剂

二诊（1999-06-25）：精神状态好转，言语流畅，已能入寐；昨日大便 3 次，舌红，苔薄黄，脉细数。

上方加黛蛤散（包煎）10g，胆星 8g，辰砂 0.3g。14 剂。

·**点拨**　本案素有精神病史，发作时以语无伦次、哭笑无常为主症，兼有头昏、不寐、纳少、饮多，病属癫狂，其病理关键在于痰郁化火，上扰神明。治疗当以清心泻火，涤痰醒神为法。方选调胃承气汤、涤痰汤、礞石滚痰汤加减。

·**问难**　先生，癫狂有癫证、狂证之别，本案属于哪个？

·**解惑**　癫证属阴，以静而多喜为主，表现为沉静独处，精神抑郁；狂证属阳，以动而多怒为主，以躁动狂乱，兴奋性精神失常为特征。根据本案主症，结合兼症应偏重于狂证。癫证和狂证均属举止行为异常的精神障碍性疾病，病情有属阴、属阳之别，临床表现有主动、主静之异，但症状不典型者在临床难以截然分开。癫证病理因素以痰气郁结为主，狂证则以痰火扰神为多，本案治以清心泻火涤痰，可见当偏重于狂证。

方中黄连清泻心火，与半夏、瓜蒌组成小陷胸汤以清化痰热；大黄、枳实、风化硝通腑泻浊，开痰火下行之路；重用礞石，取其燥悍重坠之性，攻坠陈积伏匿之老痰，《本草备要》云其"能平肝下气，为治惊利痰之圣药"；用竹沥、竹茹、半夏、远志、石菖蒲、胆星、天竺黄清化痰热，开窍醒神。

· **体悟** 癫狂的基本病理因素为痰，或痰凝气滞，或痰郁化火，故可予吐下劫夺，荡涤痰浊，如用大黄、礞石、芒硝、芫花之类；若痰浊壅盛，胸膈督闷，口多痰涎，脉滑大有力，形体壮实者，可先用三圣散取吐，劫夺痰涎，吐后形神俱乏，宜及时饮食调养。

痴呆案
（一过性失忆）

　　刁某　男　70岁　退休教师　初诊日期：1997年1月24日

　　初诊（1997-01-24）：1993年12月突然出现严重近事遗忘，曾诊断为"两侧额叶及左侧颞叶缺血"。4年内反复发作多次，逐渐表情淡漠，对外物反应迟钝，诊断为"一过性失忆"，长期服用尼莫地平、肠溶阿司匹林，但收效甚微。初诊时病人对自己的病情难以叙述，由其妻子代诉，发作性遗忘频作，近期记忆力明显减退，郁郁寡欢，反应迟钝，伴见头昏乏力，胸闷易烦，口干，舌苔薄黄，唇舌紫暗，脉细滑。此属肝肾不足，痰瘀上蒙，心神失用之证。治当补益肝肾，化痰祛瘀，养心安神。

　　制首乌12g　制黄精12g　枸杞子10g　大麦冬10g　太子参10g
　　明天麻10g　海　藻10g　炙僵蚕10g　炙水蛭3g　鬼箭羽10g
　　石菖蒲6g　炙远志5g　丹　参12g

60剂

二诊（1997-03-24）：上方连进 60 剂，精神转佳，反应对答较前明显改善，能简单表述病情，头昏不著，但仍有近事善忘，夜卧后手麻，晨起口干，尿频，舌苔薄黄，质暗，脉细，唇舌紫暗消退。此为肝肾之虚渐复，痰瘀上蒙渐化之象。

上方加火麻仁 15g，改水蛭 4g。60 剂。

三诊（1997-05-22）：服药 2 月，健忘未发作，头昏乏力不著，但口干，口角流涎，烦躁，手麻，苔中部淡黄腻，质紫，脉细滑。肝肾阴虚，痰瘀阻络兼心经郁热，当补肝肾、化痰瘀，佐以清泄心经郁热。

制首乌 12g　生地黄 12g　大麦冬 10g　石　斛 15g　太子参 15g
桃　仁 10g　熟大黄 4g　炙水蛭 3g　栀　子 10g　川黄连 3g
知　母 10g　丹　参 15g

14 剂

药后病情稳定，自觉无明显不适。为巩固疗效，仍以补益肝肾，化痰祛瘀为法，调治以善后。目前患者病情稳定，记忆力未见特殊减退，嘱长期服药以巩固。

· **点拨**　患者年过七旬，为老年之体，肝肾渐亏，脑髓渐空，脑神失养，故见心神失用之健忘呆钝，伴有头昏乏力；胸闷、唇舌紫暗为痰瘀之征，结合本病特点，是为痰瘀蒙蔽脑窍。故拟标本兼治，补益肝肾以治其本，化痰祛瘀以治其标。

· **问难**　先生，三诊加用清心泄热药及抵挡汤，其意何在？

· **解惑**　初诊主诉以健忘、呆钝为主，以肝肾精血不足、痰瘀蒙蔽脑窍为基本病机,故方以制首乌、黄精、枸杞子滋养肝肾;以太子参、麦冬益气养阴,补心安神;以海藻、僵蚕、石菖蒲、炙远志化痰开窍;以水蛭、鬼箭羽、丹参活血化瘀;天麻平肝息风通络。服药4个月后,健忘消除,呆钝渐显,但患者仍有烦躁不安之心经郁热证,故加黄连、山栀、知母清泄心经郁热;加大黄、桃仁合炙水蛭,取抵挡汤意攻逐蓄血,荡涤热邪,导瘀血下行。

· **问难** 先生,痴呆为本虚标实之证,病位在脑,与肝肾关系密切。肾与脑的关系颇为明确,您能解释一下肝与脑的关系吗?

· **解惑** 肝对于脑髓的影响主要是通过肝主疏泄的气化作用来实现的。脑髓居人身之巅,气血精微必须上承才能充脑养髓,而肝的升发之气恰恰具有输送气血精微之力,正如《类证治裁》说:"凡上升之气,皆从肝出。"这是其一。其二,从经络循行来看,足厥阴肝经支者,上连目系,与督脉会与巅,则肝经气血循经上行直接营养脑髓。其三,就是肝肾之间关系密切,肝藏血,肾藏精,精血同源,精血互生,肝血通过滋养肾精而间接发挥其养髓荣脑的作用。从以上三点可以看出肝与脑的关系也是非常密切的。

· **体悟** 老年痴呆是一组慢性进行性神经精神功能衰退性疾病,先生论治本类疾病常以肝肾不足为本,痰瘀阻络为标,心神失用为果作为立法处方的着眼点。本案患者表现为近期记忆力明显减退,精神抑郁不欢,反应迟钝,伴见头昏乏力等虚衰症状,其病理基础在于脏腑虚衰,气血阴阳亏损,而根本则在于老年肝肾不足,精血亏虚。所谓"……男子不过尽八八,女子不过尽七七,而天地精气皆竭矣""年高无记性者，脑髓渐空"。年老体衰，衰则气滞，气滞则血瘀，血瘀则气壅，气壅聚液成痰，壅于五脏，阻于脑络，影响脑神，发为痴呆。故论治本病既应注意肝肾不足本虚的一面，又须注意痰瘀阻络蒙窍标实的另一方面。

方选制首乌、制黄精、枸杞子、大麦冬平补肝肾，滋而不腻；海藻、炙僵蚕、炙水蛭、鬼箭羽、丹参活血通脉，化痰利窍；石菖蒲、炙远志合麦冬开通心窍，"滋养药用之，借以宣心思之结而通神明"；太子参补气养阴，扶助后天；明天麻平肝息风。诸药合用，标本兼顾，补虚不壅滞，祛邪不峻烈，平和之药而收桴鼓之效。

健忘案

王某　男　44岁　初诊日期：2003年7月1日

初诊（2003-07-01）：1年前患病毒性脑炎，经当地医院治疗，高热、痉挛期间曾服用安泰预防癫痫，之后对往事部分失去记忆，外出不能自行回家，对老同学、老朋友已不能相识。时有烦躁，纳差，大便略溏，日解2次左右，舌质紫、边有齿印，苔淡黄薄，脉细滑。B超示：右肾轻度积水。病由气阴两虚，痰瘀内生，清窍失养所致。治以益气养阴，化痰祛瘀。

太子参10g　麦　冬10g　炒玉竹10g　丹　参15g　郁　金10g
石菖蒲10g　炙远志5g　葛　根15g　莲子心3g　知　母10g
龟板（先煎）12g

60剂

口干加生地、石斛，烦躁加百合、龙齿，寐差加合欢皮、炒酸枣仁。

二诊（2003-09-28）：服药 2 个月，记忆力有明显改善，已能认识旧友，外出亦能自行返家，但尚未完全恢复，近事善忘；情绪稳定，食纳良好，寐安，二便调，苔薄黄，质暗红，脉细弦。仍以此方出入加减调理 2 月余，基本恢复正常。

· **点拨**　本案患者病由外感温热之邪，而致高热痉厥，邪热内盛，耗气伤阴，热炽又可灼津炼液成痰，痰留日久，血行不畅，停而为瘀。故本病既有气阴不足，脑髓失养之本虚证，又有痰瘀阻窍之标实证。治疗当以益气养阴，化痰祛瘀通窍为法。

· **问难**　健忘，记忆力减退，一般认为由肾精不足，脑髓失养所致，本案为何从气阴两虚治疗啊？

· **解惑**　本案的原发病为脑炎，急性期曾高热抽搐，热毒炽盛，必然耗伤气阴，在恢复期，阴津一时难以恢复，患者出现口干、烦躁的表现，根据"急则治标，缓则治本"的原则，以益气养阴原则治其本，同时又不忘化痰祛瘀，开窍凝神，所以在临床辨证中一定要抓住疾病的病机本质。

· **体悟**　脑为髓之海，王清任《医林改错》指出："灵机记性在脑，因饮食生气血，长肌肉，精汁之清者，化而为髓，由脊髓上行入脑，名曰脑髓。"若因脑髓失养，或邪阻脑窍，则脑神失灵，发为健忘、失聪、痴呆等症。

本案原发病为病毒性脑炎，急性期热毒炽盛，伤气耗阴，气阴不足，而致脑髓失养，成为本虚的一面；另一方面，又有痰瘀闭塞脑窍标实的一面，故为本虚标实证，治当益气养阴，化痰祛瘀。先生以太子参、麦冬、百合地黄汤、百合知母汤益气养阴，补肾填髓，宁心安神；远志、半夏、石菖蒲化痰通窍；丹参、郁金活血化瘀；炒酸枣仁、莲子心等养心安神。

神昏案

骆某　女　33岁

初诊（2011-05-26）：患者 2011 年 2 月因口角歪斜、嗜睡，至上海长征医院检查确诊为脑胶质瘤，于 2014 年 12 月行手术治疗，后因颅内出血再次手术。刻下：意识模糊，对外界反应差，牙关僵硬，不能张开，需插胃管输营养物质，左侧偏瘫，右侧肢体尚能活动，未见抽筋，大便正常，术后出现腹泻，有低热，面部潮红，口唇红赤，脉细滑。病机总属瘀热阻窍，风痰上扰，肝肾阴伤。

处方：

水牛角片（先煎）25g	赤芍 12g	丹皮 10g	大生地 20g
炙僵蚕 10g	广地龙 10g	炙全蝎 5g	天竺黄 10g	陈胆星 10g
石菖蒲 10g	广郁金 10g	黄连 5g	知母 10g	炙远志 5g
炒黄芩 10g	牡蛎（先煎）30g		天麦冬各 10g

14 剂

常法煎服。另：安宫牛黄丸，每日 1 次，竹沥水调服。

二诊（2011-06-09）：代诉：近来身热逐渐下降，汗多，对外界稍有反应，尚能点头摇头、睁目，或讲单词，左手稍有知觉反应，停用鼻饲，可以口服食物药物，张口不大，喉中有鼾声，痰多，查有肺部感染，大便尚调，原法继进。05-26 方加黑山栀 10g，玄参 10g，鱼腥草 20g，改水牛角片（先煎）30g，大生地 25g，赤芍 15g，黄连 6g，陈胆星 12g，炙远志 6g。14 剂。安宫牛黄丸继续服用。

三诊（2011-06-23）：代诉：患者自 06 月 21 日起可以进食稀饭，进行对话，神志清晰，偶有讲胡话，左下肢稍有知觉，或有抖动，手术后颅内右侧有皮下积水，稍有隆起，时有低热，咳嗽有痰，血压 160/110mmHg，大便偏烂，每日一行。病机总属：风痰上扰，瘀热阻窍，颅脑饮停，肝肾阴伤，肺气不清。处方：06-09 方加夏枯草 15g，熟大黄 5g，丹参 12g，改陈胆星 15g。21 剂。

继续服用中药以善其后，后随访患者病情稳定。

· **点拨**　针对颅内肿瘤以"风痰瘀阻、肝肾亏虚、清阳失养"为基本病机，采用复法辨证治疗数百例脑瘤患者，效果满意。本案为脑胶质瘤，术后合并颅内出血并再次手术，进而出现牙关紧闭、神志不清等症状，辨证为瘀热阻窍、风痰上扰、肝肾阴虚。其间的差异在于瘀热阻窍证的有无。

· **问难**　本案辨为瘀热阻窍的依据如何？

· **解惑**　关于瘀热致病的广泛性在其他多个场合都有论述和深入系统研究。单就本案而言，神昏发生于脑出血之后，伴有"低热，面部潮红，口唇红赤"，瘀热阻窍证候已经具备。我的体会是越是重症患者或病情复杂顽固者，只要有热象，都要考虑瘀热相搏证存在的可能，这一经验供大家在临床上细心体会。

· **问难**　您在凉血散瘀法的基础上加用祛风化痰、滋阴潜阳等药，如何把握其间的轻重主次关系？

· **解惑**　应该知道的是，瘀热相搏证并非单独致病，而是多因复合为患者居多，但确是这一阶段的主要矛盾所在，所以，在治法方药选择方面既要有重点——以凉血散瘀法为核心，又要有兼顾——祛风化痰，甚至滋养肝肾、滋阴潜阳等法，达到标本兼顾的目的。本案以犀角地黄汤凉血散瘀为基础，加用牵正散加减祛风化痰止痉，配伍天竺黄、陈胆星、石菖蒲、郁金清热化痰开窍，知母、天麦冬滋阴清热，牡蛎既能滋阴潜阳、重镇安神，又能收敛止泻、软坚散结。全方共奏凉血化瘀、清热化痰开窍、息风止痉、滋养肝肾等作用，复法合方。

· **问难**　在整个治疗过程中，您在选择开窍药物方面有哪些经验？

· **解惑**　中医的开窍法是指具有通窍开闭、促进神志苏醒作用而言，主要适用于救治邪闭心窍而神志昏迷者。古人常用辛香走窜的芳香开窍法、清热开窍法、化痰开窍法、逐寒开窍等法。其实我认为凉血散瘀法也属于开窍，如古方安宫牛黄丸，今人所用清开灵、醒脑静等大致皆属此类。至于化痰开窍法，我习惯常用天竺黄、陈胆星、石菖蒲、郁金四味配伍，共奏清热化痰开窍。此外，单就常用药物而言，诸如黄连可属清热开窍，大黄乃是泻下通腑以开窍，丹参则是凉血清心开窍。

- **问难**　三诊时患者明明大便偏烂，您为什么反而加用制大黄？

- **解惑**　对于瘀热阻窍或痰热阻窍患者容易合并阳明腑实证，此时采用泻下通腑法可以开窍，前人研究很多。本案初诊二诊虽未用大黄，但已有通便作用药物如生地、郁金、赤芍等；三诊虽见大便偏烂，但此时颅内积水、血压偏高，仍加用制大黄少量，是为加强泄热逐瘀之力。

脾胃系病证

胃痛案 1

（慢性浅表性胃炎）

黄某　女　47 岁　初诊日期：2006 年 4 月 27 日

初诊（2006-04-27）：胃痛多年，先后胃镜检查 3 次，均为"慢性浅表性胃炎"，曾经合并溃疡，近复查仍为慢性浅表性胃炎、Hp（+++）。目前胃痛间作，恶心，餐后胃胀，时有便意，大便少，舌有火辣感，舌质红，舌苔薄黄腻，脉细。肝胃不和，热郁气滞。

黄　连 3g　吴茱萸 4g　炙甘草 3g　炒白芍 10g　枳　壳 10g
仙鹤草 15g　藿　香 10g　苏　梗 10g　香　附 10g　炒玄胡 10g
蒲公英 15g　大贝母 10g　失笑散（包煎）10g
制乌贼骨 20g　　　　煅瓦楞子 20g

14 剂

二诊（2006-05-12）：胃痛减轻，但黎明尚有痛感，嘈杂稍减，胃胀好转，大便量少，日 3 次，苔黄，质暗，脉细。

上方加莪术 10g，广木香 5g。14 剂

三诊（2006-05-26）：胃痛显减，偶有小发，胃嘈，得食小安，苔薄黄腻质暗红，脉细。

初诊方加广木香 5g，莪术 6g，太子参 10g，丹参 12g。14 剂。

·**点拨**　本案患者胃痛多年，根据其伴发症状胃脘嘈杂、舌体火辣，辨证为胃热气滞，肝胃不和。餐后胃胀，大便量少显为胃气郁滞，通降失司。治拟泄肝和胃，清泻郁热。

方以左金丸加蒲公英，泄肝清胃；藿苏梗理气和胃；乌贝散加煅瓦楞子制酸和胃，对胃脘嘈杂确有良效；久病入络，舌质暗，

故加失笑散、仙鹤草、莪术、丹参等理气活血之品。宗上法服药6周，胃痛显减。

· **问难**　慢性浅表性胃炎临床多见，治法也变化无穷，本案的关键是什么？

· **解惑**　本案属于肝胃不和之胃痛，但有肝郁化火、胃热气滞之症，故当泄肝以安胃，若予疏散，恐辛香之品反而耗气助热伤阴。

· **问难**　左金丸配伍通常黄连多于吴茱萸，先生在此案中吴茱萸多于黄连，请指教。

· **解惑**　左金连萸的配伍比例原为6：1，但不可拘泥，当根据病情而定。本案肝胃郁火显见，在清泄中合以辛散最利清散郁火，况吴茱萸擅止呕，用之一举两得。

· **体悟**　胃痛、胃痞之病临床常见，补虚安中、养阴和胃、清胃泻火、疏肝和胃、化湿和中、苦辛通降等诸法均为常用之法。然在临证之时，如何准确地辨清证机的关键，把握好用药的度量确是一门高深的学问，非一日之功，须在随师学习的每一次诊治过程及自己的实践中细细体会。如本案之重点在"肝郁化火，胃热气滞"，故泄肝安胃是组方之重心。正如先生所示："若予疏散，恐辛香之品反而耗气助热伤阴。"反思曾经诊治的案例是否有犯此之误呢？

胃痛案 2

释某　男　15 岁　初诊日期：2006 年 3 月 24 日

初诊（2006-03-24）：胃脘疼痛不适多年，时有胃胀，泛酸，大便 2～3 日一行，形瘦，苔黄，质偏红，脉小滑兼数。证属湿热中阻。

藿　香 10g	苏　叶 10g	法半夏 10g	黄　连 3g	厚　朴 5g
炒子芩 10g	全瓜蒌 15g	炒枳实 15g	陈　皮 6g	竹　茹 6g
生姜衣 3g	制香附 10g	吴萸 3g	炒六曲 10g	

14 剂

二诊（2006-04-14）：胃脘痛胀近平，食少不多，大便偏干，2～3 日一次，苔黄，质暗红，脉小弦滑。

上方加太子参 10g，生白术 10g，砂仁（后下）3g，去竹茹、生姜衣，改全瓜蒌 20g。14 剂。

三诊（2006-05-17）：胃脘痛胀未发，食纳略多，面容略有增胖，大便 2～3 日一次。脉虚弦滑。

潞党参 10g	太子参 10g	生白术 10g	茯　苓 10g	炙甘草 3g
炒枳实 15g	全瓜蒌 20g	法半夏 10g	厚　朴 5g	藿　香 10g
苏　梗 10g	黄　连 3g	陈　皮 6g	炒六曲 10g	

14 剂

四诊（2006-06-2）：胃脘痛胀未发，食纳略多，大便 1～2 日一次，成形，苔薄，质淡红，脉小弦。

上方加砂仁 3g，炒谷麦芽各 10g，炙鸡金 10g。7 剂。

· **点拨** 患者常年素食，后天失养，脾之化源不足，脾弱湿蕴化热，阻滞胃脘，胃气郁滞。出现胃痛不适、胃脘胀满、泛酸为肝胃郁热所致；脾弱气滞，腑气不畅，而致大便秘结；苔黄，质偏红，脉小滑兼数为湿热中阻的表现。证属湿热中阻，治以清热化湿，理气和中。

· **问难** 一方中寓多方，请师详解。

· **解惑** 方拟连苏饮清热化湿，理气和中；左金丸清肝泄热；小陷胸加枳实汤清热化湿开痞；香苏饮理气和胃；橘皮竹茹汤和中降逆。药后胃脘痛胀即除，转从健脾益气、清化湿热治疗，标本兼治，去降逆和胃之橘皮竹茹汤，加入四君子汤；病情进一步好转，食欲增加，选方枳实消痞丸消补兼施，令消不伤正，补不碍满，以复脾胃运纳之职。

· **问难** 本案患者年少，但本虚标实之象均显，应如何兼顾？

· **解惑** 本案初诊以湿热中阻、肝胃气滞、郁郁而化热之标实证为主，故治以清热化湿，理气和中，病情得以改善。但患者形体消瘦，常年素食，后天失养，提示存在脾胃气虚的病理表现，故二诊后加参、术、苓、草等补益脾胃之品，与清热化湿、理气和中药物组成消补兼施之方，服药 50 剂，多年之胃脘痛胀之疾霍然而去，食欲增加，大便通畅，形体也增胖。

· **体悟**　本案表明脾胃虚弱与湿热中阻的内在因果关系。先从标治，通降复常则胃气自和；后再消补兼施，则消不破气，补不滞气，脾运自健。标本虚实，先后主次，制法有度，<u>丝丝入扣</u>。

胃痛案 3

　　吴某　　男　　71 岁

　　胃病史 20 年，近发半月。疼痛阵作，午后入晚为著，痛则脘部有块，噫气，不欲食，脘中灼热，口干，舌苔中部黄腻、质红，脉弦细。湿热中阻，胃气失于和降，拟苦降辛通，理气和胃。

　　炒子芩 9g　　姜半夏 9g　　竹　茹 9g　　大腹皮 9g　　乌　药 9g

　　陈　皮 9g　　苏　梗 3g　　降　香 3g　　淡吴茱萸 3g

　　白蔻仁（后下）1.5g　　失笑散（布包）9g

　　服 2 剂痛减，5 剂痛平，纳食亦增。

· **点拨**　胃痛久疾，近时又发，以胃脘疼痛、灼热、痛时脘部聚集有块、噫气为特征，并见口干、不欲食、舌红、苔黄腻，湿热中阻、胃失和降之证清晰可辨，治当清热化湿，理气和胃，仿半夏泻心汤合橘皮竹茹汤意，苦辛通降，调和胃气。

· **问难**　以辛开苦降法治疗湿热中阻之胃痛我们已较熟悉，而本方中加入失笑散、降香之意尚未明了。

· **解惑**　问的很好！如前分析，本证湿热中阻之象，大家易于辨析，然而请不要忘记"久病入络"，患者为高年之人，胃病已久，痛势较剧，痛时脘部聚而有形，在湿阻气滞的基础上，是否应考虑兼有血脉的瘀滞？是否需要活血止痛？请你们再作思考。

· **体悟** 胃为水谷之海，主受纳、消磨、腐熟食物；饮食皆入于胃，无论是冷热，还是辛辣、肥甘、厚腻，且一日三餐，少有停歇。因此，饮食不当，最易伤胃。胃的特殊生理功能，决定其特殊的病理特点，即易虚、易实、易寒、易热、易湿、易滞。病机多表现为寒热错杂，虚实相兼，湿阻气滞，因而有疼痛、痞胀、气窜、病情反复等临床特征。

鉴于上述病、机病证特征，先生治疗胃病常以辛开苦降、清化湿热、理气和胃立法，用药注意寒热兼顾、虚实并调。下述方剂临床常多选用，加减组合成方：

1. 半夏泻心汤：由半夏、黄芩、黄连、干姜、人参、甘草、大枣组成。本方辛开苦降，寒温互用，阴阳并调，用于寒热互结，阻滞中焦之证，症见胃脘痞满、呕恶苔黄腻者。临床常以潞党参或太子参代人参，去大枣之壅滞，并根据寒热轻重酌调芩、连、干姜之量；根据虚实主次决定参草之用否。胃冷畏寒，常加制附片、肉桂；病涉少阳者，常加醋柴胡而成肝胃并调之剂；胃阴不足，则加石斛、乌梅肉以养胃滋阴。以此为主方，灵活加减，适用于大部分胃病患者。

2. 左金丸：由黄连、吴茱萸按 6∶1 比例制成。本方苦降辛开，主治肝火胁疼，吞酸嘈杂，口苦舌红，脉象弦数之症。在胃病中，常根据胃火、肝郁的轻重，酌定黄连、吴茱萸的比例。秦伯未说："黄连本能苦降和胃，吴茱萸亦散胃气郁结，类似泻心汤的辛苦合用。故吞酸而兼有痰湿黏涎的，酌加吴茱萸用量，效果更捷。"

（《谦斋医学讲稿》）

3. 交泰丸：由黄连、肉桂两味药组成。本方寒温并用，交通阴阳，使心火得降，肾水上济，而达水火既济，阴阳交泰之势。在胃病中，主要用于寒热阻滞中焦，里气不和之夜寐不安、恶梦纷纭之症。

4. 小陷胸汤：由瓜蒌、法半夏、黄连组成。主治痰热互结胸脘心下，症见胸脘痞满，按之则痛，或咯黄痰，大便不畅，舌苔黄腻，脉浮滑等。痞结甚者亦可加枳实、厚朴。

5. 黄连温胆汤：由黄连、陈皮、法半夏、茯苓、枳实、竹茹、生姜、甘草、大枣组成。清化痰热，理气和胃。用于痰热中阻之胃脘痞满，胀痛，呕吐，嘈杂，心烦，不寐，多梦，眩晕，痰多，舌苔黄腻，脉滑数等。

6. 香苏散：由香附、紫苏叶、炙甘草、陈皮组成。本方疏风散寒，理气和中，原用于治疗外感风寒兼里气不和之证。临床上，凡胃病属于胃气不和者，灵活加减，用之皆宜。

7. 二陈平胃散：由二陈汤和平胃散合方而成。凡见痰湿中阻，胃痞纳呆者，皆可用之。脾虚明显者，常以白术易苍术，或苍白术并用，并加白扁豆。

8. 金铃子散：由玄胡、川楝子二味组成。主要用于肝气犯胃，噫气、胁胀之症。

9. 小承气汤：原由大黄、厚朴、枳实三味药组成，主要用于肠胃痞结，腑气不调，症见腹胀、肠鸣、大便秘结者。若大便虽不干结，但不畅快者，则用全瓜蒌代大黄，以通调腑气。

上述诸方，可根据湿、热、虚、滞的程度灵活组合，并在此基础上，适当加用效果确切的其他药物。如湿浊上泛，苔腻脘痞明显，可加藿香、佩兰、白蔻仁、草果、砂仁、荷叶；痰湿中阻，纳呆口黏者，加生苡仁、泽兰、泽泻；血瘀者加山楂、丹参；气滞者，加降香、郁金、九香虫、陈莱菔英、炒莱菔子、槟榔、大腹皮等。

此外，中阳不足、胃弱阴伤之候临床亦属常见，治当健中温胃、养阴和胃之法。

胃痛案 4
（慢性萎缩性胃炎）

王某　男性　41岁　初诊日期：2006年11月28日

初诊（2006-11-28）：胃痛近20年，多次胃镜查为浅表性胃炎、糜烂性胃炎、肠化，Hp（＋）。胃脘常苦闷塞疼痛，苔黄薄腻质隐紫暗黑。1996年胃镜：浅表萎缩性胃炎伴肠化，Hp（＋）。湿热浊瘀中阻，胃气和降失司。

炒玄胡10g　煨草果5g　制没药3g　莪　术10g　炒子芩10g
厚　朴10g　九香虫5g　法半夏10g　橘　皮6g
带皮槟榔10g　　　　失笑散（包煎）10g

7剂

二诊（1996-12-05）：久患胃病，从湿热浊瘀治疗，病减大半，痞胀缓解，背后牵引疼痛，痛时有刺感，嗳气间作，苔浊腻能化罩黄，质紫，脉细涩。湿浊中阻，久病络瘀。上方加白蔻仁（后下）3g。

此后守法调治月余，痛痞均解，舌质转红。

·**点拨** 本案辨证的重点是在湿热中阻的基础上，根据胃脘常苦闷塞疼痛、苔黄薄腻质隐紫暗黑，有瘀血阻滞之象，故宜清热化湿，理气和胃，活血止痛。

·**问难** 先生，这个方药我们不太理解，请您指教。

·**解惑** 玄胡、煨草果、五灵脂、制没药四味，乃古书《良方》之游山散，主治湿浊瘀血胃痛之证，病程久延，痛处固定不移，甚则刺痛、虫噬样痛，并有脘痞、纳呆、苔腻为主要辨证依据。你们可在临证时参考。

·**体悟** 足阳明胃乃多气多血之腑，而多气则胃病易于气郁化热，多血则胃病又易伤及脉络出现血瘀，此即叶天士"久病入络"之意。瘀血阻滞可见于各型慢性萎缩性胃炎中。

　　一般而言，初病在气，以胀为主；久病入络，以痛为主。先生经验，治疗慢性萎缩性胃炎，不一定要见舌质紫暗才用活血药，也不一定有痛才用活血药。既然是慢性，从病机分析入手，病久就有血运不畅存在。先生经验，舌质紫暗是血瘀的早期外候，要注意辨认。

　　本案患者胃痛病史长达近二十载，病程较久；疼痛时有刺感，舌质隐紫暗黑，更是"久病入络"瘀血之明征。先生辨其久病络瘀，非临证心细、缜密、深虑者则难断；更从其胃脘常苦闷塞，苔黄薄腻，辨其在久病络瘀的基础上兼有湿热中阻，气机不畅，非功夫独到，入木三分者则难为。

古有"见血休治血"之说，而先生强调"见瘀休治瘀"，要求治瘀求因、定位。临证时应首辨瘀血的成因，分虚实论治，分别采用理气祛瘀、散寒（温经）祛瘀、清热（凉血）祛瘀、补阳祛瘀、益气祛瘀、滋阴祛瘀及养血祛瘀等求因祛瘀七法；根据病变部位，常用的治法又有通窍祛瘀、通脉祛瘀、理肺祛瘀、消积（软坚）祛瘀、利水祛瘀、通经祛瘀、和络祛瘀、止血祛瘀、消痈祛瘀、疗伤祛瘀、理胃祛瘀、通腑祛瘀等定位祛瘀十二法。

瘀血与痰浊一样，既是某些病因所形成的病理产物，又是导致多种病症的病理因素，临床涉及范围较广，不论任何疾病，或是在疾病的某一阶段，凡是反映"瘀血"这一共同病理特征，或兼有"瘀血"症状的，如疼痛固定、痛如针刺、舌有瘀斑瘀点、脉涩，或有出血，精神神志、感觉或运动异常而有瘀血征象者，都可按照异病同治的原则，采用或兼用活血化瘀的方法治疗。

胃痛及血证案

黄某　男　53岁　初诊日期：2006年4月10日

初诊（2006-04-10）：胃痛、胃胀3年。最近胃脘痛胀，发作明显，大便色黑，如柏油状，空腹痛显，得食痛减，烧心，泛酸；近来失眠严重，或彻夜不眠，口干，苔薄黄，舌质暗，脉细滑。去年胃镜示：十二指肠球部溃疡，慢性浅表性胃炎，Hp（＋）。查有脂肪肝、高脂血症。湿热中阻，胃弱气滞，久病络伤。

黄　连 4g　　吴茱萸 3g　　法半夏 10g　仙鹤草 15g　蒲公英 15g

大贝母 10g　炒玄胡 12g　合欢皮 15g　熟枣仁 25g　炒白芍 10g

制香附 10g　藿　香 10g　苏　梗 10g　茜草炭 10g

北秫米（包煎）15g　　　制乌贼骨 20g

煅瓦楞子 20g

7 剂

另三七粉 30g，每次 1.5g，每日 2 次，吞服。

二诊（2006-04-17）：药后胃不痛，大便黄，不黑，寐差，夜晚口干苦，苔黄质红，脉小弦滑。

上方去茜草炭，加炒蒲黄（包）10g，夜交藤 20g。14 剂。

三诊（2006-05-04）：胃痛未发，不胀，不嘈杂，口干，寐差，苔黄腻质暗红，脉小滑。

初诊方去茜草炭，加夜交藤 25g，百合 12g，大麦冬 10g。14 剂。

四诊（2006-05-22）：胃痛未发，但饮茶后则痛，睡眠仍差，苔黄，质暗红，脉小滑。

初诊方去茜草炭，加夜交藤 25g，川芎 10g。

·点拨　本例以胃痛、胃胀、烧心、泛酸、口干、大便色黑如柏油状、苔薄黄、舌质暗、脉细滑为主症，表现为湿热中阻，胃弱气滞，络伤血从内溢。同时又有失眠等胃气失和，心神不安之证。治以清热和胃、泄肝理气、收敛制酸、宁心安神复法复方，药证相对，故取效速。本案表明，治胃总以通降为要，胃不和则卧不安，欲求寐安必先和其胃气。

· **问难** 本例病情较重且复杂，治疗如何兼顾，难以把握。

· **解惑** 组方以左金丸为主，加白芍和里缓急，加强敛肝和胃之效；加制乌贼骨、煅瓦楞子制酸止痛；茜草炭、仙鹤草等收敛止血；藿苏梗、玄胡、香附、法半夏芳香化湿、理气降逆。清热与开郁并重，止血与安胃并调，苦辛通降，气血同治，从标入手，先缓其痛、止其血，再顾其本，继加麦冬、百合等养胃柔肝，熟枣仁、合欢皮等安神宁心。

· **问难** 北秫米的功效是什么？在此有何用意？

· **解惑** 健胃安神。还记得半夏秫米汤吗？

胃痞案 1
（慢性萎缩性胃炎）

朱某　男　41 岁　干部　初诊日期：1996 年 11 月 16 日

初诊（1996-11-16）：胃痞三载左右，近来有时疼痛，泛酸明显，脘宇怕冷，饮食喜温，受凉后噫气不适，大便尚调，苔中后部淡黄腻，质暗红，脉弱。胃镜查为：慢性重度萎缩性胃炎；重度浅表性胃炎伴肠化，淋巴细胞浸润。证属胃弱气滞，寒热互结，久病入络。

党　参 10g　川　连 3g　炒子芩 6g　淡干姜 5g　法半夏 10g

莪　术 6g　　制香附 10g　苏　梗 10g　炒枳壳 10g　炒玄胡 10g

吴茱萸 2g　　煅瓦楞子 15g　　　　　肉桂（后下）3g

7 剂

二诊（1996-11-23）：泻心开痞，温清并施，脘痞泛酸减轻，仍怕冷，口有酸感，饮食喜温，大便尚可，苔薄，质淡有紫气，脉细弦滑。

上方去炒玄胡，改莪术 10g，加木香 5g。7 剂。

三诊（1996-11-30）：脘宇痞胀疼痛显减，右上腹仍有痛感，怕冷，泛酸减轻，苔薄淡黄，质紫，脉细。守原法再进。

上方去煅瓦楞子，加制附片 6g。7 剂。

四诊（1996-12-07）：脘痞显减，痛平，仍有怕冷，牙酸，耳鸣，苔薄，质淡，脉细弦。守原法巩固。

初诊方去炒玄胡，加砂仁（后下）3g。7 剂。

五诊（1996-12-14）：脘痞隐痛基本缓解，但夜晚及上午有隐痛感，噫气不多，已不泛酸，苔薄，质淡，脉小弦。脾胃虚寒，郁热中阻。

上方加蔻仁 3g。7 剂。

此后守法进退调治月余，以巩固疗效，患者脘宇痞痛均平，大便通畅，但每遇气候寒冷、饮食失当时仍有小发，患者每自行取原方服药数剂而平。

·**点拨**　此例寒热夹杂，以寒为主；虚实互见，以实为主，故温中、调气胜过清泄、补益。

·**问难**　先生，请谈谈用药中的细节？

·解惑 在用药方面当从治疗大法入手，药物选择宜既能调整病理改变，又能兼顾症状来择药（既对证，又对症），如玄胡既能调畅气机，又能止痛；并尽可能选用既解决主要症状，同时又兼顾次要症状的药物（既对主症，又对次症），如黄连、半夏既能泄痞，又能止噫。

胃痞案 2
（慢性胃炎）

王某　女　62 岁　初诊日期：2004 年 12 月 29 日

初诊（2004–12–29）：今年 6 月起莫名出现腹泻，日行 3 ～ 5 次，持续 1 月后反见便秘，二三日一行，并出现食欲逐渐下降，食欲不振而纳谷量少。曾作胃镜发现有"慢性胃炎"，但多处求治，并已住在南京求治二月有余，一直服用中、西药物治疗而罔效。目前纳呆明显，自觉胸脘痞闷，夜晚加重，腹无痛胀，大便日行，呈糊状，形瘦，2 个月来体重下降 3.5kg，舌左边常痛，痛处有火辣感，苔薄黄微腻，质红，脉细弦。证属胃虚气滞，湿阻热郁。

太子参 10g　黄　连 3g　法半夏 10g　焦白术 10g　炒枳壳 6g
焦山楂 10g　焦神曲 10g　炒谷芽 10g　炒麦芽 10g　玫瑰花 5g
白残花 5g　炮　姜 2.5g　广木香 5g　砂仁（后下）3g

7 剂

二诊（2005–01–05）：药后胸闷好转，食纳复苏，食量有增，舌面仍有疼痛，大便正常，唇干，苔黄，质红偏暗，脉细弦。

上方加川石斛 6g，厚朴花 5g。7 剂。

三诊（2005-01-12）：服上药后，纳谷基本复常，唯见胃中渗清液泛吐，嗳气不多，大便偏干。

初诊方加厚朴花 6g，佩兰 10g，改炒枳壳 9g。14 剂。以资巩固。

· 点拨　胃痞为临床常见之证，本病虽有气滞、热郁、湿阻、寒凝、中虚等多端，或夹痰、夹食，但其基本病机总属"胃气壅滞"。从病理性质看，邪实可滞，正虚亦能为滞，治疗当以"通降"为基本原则，通则胃气才能和降，不致滞而为痞为胀为满。至于调气通降之法，临证之际须细细分之，临床常见寒热虚实并见者，宜以"温、清、通、补"合法，但应分清主次。

· 问难　本案病情较奇特，大便先泻后秘，继则纳呆、消瘦，您是如何分析病情的？

· 解惑　本案病起于夏季，恐与饮食不节有关。先有腹泻，再见便秘，其间出现纳呆，最后腹泻、便秘均无，而以纳呆、胃痞而闷为主症，伴有大便呈糊状、形瘦为特点，辨其证机变化，乃属胃虚而气滞；而再依据苔薄黄腻、舌边常火辣痛感，判断为湿阻热郁。故病机总属胃虚气滞，湿阻热郁，虚实并见，治当标本兼顾。或曰痞多兼胀，然证之临床，未必尽然，如本例痞而不胀，并纳谷呆滞。

· 问难　本案以半夏泻心汤加减组方，但用药比较特殊，请教其意。

·**解惑** 方中选用半夏泻心汤中的参、夏、连、姜四味，辛开苦降之意已备，并以太子参之柔缓易人参，恐其偏温之性，小量炮姜易干姜嫌其过于辛热，力求用药轻灵；又用枳术丸加玫瑰花、木香、砂仁、楂曲、谷麦芽等以理气运脾、和中醒脾；白残花能助黄连清利湿热。全方力求量小而轻灵，主要考虑该患者形瘦体弱的体质特征。我们临证处方用药，一定要针对每个患者不同的体质情况，仔细斟酌药量之轻重。二诊患者喜报食纳已见复苏、食量有增，痞闷减轻，说明药已中的，须乘胜再进。因现唇干、苔黄质红，当须考虑护阴，故加川石斛、厚朴花养阴不滞气，理气不伤阴。三诊时纳谷复常、胃痞消失，然患者诉口中渗液偏多，恐湿邪未尽，川石斛能生津助湿，乃弃用之，加佩兰宣化湿邪，并增炒枳壳之量。再巩固1周，半年之病，竟获佳效。

胃痞案 3
（慢性胃炎伴肠上皮化生）

徐某　女　60岁　初诊日期：2004年11月19日

初诊（2004-11-19）：有慢性胃炎病史10余年，多次查胃镜提示"慢性胃炎伴肠上皮化生、不典型增生，Hp（＋）"。刻下：胃脘痞胀不舒，时轻时重，纳谷量少，餐后如窒，嗳气则舒，胃冷喜食温，泛酸不多，大便干结，数日一行，服药不通，口干喜热，苔薄黄质偏红，脉细弱。辨证为胃弱气滞，津气两伤，和降失司。

太子参10g　大麦冬10g　炒白芍10g　炒枳实15g　生白术10g

法半夏 10g　黄　连 2.5g　吴茱萸 2g　炒谷芽 10g　炒麦芽 10g

玫瑰花 5g　炙鸡金 10g　砂仁（后下）3g

7 剂

二诊（2004-11-26）：药后知饥欲食，食后则舒，大便偏薄，日行 1 次，余无所苦。苔少质暗红，脉细。

上方加川石斛 6g。14 剂。

三诊（2004-12-10）：食少运迟，胀感较前减不能尽，嗳气不多，口干，大便偏干，无苔，质光红，脉细。

初诊方去吴茱萸，加川石斛 9g，北沙参 10g，蒲公英 10g。14 剂。

四诊（2004-12-24）：胃胀减轻，烧心不显，口干，饮水不多，舌质光红少苔，脉细兼滑。上方加炒六曲 10g。14 剂。

五诊（2005-01-07）胃痞缓解，间有泛酸，食纳复苏，纳可，口干，大便略干，苔黄少质红，脉细滑。

初诊方加全瓜蒌 12g，北沙参 10g，蒲公英 10g，炒六曲 10g。14 剂。

先生又嘱患者，本病虽然症状改善，但治疗仍须巩固，争取使胃的不良病理得以逆转。

·点拨　本例胃痞长达 10 余年，与前案不同的是，本例胃虚以胃之津气两伤、并有化热之象为特点。因虚失运而滞，故有纳差、脘痞而胀、嗳气则舒、脉细弱；胃弱虚寒，则畏凉喜热饮；阴津久伤化热，故见口干喜热，大便干结，数日一行，苔薄黄质偏红。本证寒、热、虚、实错杂，多证并呈，治疗颇为棘手。初诊时选用参、麦、芍酸甘以化阴，枳、术、夏、砂、玫瑰、鸡内金等以健运脾胃、通利腑气，更选少量连、萸组成变通左金丸，取黄连之苦寒以清泻胃热、吴茱萸之辛热以开散郁结，全方酸、甘、辛、苦、寒、热并用。药仅7剂，患者腑气已通，胃气得顺，竟能知饥、便畅。三诊、四诊时寒象已去，津伤虚热更显，故去吴茱萸，加石斛、沙参、蒲公英养阴清热，胃胀得以逐渐缓解。至五诊时胃痞胀诸症基本消失，守法巩固，以求长效。本案五诊，谨守病机，治随机转，步步为营，加减有据，体现出辨证论治的重要性与灵活性，值得细细思量。

· **问难** 先生，这类寒热虚实错杂的证候，遣方用药当注意什么？

· **解惑** 我想谨守病机，分清主次，所谓"圆机活法"是最重要的。当然，这个说起来容易，真正做到并不易。就如这个病例，养阴健胃与行气通腑、清热散寒诸药要配伍得当，补要轻清以防滞气；通又不可过燥，以防伤阴；还应配合芳香醒脾之品以开胃气；至于寒热错杂，连、萸的配比更要随病情而调整，不可拘泥。这些需在临证时仔细了解病情，细细体会，方得周全，"用心"是关键！

· **问难** 白术一般常用炒制的，谓炒白术、焦白术，本案为何选生白术？

· **解惑** 白术主要功用为健脾益气，燥湿利水，止汗，安胎。生用、炒用，其药性侧重尚有不同，炒白术重在健脾益气，生白术重在燥湿利水助运。本案患者不仅胃痞，还大便干结难行，究其病机均因虚弱健运无力所致，故既要补虚，又要助运，选生白术配枳实即为

跟周仲瑛抄方

此意，补而不滞，通利肠腑，药后大便得畅也证实了这个作用。

· **体悟** 这个医案病情较一般特殊，寒热错杂、虚实相兼，随诊时曾暗自揣度，用药颇感为难，待先生处方后细想，再得一番点拨，真有茅塞顿开之感。书本上的用药原则变成了活生生的具体方药，才能真切地感受到"辨证论治"不是僵化的程序、随意的口号，体会到"用药如用兵"之境界，也再一次感受到中医中药的博大精深。"路漫漫其修远兮"，我们未来的路还很长！通过这个案例也提示我们，要加强基本功，对每味药的药性、配伍特点都要全面掌握，深思熟虑，方能在临床上运用自如。

泄泻案1

刘某　女　58岁　初诊日期：1999年10月11日

初诊（1999-10-11）：患者1997年底行胆囊摘除手术，术后腹泻反复不愈至今2年。近1月来腹泻又作，大便日行2～3次，泄下稀便，大便急迫，肛门疼痛不显，但右上腹及背后疼痛明显，伴有口苦口干，纳谷一般，厌油腻食物，苔黄薄腻质红，脉细弦。辨证为肝脾不调，湿热内蕴。予以疏肝理脾，清利湿热法。

醋柴胡6g	赤　芍10g	白　芍10g	制香附10g	青　皮6g
陈　皮6g	片姜黄10g	九香虫5g	炒玄胡10g	苍耳草15g
乌梅肉5g	川　连4g	吴茱萸2g	炮姜炭3g	
焦楂曲各10g				

7剂

二诊（1999-11-05）：上药服用 7 剂后，腹泻渐止，患者在当地药房自行配药 7 剂，腹泻完全停止而停药。但最近又感右侧腰背疼痛，查其腹无痛胀，大便溏薄欠实，日行 1～2 次，夜晚口干，寐差多梦，苔薄黄腻质红，脉细弦。考虑药已中的，尚需乘胜再进。证属肝失疏泄、湿滞络瘀。

上方去炮姜炭、苍耳草、焦楂曲；改醋柴胡 5g，川连 3g，吴萸 2g；加川楝子 10g，炙甘草 3g。14 剂。

患者于 2004 年 11 月 12 日因他病来诊，检阅前次病历记录询问之，患者诉前次二诊后腹泻、胁腹痛均愈，故停药未来复诊，至今未发。

·**点拨**　从本案的病史及腹泻、大便急迫而无腹痛，胁背痛、口苦口干、厌油腻、苔黄薄腻、脉细弦，不难辨出本病病位在肝（胆）脾（胃）。病由肝脾不调、湿热内蕴所致。病久邪入血分，而有络瘀之象。治疗当予疏肝理脾，清热利湿，兼以活血。

·**问难**　前人常曰"泄泻之本，无不由乎脾胃""无湿不成泄"，而本案辨治为何以疏肝清化为主？

·**解惑**　诚然，我们常言"泄泻之本在于脾胃"，但我们不可忘记人体是个有机的整体，五脏六腑的生理功能、病理变化是相互联系、相互影响的。"肝主疏泄"既包括调理情志，还包括通过调节气机升降，协助脾胃的运化，且肝胆互为表里，这些生理关系是十分重要的。回到本案，腹泻起于胆囊手术后，隶属于"胆囊术后综合征"范畴，这是胆囊后常见的并发症，患者以反复腹泻为主要表现，尤以脂餐后易作，其病机在于胆囊摘除后，胆汁的储藏、排出状态发生了变化，肝胆之疏泄功能亦随之改变，若人体自身无法适应调节新的生理状态，肝胆疏泄失常，湿热内蕴，则常致肝木乘土，肝脾失调，表现为腹泻反复。由于病理关键在于肝胆失疏，故"治病必求于本"，当从疏利肝胆、清化湿热入手，兼顾脾胃。

· 问难 愿闻组方的用意及加减变化。

· 解惑 方中用柴胡疏肝散化裁以疏肝理气，左金丸以泻火开郁，加片姜黄、九香虫、炒玄胡以行气活血止痛，乌梅、炮姜炭合左金丸有仿乌梅丸之意，寒热并用，安中理脾。然本案病本于肝胆湿热内蕴，失于疏利，故二诊时腹泻不著，而以胁痛为主症，并见口干，乃寒去热留，故去炮姜炭，减柴、连用量，加川楝子以增加疏泄肝气之功，并以甘草柔养和中，再服14剂，2年痼疾竟获全功，其后5年未发。由此可见，识证准确、选方用药得当，取效自然而然。

· 问难 对左金丸在方中的用量当如何掌握?

· 解惑 左金丸原方连萸之比是6:1，常用于肝火犯胃证，但也不必拘泥，当从证候的寒热之性考量，本案中连萸之比先为4:2，后为3:2，当然临床用药量的增减变化，需要长期临床实践积累，非一日之功。

泄泻案 2

（溃疡性结肠炎）

邢某　男　70岁　退休工人　1999年11月11日

初诊（1999-11-11）：慢性腹泻7～8年，肠镜示"慢性非特异性溃疡性结肠炎"，既往有高血压性心脏病史；大便少则日1～2次，多则日7～8次，夹有黄黏冻，间有脓血；小腹隐痛，无里急后重现象，痛则下利；苔黄腻，质暗红，脉濡。肠腑湿热，气血失调。

煨葛根20g　黄　连5g　炒子芩10g　生甘草3g　赤　芍10g

白　芍10g　苦　参10g　木　香10g　桔　梗5g

椿根白皮15g

14剂

二诊（1999-11-25）：连服上药2周，腹泻基本控制，大便成形，上周曾有腹痛，日来减轻，舌红苔黄，脉濡。肠腑湿热，久泻脾虚。

上方加炒玄胡10g，苍耳草15g，败酱草15g，地榆15g，凤尾草15g，石榴皮10g。30剂。

三诊（1999-12-14）：大便正常，日行1次，腹不痛，余无异常，舌暗红，苔黄，脉濡。清化湿热，健脾补虚，以求巩固，防止复发。

香连丸，每次5g，每日2次；参苓白术丸每次5g，每日2次。

· **点拨** "溃疡性结肠炎"以腹痛、脓血便为主要特征，易反复发作，确诊有赖于肠镜及病理学检查。本案病机为肠腑湿热，气血失调，故以清化肠腑，行气调血为法。葛根芩连汤参入苦参、败酱草、凤尾草、木香、桔梗、地榆、赤白芍、椿根皮、石榴皮、炒玄胡、苍耳草等。泻止后以香连丸、参苓白术丸标本兼治，以求巩固。

· **问难** 请教老师，桔梗、苍耳草的用意。

· **解惑** 桔梗味苦、辛，性微温，有宣肺、利咽、祛痰、排脓作用。其中宣肺、利咽之功我们常用，而祛痰、排脓之功亦不可不知，古法常于治痢剂中加入本品，散肺气之郁结，利肠腑之通降，祛痰排脓。苍耳草及子有散风邪、祛风湿之功，善治各类风疾，一般多用于头痛、鼻渊，其实应用范围很广，风邪为病，善行速变之患均可用之，但子有小毒，当慎用，故通常用草。

· **体悟** 溃疡性结肠炎，肠腑湿热，治以葛根芩连汤、芍药汤是为常法，而于常法之中参以宣肺、祛痰、排脓之品，值得深入学习思考。

泄泻案 3
（肠易激综合征）

    张某　女　66 岁　干部　初诊日期：1992 年 10 月 31 日

    一诊（1992-10-31）：慢性腹泻 5 年，大便少则每日 3~4 次，多则 7~8 次，进食生冷油腻易于诱发或加重，经肠镜等检查未见明显异常，多方治疗效果不显。刻诊：腹泻便溏，无脓血，每日 4~5 次，腹胀肠鸣，兼见下肢浮肿，口干欲饮，饮不解渴，偶有鼻衄，舌紫红有裂纹、苔中部黄腐腻，脉细弦。辨证属久泻脾虚阴伤，肝气乘侮。

山　药 12g　苍耳草 12g　炒白芍 12g　炙甘草 3g　炙内金 6g

乌　梅 6g　石　斛 6g　木　瓜 6g　玫瑰花 5g　太子参 10g

南沙参 10g　白扁豆 10g

15 剂

二诊（1992-11-15）：服上药半月，大便基本转为正常，日 1 次，但腹中仍有鸣响，腹胀、口干减轻，苔中腐腻已化，舌质干红好转，脉仍细弦。肝强脾弱，仍当酸甘养阴，两调肝脾。

上方加生麦芽 10g。14 剂，竟收全功。

· **点拨**　本例久泻，从脾阴虚弱，肝气乘侮论治。禀赋薄弱或因病伤脾，脾阴不足，机体适应能力下降，则脾胃不耐重负，稍食油腻生冷，辄易溏泻、腹胀。《药鉴》云"脾阴足诸邪息"，正是强调脾阴在机体防御功能方面的作用。处方以补脾阴、健脾运为主，佐以敛肝之品。

· **问难**　在临床上，脾气虚较多见，证候特点也易于掌握，而脾阴虚见之不多，请问其证候表现如何？

· **解惑**　肠易激综合征的脾阴虚证多表现为大便溏泻，进食生冷油腻加重，不思饮食，食后腹胀，口干唇燥，或形体消瘦，五心烦热，舌红而干或有裂纹、苔少或光剥，脉细。

· **问难**　那么，选方立法用药该注意什么？

· **解惑**　治宜补脾阴，健脾运，尤应注意慎用香燥温热之品。常用药如：太子参、山药、白扁豆、石斛、炒白芍、炙内金、生麦芽等，酸甘之品既可化阴，又能抑肝，可适当参入；肝气乘侮，可加玫瑰花、炒玄胡；兼夹肠腑湿热者，加败酱草、生薏苡仁等。

· **问难**　方中苍耳草一药不解何意。

· **解惑**　苍耳草有祛风化湿作用，通常用于过敏性鼻炎，表现为突然发作鼻痒，喷嚏连作，清涕不止，移时自止，肠易激综合征胃肠道的反应也有某种类同之处，且风能胜湿，在方药中适当配伍该药常获良效。

泄泻案 4
（肠易激综合征）

　　柳某　女　59 岁　工人　*初诊日期：1994 年 6 月 14 日*

　　初诊（1994-06-14）：腹泻年余，反复发作，每因进食生冷而诱发，大便溏薄，每日 2～3 次，便前腹痛、肠鸣、矢气较多；食欲不振，腹部畏寒，舌苔薄黄腻，脉弦。此乃脾虚不健，肠腑湿热，肝木乘克。

党　参 10g　炒白芍 10g　焦山楂 10g　焦神曲 10g　炒玄胡 10g

焦白术 10g　炮姜炭 3g　黄　连 3g　炙甘草 3g　诃　子 6g

败酱草 12g　玫瑰花 6g　吴茱萸 1.5g

14 剂

二诊（1994-06-28）：大便逐渐成形，每日 1 次，但近日因气候炎热，进食生冷，致使大便又溏，每日 2 次，腹痛、肠鸣不著，腹部怕冷，舌红、苔右半黄腻，脉弦滑。此属脾寒肠热，肝邪乘侮。治拟理中清肠，抑木扶土。

上方去炒玄胡、诃子、玫瑰花，加炒子芩 5g，肉桂（后下）2g，石榴皮 10g。7 剂。

大便转常，诸症消失，随访至今未复发。

· **点拨**　慢性泄泻纯虚纯实者少，虚实夹杂者多。脾虚与湿盛是本病的两个主要方面。《景岳全书》云："泄泻之本，无不由乎脾胃。"脾气虚弱，清阳不升，运化失常则生飧泄，治疗可用参苓白术散、理中汤等加减。若脾虚生湿，或外邪内侵，引动内湿，虚中夹实，治当辨其湿邪夹热与夹寒之不同，分别施治。临床一般以肠腑湿热最为常见，药用败酱草、红藤、黄柏、椿根皮、凤尾草、猪苓、茯苓等；若寒湿偏重则用苍术、厚朴、肉桂、干姜等。

该例患者脾虚木乘与肠腑湿热并存，寒热虚实错杂，治以理中清肠，寒热并投。

· **问难**　对寒热并见之候，用药如何配伍？

· **解惑**　当辨清病机，寒热并治。前贤用此类方剂并不少见，可结合临证再去读读经典。个人常用寒热药物相配的药对，如炒子芩与炮姜炭、黄连与吴茱萸等，取芩、连清热燥湿，炮姜、吴茱萸温中散寒，正合寒热错杂之病机，故寒热并行而不悖。

便秘案 1

白某　女　54 岁　初诊日期：2003 年 11 月 19 日

初诊（2003-11-19）：便秘多年，二三日一行，口腔经常溃疡，寐差，头昏；查血黏度高，乙肝表面抗原阳性；苔黄质暗红，脉小滑。阴虚肠燥，予养阴润肠通便。

大生地 12g　玄　参 10g　大麦冬 10g　生首乌 15g　全瓜蒌 15g
炒枳实 10g　柏子仁 10g　熟枣仁 15g　丹　参 15g　白残花 5g
生大黄（后下）6g

7 剂

二诊（2003-11-27）：大便能畅，腹有胀感，夜寐多梦，口不干，咽喉有痰，烦躁；B 超提示胆囊炎，胆囊有赘生物（胆固醇结晶）；苔薄黄舌质暗，脉细弦。阴虚肠燥，肝胆郁热。

上方加法半夏 10g，黑山栀 10g，片姜黄 10g，改熟枣仁 20 g。7 剂。

三诊（2004-02-26）：服药期间大便通畅，每日 1~2 次；生化检查：LDH 350mmol/L，VLDL-C 0.42 mmol/L；左目视物飞蚊，苔黄舌暗，脉弦。原法再进。

初诊方加片姜黄 10g，法半夏 10g。7 剂。

四诊（2004-03-12）：背脊时痛，健忘，失眠加重，咳嗽咳痰色黄，痰多，口干稍苦，苔黄质暗。肝肾亏虚，津枯肠燥，风邪上受，肺气不清。

大生地 15g　玄　参 12g　大麦冬 10g　南沙参 12g　北沙参 12g
炒枳实 15g　全瓜蒌 15g　桑寄生 15g　鸡血藤 15g　片姜黄 10g
熟枣仁 25g　知　母 10g　柏子仁 10g　桑椹子 10g　生首乌 12g
桑　叶 10g　桑　皮 10g

7 剂

五诊（2004-03-25）：大便已通畅，近来咳嗽痰多色白，背痛，少有恶心，大便出血，情绪不稳，健忘，饮水多，苔黄质暗，脉小滑。

上方加大贝母 10g，法半夏 10g，陈皮 6g，竹茹 6g，制远志 5g。7 剂

上方服用半月，大便通畅，咳、痰均平。

· **点拨**　本案肝肾不足，湿热内蕴，肠腑不利。治疗既要养阴润肠，又要清化湿热，药物配伍很重要，宜分清主次。四诊时外感风邪，肺气不清，肠腑功能亦受影响，当治随证变，兼顾宣肺化痰。本案证治的要点是兼顾主证与兼证的关系，肺与大肠的表里关系。

· **问难**　处方中白残花的作用是什么？

· **解惑**　白残花学名蔷薇花，为蔷薇科植物多花蔷薇的花朵；味微苦涩，性凉，功能清暑化湿，理气止血，主治感受暑热，胸闷口渴，不思饮食，及郁结吐血等证；为理气之花朵中性凉之品。我常以本品合蒲黄、佩兰等用治湿火上炎之口疮，每有良效。

便秘案 2

耿某　女　25岁　初诊日期：2003年1月9日

初诊（2003-01-09）：腰部外伤，先后手术3次，扁桃体经常反复发炎，长期便秘，须用开塞露导泻，手足清冷，苔黄薄腻脉细，面黄欠华。内伤外损交杂，肝肾气血亏虚，虚体复易感邪。

南沙参12g　北沙参12g　大麦冬10g　玄　参10g　太子参12g
生白术20g　炒枳实20g　生黄芪12g　当　归10g　火麻仁15g
全瓜蒌25g　土牛膝12g　桔　梗5g　蚤　休12g　生甘草3g
川　断15g　一枝黄花15g

14 剂

二诊（2003-01-23）：药后大便通畅，日一行，咽喉多痰，但不易咳出，口稍干，晨起口苦。

上方加泽漆12g，桔梗5g，荔枝草15g。35剂。

三诊（2003-02-27）：大便基本正常，每日或隔日一行；扁桃体肿大明显消退，但左侧较明显；肠鸣，腿酸，疲劳乏力，苔薄黄质暗，脉细。肺热肠燥，肝肾不足，气阴两虚。

南沙参12g　北沙参12g　大麦冬10g　玄　参10g　太子参12g
生白术20g　炒枳实20g　当　归10g　全瓜蒌25g　火麻仁15g
桔　梗5g　生甘草3g　荔枝草15g　川　断15g　生黄芪12g
土牛膝12g

14 剂

四诊（2003-05-12）：停药一个多月，大便又见干结，三四日一行，粪质干结如粒；腹胀，腰酸痛，脉细弦，苔薄黄腻质暗。肺热肠燥，气阴不足。

上方去荔枝草，加桑椹子10g，威灵仙12g，生首乌12g。14剂。

五诊（2003-05-26）：大便转畅，每日一行；腰痛明显，食纳良好，皮肤瘙痒，经潮正常，苔薄黄腻，脉细滑。

三诊方去荔枝草，加制首乌15g，桑椹子10g，威灵仙12g，苍耳草12g。14剂。

六诊（2004-07-05）：便秘已愈，失眠，有时入睡困难，烦躁，面发痤疮，纳差，二便正常，苔黄薄腻质暗，脉细滑。心肝火旺，阳不交阴。

黄　连5g　熟枣仁25g　夜交藤25g　百　合12g　知　母10g
川　芎10g　丹　参15g　丹　皮10g　黑山栀10g　玄　参12g
炙桑皮12g　炒子芩10g　火麻仁12g　珍珠母（先煎）30g

7剂

·**点拨**　此案病情较复杂，腰部外伤，经常腰痛是其一，长期便秘是其二，扁桃腺反复肿大、发炎是其三。对这样一个病人，必须发挥中医特色，整体兼顾，注意主次。分析病机属内伤外损交杂，肝肾气血亏虚，虚体复易感邪。故治疗以复法复方，益气养阴，利咽消肿，行气通腑，强肾壮腰。经治便秘、咽痛、腰痛诸症均缓，其间基本治法不变，而主治各有侧重。后诊又转以失眠、痤疮为苦，呈心肝火旺、阴阳失交之证，则治随证转，而予清心凉肝，宁心安神，润肠通腑。

·**问难**　在所选药物中荔枝草、泽漆二药及其作用？请您谈谈。

·**解惑**　荔枝草俗称雪见草、癞蛤蟆草，味苦辛，性凉，有清热解毒，利尿消肿，凉血止血之功，主治咽喉肿痛、肾炎水肿、小便不利、咳血、尿血、痔血、崩漏、白浊及痈肿疮毒、湿疹瘙痒、蛇虫咬伤等。以此主要与玄参、土牛膝等配伍治疗咽痛、乳蛾肿大。泽漆是一味较特殊的药，味辛、苦，性微寒，有毒。擅行水消肿，消痰散结，杀虫止痒。主治水气肿满、痰饮喘咳、瘰疬等证，可单行亦可配伍他药同用。以我多年的临床体会，该药若能对证，其利水消肿、化痰散结作用较强，前人还用于瘰疬、无名肿痛、骨髓炎等。尤其值得一提的是，其化痰散结作用对咽喉部慢性肿痛确有良效。医者可能囿于其小毒，而惧于应用，我在临床上的运用情况你们应该有所了解，也希望能在实践中体会。

·**体悟**　嗯，在证治过程中我们也觉得，本案辨证复杂，方药组合较难，要做到有法有度、相互配合，不易。

便秘案3

　　黄某　女　58岁　初诊日期：2002年6月13日

　　初诊（2002-06-13）：习惯性便秘多年，有高血压、高脂血症及痔疮，最近自食香蕉等水果及麻仁丸，大便基本日一行，先干后稀，腹不胀，但失眠严重，仅睡2～3小时，疲劳，食纳尚可，稍有头昏，面黄不华，易汗；苔中部淡黄厚腻，质暗紫，有齿印；脉

细滑。脾虚气滞，痰浊瘀阻，腑气不畅，心肾失交。

潞党参 12g　生白术 25g　炒枳实 25g　黑芝麻 10g　生首乌 15g

桑椹子 15g　法半夏 10g　槟　榔 15g　生楂肉 15g　决明子 15g

熟枣仁 25g　夜交藤 25g　熟大黄 6g　　火麻仁 15g

炒莱菔子 10g

7 剂

二诊（2002-06-20）：自觉服药后有腹胀，隐痛，排便感，但便意难尽，苔黄腻，质暗紫，脉细滑。脾虚气滞，腑气不畅。

生黄芪 20g　生白术 25g　炒枳实 25g　油当归 10g　全瓜蒌 25g

黑芝麻 10g　火麻仁 15g　生首乌 15g　决明子 15g　桑椹子 12g

生楂肉 15g　夜交藤 20g　大腹皮 10g　炙刺猬皮 12g

12 剂

三诊（2002-07-01）：大便基本日行，有时稍软，痔疮好转，但肛门仍有坠胀感，口中黏腻不舒，寐差，苔中部黄腻，脉细。

上方加炒莱菔子 10g，槟榔 15g，去大腹皮，改夜交藤 25g。14 剂。

四诊（2002-07-15）：精神改善，大便日行，无腹胀，食量平平，苔中部黄腻质暗，脉细。

初诊方再进，以求巩固。

·**点拨**　本证的病机关键是气虚无力推动，因虚而滞，腑气不通，故予补气行气，润肠通腑。这个治法同时也兼顾其痰浊瘀血阻脉，气血不和，心肾不交，可谓标本兼顾。

·**问难**　先生，炙刺猬皮在此的作用是什么？

· **解惑**　刺猬皮凉血止血，降逆止痛，对阴部诸疾，如肠风下血、遗精、痔疮及直肠癌等有较好的消散作用。

便秘案 4

白某　女　16 岁　洛阳人

初诊（2009-09-30）：便秘 3 年，近年加重，必须服用泻药，常有便意，腹胀腹坠，大便不出，腹中多气，不能矢气，粪质不干，大便成条；经闭半年，近来食欲尚可，咽喉常有气滞不舒，口不干，苔淡黄薄腻，质黯淡，脉小弦。排粪造影（2008-06-25 解放军 150 中心医院）："直肠前突，耻骨直肠肌痉挛"，肠镜（2008-06-25）："慢性结肠炎"。全胃肠造影（2008-01-22 洛阳协和医院）："十二指肠淤滞，回盲部低位，肠蠕动缓慢，横结肠下垂"；B 超（2008-11-02）："慢性浅表性胃炎"；B 超（2008-10-12）："盆腔积液，双肾未见明显异常"，多方中西医求治未见效果，远道而来求治。

证属气秘，腑气通降失司。

生白术 30g　炒枳实 30g　全瓜蒌 30g　槟　榔 20g　威灵仙 15g
当　归 10g　桃　仁 10g　赤　芍 15g　光杏仁 10g　炙紫菀 10g
桔　梗 5g　乌　药 10g　炒莱菔子 20g　　沉香（后下）3g
独角蜣螂 2 只

14 剂

二诊（2009-10-28）：便秘改善，但便意不尽，大便基本成条，开始 3 天偏烂；脘腹气胀，脘腹有振水声，苔淡黄薄腻，质黯淡，脉细滑。

前方去桔梗、独角蜣螂，加晚蚕砂（包煎）10g，郁李仁 15g，川石斛 10g，厚朴 5g。14 剂。

·问难 便秘一病，在教材中提出气血阴阳失调或虚实寒热皆可引起便秘，古今常用治法很多，为什么这个病人在当地医院多法治疗都没见效？您是怎么考虑这个患者病机和治法的？

·解惑 本例便秘，经中西医久治罔效，我想总是以其肠道动力不足为特点，寒热之象不显，所以用药重在导滞，促进胃肠动力，同时，健脾养血，润肠通便。这样虚实兼顾，是治疗疑难病症的基本思路。

·问难 既然要增加胃肠道动力，那么，您为什么没有直接选用枳实导滞丸、六磨汤等方？

·解惑 枳实导滞丸、六磨汤等方的确都有增加胃肠动力作用，临床颇为常用。但是，大家想一想，这个病人东奔西走多家医院，中西医久治罔效，可见，常规用药思路是行不通的，所以，我的思路是取其法但换其药，为了达到增加胃肠动力的目的，不仅要在治法上下功夫，还可以在选择药物上做文章。比如，除大家皆知道的重用白术、枳实、槟榔、瓜蒌、莱菔子、当归、桃仁、赤芍等气血并调等药以外，选择光杏仁、炙紫菀、桔梗宣降肺气以通便，沉香、乌药温降肝肾阳气、温煦胃肠阳气之动力。

· **问难**　您老的解释对我们深有启发。那么，威灵仙、独角蜣螂的用意如何？

· **解惑**　威灵仙除祛风湿止痹痛、通行十二经外，还可治大肠冷积；独角蜣螂通便散结，治疗麻痹性肠梗阻之腹胀、便秘。这些在古书上都有记载，临床灵活选择使用，有时可以起到意想不到的效果。

· **问难**　您在二诊时选用蚕砂祛浊，郁李仁、石斛滋阴润燥，厚朴除胀满，全方虚实、动静相反相制，区别于一般思路，这样解读是否合适？

· **解惑**　可以这样理解。

· **体悟**　从这个病案可见，采用常规思路对于部分患者疗效不佳，反映临床病证的复杂性，正如古人所谓："人之所病病多，医之所病病道少"。

肝胆系病证

4

胁痛案 1
（乙型肝炎）

陈某　男　27 岁　初诊日期：2001 年 7 月 12 日

初诊（2001-07-12）：1999 年体检查 HbsAg（＋），HBeAg（＋），HBcAb（＋），肝功能轻度损害；以后曾有上消化道出血 1 次，先后住院 2 次，用过干扰素、抗乙肝免疫核糖核酸等多种药物，但病情仍难改善。目前 HBsAg（＋），HBeAg（＋），HBcAb（＋），Pre-S2（＋），HBV-DNA（＋）；肝功能：ALT 78U/L，AST 85U/L；B 超检查提示：肝光点增粗。自觉肝区隐痛，腹胀，大便易溏，疲劳乏力，寐差多梦，两足跟痛，舌苔薄黄腻、舌质偏暗，脉细。证属肝肾亏虚，脾虚不健，湿热瘀阻。

党　参 12g　焦白术 15g　茯　苓 10g　炙甘草 3g　生黄芪 15g
枸杞子 10g　山　药 15g　淫羊藿 10g　黄　柏 10g　苦　参 10g
贯　众 12g　郁　金 10g　白花蛇舌草 20g

上方稍作加减，连续服用。

二诊（2001-12-17）：复查肝功能正常，HBsAg（＋），HBeAb（＋），HBcAb（＋），Pre-S2（－），HBV-DNA（－）。诉肝区不痛，大便仍不实，无明显疲劳感，舌苔淡黄，舌质暗，脉细。原方加焦山楂、神曲各 10g，继续服用。已无明显不适，仍在服药治疗。

· **点拨**　该患者病经 2 年多，湿热疫毒之邪久羁，伤及正气，肝脾肾三脏受损。治疗以益气健脾为主，选用四君子汤加山药等立方，并用黄芪助其升清，枸杞子、淫羊藿补养肝肾，参以黄柏、苦参、贯众、白花蛇舌草、郁金等清化瘀毒，缓缓图之，治疗半年，病情逐步缓解。

·**问难** 从脉案可以看出，本案以扶正为主，兼顾祛邪，取得较好疗效，道理是什么？

·**解惑** 本案以益气健脾、滋养肝肾为主线，兼顾清化瘀毒，随着肝脾肾功能的改善，患者自觉症状逐渐减轻、消失，而肝功能亦随之复常，病毒复制标志阴转，由大三阳转为小三阳，且 HBV-DNA（－），病情稳定。

·**问难** 本案始终未用垂盆草、五味子、鸡骨草等降酶药，为什么肝功能同样能够恢复正常？

·**解惑** 中医治疗慢性肝炎，辨证结合辨病是常用之法。垂盆草、五味子的降酶作用的确很强，普遍应用于肝病临床，但不能否认其他方药没有此作用，辨证论治仍然是取效的关键。既然肝脾肾功能失调，恰当的调整脏腑病机，恢复脏腑功能，肝病自然能够得以缓解。当然，本案中诸如蛇舌草、苦参、贯众等药具有抗病毒作用，黄芪四君子汤具有免疫调节作用，这种既符合中医辨证思路，又符合西医药理特点，是值得提倡的。有些已知药理作用有肝损伤作用的中药就应当慎重避开，如黄药子等。但切忌见病毒就一味地清热解毒，见转氨酶高就仅用降酶药物，如此用药，失败的教训很多，这属于西医辨病论治的思维模式，失去了中医的特色和优势所在，值得大家深思。

· 体悟　如何辨证结合辨病是中医多年来一直都在探讨的重要问题。先生此番体会和经验表明，病证结合是值得探索的一条路子。作为中医，不能简单认为理化检查只能西医用，中医同样可以应用。西医的病对疾病全过程包括病因、病理等都具有深入的认识，病原学检查扩大了中医辨证论治的层次；中医的证又是对个体特征的把握，二者各有优势。有时患者几乎无证可辨，但结合肝功能等检查结果和肝炎发病的病因、病理的共性，采取辨病治疗，同样可以取得一定疗效；辨证论治能够有效调节脏腑机体功能，表现在免疫调节方面具有显著疗效，若在此基础上结合辨病，疗效可以得到进一步提高。

胁痛案 2
（乙型肝炎、肝硬化）

　　孙某　男　38 岁　初诊日期：2000 年 11 月 2 日

　　初诊（2000-11-02）：1996 年体检，查 HBsAg（＋），一直未予重视；去年 12 月再度体检发现 HBsAg（＋），HBeAb（＋），HBcAb（＋），肝功能示：ALT 71U/L、AST 95IU/L、γ-GT 110U/L、白/球蛋白比值为 1.2。CT 示：肝硬化、脾肿大。用拉米呋啶、熊去氧胆酸等治疗，病情未见明显好转，转请中医治疗。目前肝区隐痛，腹胀，间有齿衄，尿黄有泡沫，不耐劳累，形体较瘦，晨起口苦，手掌鱼际红赤，胸背部有数枚散在蜘蛛痣，苔淡黄腻，舌质暗紫，脉细弦数。拟先从肝郁脾虚，湿热疫毒瘀郁治疗。

　　醋柴胡 5g　　赤　芍 10g　牡丹皮 10g　丹　参 10g　郁　金 10g

茵　陈 12g　苦　参 10g　垂盆草 30g　炒苍术 10g　佩　兰 10g

泽　兰 10g　茜草根 15g　白茅根 15g　旱莲草 12g　炙鸡金 10g

二诊（2001-02-15）：肝区偶有疼痛，腹不胀，齿衄未发，小便微黄，仍不耐劳累，纳谷欠香，舌苔薄黄腻，舌质暗紫稍有齿印，脉细弦滑，复查肝功能示：γ-GT 83.2U/L，白/球蛋白比值升为1.4。乃从正虚瘀结立方。

生黄芪 20g　党　参 12g　焦白术 10g　炙鳖甲（先煎）15g

炙鸡金 10g　醋柴胡 5g　赤　芍 10g　牡丹皮 10g　丹　参 15g

郁　金 10g　土鳖虫 5g　茜　草 15g　炒苍术 15g　厚　朴 5g

煨草果仁 5g　虎　杖 15g　苦　参 10g　田基黄 20g　老鹳草 15g

青　皮 6g　陈　皮 6g　枸杞子 10g

另加用鳖甲煎丸 5g，1日2次。

三诊（2001-07-27）：肝区未再疼痛，疲劳感消失，体重增加3kg，手掌鱼际红赤减淡，胸背部蜘蛛痣已不明显；查肝功能已恢复正常，HBsAg（+）。上方稍事加减，嘱继续治疗，注意调摄以巩固疗效。精神、体力均佳，能够从事日常科研工作。

· **点拨**　该患者系慢性肝炎久病，湿热疫毒之邪消残正气，导致正虚瘀结而发为癥积痼疾，治疗分为两个阶段。第一阶段，以肝区痛、腹胀、齿衄、尿黄有泡沫、晨起口苦、手掌鱼际红赤、胸背部有蜘蛛痣、舌苔淡黄腻、舌质暗紫、脉细弦数等湿热疫毒瘀郁证为主，故治疗时以清化为主，仅稍加疏肝运脾之品。俟湿热疫毒瘀郁症状减轻，则转入第二阶段，投以黄芪、党参、白术、枸杞子等扶正，鳖甲、鸡内金、赤芍、牡丹皮、丹参、郁金、土鳖虫、茜草等化瘀消癥，苍术、厚朴、草果、虎杖、苦参、田基黄、老鹳草、青皮、陈皮等健脾燥湿、清化湿热疫毒，并加用鳖甲煎丸缓图痼疾，最终取得较好疗效。

· **问难**　初诊加用旱莲草是什么目的？

· **解惑**　慢性肝炎发展到肝硬化，但湿热瘀毒未尽，因此患者表现为湿热、瘀热郁结证候，如胁痛、腹胀、口苦、齿衄、纳差、血痣缕缕、苔黄腻、舌有齿痕、脉弦数等。但毕竟病延日久，邪毒灼伤正气，除见肝脾受伤外，尚有阴分被耗之势，如形瘦、脉细等表现可知。因此，治疗分为两个阶段，第一阶段重在清化瘀毒以祛邪，兼顾调和肝脾，少佐旱莲草既能疗齿衄，又兼顾滋阴，且不恋邪；第二阶段重在益气养阴、软坚化瘀，除用参、芪、术外，尚重用鳖甲、枸杞子、土鳖虫和鳖甲煎丸等药，兼顾清化余邪。从疗效来看这种思路是正确的，体现了中医治疗复杂性疾病的阶段性和灵活性。

· **问难**　治疗积聚，为什么不选大黄䗪虫丸，而用鳖甲煎丸？

· **解惑**　两方皆是肝硬化的常用方药，都出自张仲景《伤寒论》。其中，大黄䗪虫丸是治疗五劳虚极、瘀血干枯的经典名方，以熟大黄、土鳖虫、水蛭、虻虫、蛴螬、干漆、桃仁等破血祛瘀消痞，虽有炒子芩、地黄、白芍、甘草益阴清热，但毕竟是以祛邪为主；而鳖甲煎丸针对疟母之气滞、血瘀、湿聚、痰凝、正虚的病机特点，集小柴胡汤、桂枝汤、大承气汤，并加上鳖甲、䗪虫、蜣螂、鼠妇、蜂房等虫类药物于一方，聚行气、活血、祛湿、消痰及补益诸法为一体，属于寒热并用、攻补兼施、气血津液同治，主次分明，标本兼治，全面照应，实为大方应用之典范。因此，对于该案肝炎、肝硬化正虚邪实而言，后者更为贴切。

·体悟 对于慢性肝炎而言，多数患者湿热疫毒未尽，瘀热郁结在里，而肝脾肾渐次亏虚，本虚标实，病机复杂多变，每可致鼓胀、出血、神昏等变证，治疗颇为棘手。通过本案可知，先生既重视扶正消积法的应用，又不忘祛邪以免邪毒更伤其正，用药往往集扶正化瘀、消癥散积、健脾燥湿、清化湿热疫毒等法于一体，消补兼施，补消结合。如此治疗，虽不能使痼疾骤去，但通过长时间的治疗却可控制病情，缓解症状，使患者带病延年，实为经验之谈。

胁痛案 3
（乙型肝炎）

王某　男　27 岁　初诊日期：1997 年 11 月 7 日

初诊（1997-11-07）：1996 年 5 月因乏力纳差，肝区隐痛，恶心欲吐，四肢乏力，查肝功能示：TBIL 119.17mmol/L，ALT 97 U/L，HBsAg（＋），诊为乙型肝炎。先后用多种中西药物，经半年以上治疗，反复查肝功能 8 次，黄疸指数及转氨酶时升时降。此次就诊时症见右胁胀痛，恶心欲吐，纳谷不馨，疲乏无力，小便偏黄，大便日行 2 次但不溏，舌尖暗红，苔薄黄，脉弦滑。肝经湿热瘀结，木郁不能疏土。拟化肝解毒，复其疏泄。

虎　杖 20g　矮地茶 20g　垂盆草 20g　土茯苓 15g　贯　众 10g
紫　草 10g　黑料豆 10g　甘　草 3g　二妙丸（包煎）12g

40 剂

二诊（1997-12-16）：服 40 剂后，自觉症状逐渐消失。上方再服 25 剂。

三诊（1998-02-11）：复查肝功能正常，HBsAg（-）。但尚不耐疲劳。

上方去紫草、土茯苓、垂盆草，加制何首乌、制黄精、生地黄各 12g。服 30 剂后，复查肝功能正常，五项指标均为阴性。

·**点拨**　这是治疗乙肝的经验方——化肝解毒汤的典型有效案例。该方以祛邪为主，俾邪祛则正复，治疗重在清化湿热，化解肝毒，凉血化瘀。原方组成为：虎杖、矮地茶、半枝莲各 15g，土茯苓、垂盆草各 20g，赤芍、姜黄各 10g，黑料豆 10g，生甘草 3g。其中虎杖、矮地茶、半枝莲为主，辅以土茯苓、垂盆草相互协同而奏清热化湿解毒之效，佐以黑料豆、甘草调养肝脾而解毒，取赤芍、姜黄入肝为使以凉血活血。经过数百例的临床观察，疗效卓著。

·**问难**　临床具体应用化肝解毒汤时，如何加减应用？

·**解惑**　早年所拟化肝解毒汤是针对慢性肝炎偏于湿热瘀毒实证的患者所设，若兼有肝脾两伤，或肝肾阴虚，则当灵活加减使用。如肝郁气滞加醋柴胡、香附；气火郁结加牡丹皮、焦山栀；湿热中阻加炒子芩、厚朴；肠腑湿热加凤尾草、败酱草；湿热下注加炒苍术、黄柏；湿热黄疸较重加茵陈、焦山栀；热毒偏重酌加龙胆草、大青叶、蒲公英；湿浊偏重加煨草果、晚蚕砂；血分瘀毒加白花蛇舌草、制大黄；营分郁热酌加水牛角片、牡丹皮、紫草；肝郁血瘀酌加丹参、土鳖虫、桃仁；肝血虚加当归、白芍；肝肾阴虚加桑椹、旱莲草；阴虚有热加生地黄、石斛；脾气虚酌加党参、白术、黄芪；肾阳虚加淫羊藿、菟丝子。

· **问难**　那么，这张方子的组方思路如何？

· **解惑**　慢性乙型肝炎的病因为湿热毒邪侵袭肝脏，肝为藏血之脏，故湿热毒邪不仅蕴于气分，且常深入血分，瘀滞肝络，表现出湿热毒瘀交结的病理特点，致使热毒瘀结于肝，湿毒蕴遏脾胃。由于湿热毒瘀是发病的病理基础，贯穿于病变的始终，因此病理发生主要属于邪实，但邪毒久羁，热伤阴血，湿伤阳气，又可邪实与正虚错杂，导致肝脾两伤，病及于肾，表现肝肾阴血虚耗或脾肾阳虚。对于具体患者，有偏于邪实为主，有虚实并见者，也有偏于正虚为主者，临证之际当具体分析，酌情加减配伍使用。

· **体悟**　慢性肝炎患者病情的复杂性已为临床所共知。一方面，不同患者感染乙肝病毒时的免疫状态不同，有先天染毒者，也有后天感染者，因此患者来就诊时可能是免疫耐受阶段，可能是免疫清除阶段；病毒既可整合于肝细胞之上，又可发生变异和耐药；可能是单纯乙肝，也可能合并肝纤维化或肝硬化，加上多方治疗，如不少是经过干扰素或核苷类抗病毒药物治疗失败者，病情反复迁延，个体体质差异极大，这些都是造成病机复杂多变的常见原因。

疲倦乏力案 1
（乙型肝炎）

顾某　男　38 岁　初诊日期：1996 年 10 月 26 日

初诊（1996-10-26）：体检发现乙肝二对半为"大三阳"。自觉疲劳乏力，食后上腹饱胀，胸背四肢清冷，夜寐不酣，腰痛，苔薄腻带黄、质紫，舌下青筋显露，脉细，目眶发青，面部暗滞。10 月 22 日检查肝功能示：ALT 198U/L，AST 90U/L，ALP 138 U /L。证属肝郁脾虚肾亏，湿热瘀毒郁结。

虎　杖 10g　垂盆草 30g　半枝莲 20g　蛇舌草 20g　败酱草 15g
甘杞子 10g　仙灵脾 10g　桑寄生 12g　生黄芪 12g　丹　皮 10g
丹　参 10g　炒子芩 10g　厚　朴 5g

7 剂

二诊（1996-11-02）：清化瘀毒，补益肝肾，药后尚平，食后感上腹饱胀尤著，疲劳、腰酸、怕冷均有好转，食纳二便正常，苔薄腻色黄、质有紫气，脉细弦。仍从肾虚邪恋，湿热瘀郁论治。

虎　杖 20g　垂盆草 30g　半枝莲 20g　蛇舌草 20g　炒　芩 10g
厚　朴 5g　片姜黄 10g　广郁金 10g　丹　参 10g　丹　皮 10g
甘杞子 10g　制黄精 12g　桑寄生 15g　青　皮 6g　陈　皮 6g

7 剂

三诊（1996-11-13）：经扶正祛邪、清化瘀毒，11月05日复查肝功能 ALT 90U/L，AST 93U/L。腹胀隐痛，疲劳不著，目胀干涩，食纳尚可，二便正常，苔黄薄腻、质红偏暗，脉细弦。守原法再进。

上方去广郁金、青陈皮、丹皮参，加柴胡 5g，香附 10g，赤芍 12g。7 剂。

四诊（1998-11-23）：两胁隐痛，胸廓间有疼痛，两目干涩，腰酸，二便尚调，足冷，苔薄、右中部光剥。

| 厚　朴 5g | 炒子芩 10g | 虎　杖 20g | 田基黄 15g | 制黄精 12g |
| 蒲公英 15g | 广郁金 10g | 丹　参 10g | 丹　皮 10g | 甘杞子 10g |

　　　　　　　　　　　　　　　　　　　　　　　　　　7 剂

五诊（1996-11-30）：胁痛不著，劳累后脘腹部偶有疼痛，两目干涩，苔薄质红，脉细弦。再予调养肝脾，清化湿热瘀毒。

醋柴胡 5g	赤　芍 12g	制香附 10g	炒子芩 10g	厚　朴 5g
虎　杖 20g	垂盆草 30g	蒲公英 15g	广郁金 10g	甘杞子 10g
制黄精 12g	川石斛 10g

　　　　　　　　　　　　　　　　　　　　　　　　　28 剂

六诊（1996-12-28）：自觉症状不多，时易感冒，二便正常，苔黄薄腻质暗，脉小弦。肝郁脾虚，湿热瘀积，正虚邪恋。

醋柴胡 5g	炒子芩 10g	枸杞子 10g	蛇舌草 20g	赤　芍 12g
虎　杖 15g	垂盆草 30g	制黄精 12g	丹　皮 10g	丹　参 10g
川石斛 12g	蒲公英 15g	广郁金 10g	青　皮 6g	陈　皮 6g

　　　　　　　　　　　　　　　　　　　　　　　　　7 剂

七诊（1997-01-08）：乙肝从肝郁脾虚肾亏、湿热瘀郁治疗，肝区不痛，两目干涩，疲劳不显，胃部胀感减而不尽，食纳尚可，苔薄黄，质暗红，脉细弦。复查肝功能各项均为正常，乙肝两对半仍为"大三阳"。正虚邪恋，肝脾不调，久病及肾。

醋柴胡 5g	虎 杖 20g	蚤 休 15g	黄 精 12g	赤 芍 12g
蛇舌草 20g	枸杞子 10g	炒子芩 10g	丹 皮 10g	丹 参 10g
垂盆草 30g	川石斛 12g	厚 朴 5g	青 皮 6g	陈 皮 6g

7剂

· **点拨** 本案治疗4月余，肝功能恢复正常，但病毒指标仍为阳性。纵观整个治疗过程，针对肝郁脾虚肾亏、湿热瘀毒郁结这一病机特点，由祛邪重于扶正，到扶正祛邪并重，在治疗过程中注重权衡虚实多寡，予以扶正，或养阴护肝，或健脾运脾，或培肾。祛邪选用了清热凉血解毒药物，如虎杖、垂盆草、半枝莲、蛇舌草、炒子芩、蒲公英、田基黄等，其中，垂盆草、五味子的降低转氨酶作用明显。结合气血双调，常用柴胡、赤芍、川朴、郁金、青皮、陈皮、香附、丹皮、丹参等，扶正药如黄芪、白术、茯苓、石斛、黄精、枸杞子、仙灵脾、桑寄生等。经治病情稳定，但应长期巩固治疗，以防反复。

· **问难** 本案正虚包括肾虚、脾虚两端，但您为何更强调肾虚？

· **解惑** 从脉案可知，脾虚指征包括纳谷不香、食后腹胀、易于感冒等，经治得以改善。肾虚虽大剂用药，但恢复缓慢，体现了"阴虚难调"的特点。肝炎出现肾虚，一般多见湿热瘀毒久羁所致，也与长期失治、误治有关。该患者年龄不足五八，肝肾已经显著亏虚，证明了邪毒消灼正气的危害性，反证了早期祛邪为主即是顾护正气之理。

· **问难**　初诊时患者有胸背清冷一症，是表明了阳气虚弱的一面吗？

· **解惑**　自然属于阳虚，因此我加用仙灵脾、枸杞子、桑寄生等温肾助阳；二诊时该症即已消失，故去辛温之仙灵脾，继续用枸杞子、桑寄生平补肝肾。

· **问难**　您在首诊时选用了黄芪，其后都未再用之，为什么？

· **解惑**　这个问题问得好！的确，对于慢性乙肝，如何使用黄芪是一个很好的话题。当然，业界已有诸多论述。一般认为黄芪能够补气升阳、固表止汗、利水消肿，对于肝病用黄芪，主要体现在黄芪的补气和利水两个方面。张锡纯曾谓黄芪能够补肝气，在我看来是有道理的。慢性肝炎由于湿热瘀毒的持续存在和长期不得不用的苦寒治法，都能够耗气伤阴，肝气虚损实际上是客观存在的，过去有人谓"肝无补法"，实际上有失偏颇。对于肝炎的治疗，我强调要以祛邪为要务，但绝对不能忽视扶正的意义。平时所谓补气其实包括补脾气和补肝气两个方面，但一般并不这样区分，四君子汤之类所补的当然是脾气，而补中益气汤则补的是肝脾之气。

　　结合药理和病理来看，慢性肝炎属于免疫性肝损伤，黄芪又能够提高机体免疫功能，因此，虚则补之，邪实则当慎之，有时应用黄芪不当造成肝功能异常增高者不在少数，这实际上是单用补法之害；黄芪固然能够补气，但又能滞气，不少患者用了黄芪腹胀加重，表明若不是气虚，补之无益。至于黄芪的利水功能，在鼓胀常用，又是另一法门。

·体悟 慢性肝炎的病因多与湿、热、毒邪郁结有关，病久阻滞气机，导致血瘀，湿热瘀毒郁结，暗耗正气，正虚包括气虚、阴虚为主，阳虚、血虚相对不多；其病位在肝胆、脾胃，日久可及肾等。随着疫毒的持续存在和患者年龄的增长，肝肾阴虚证逐渐增多，但滋补肝肾又实为难以速效。因此，强调早期祛邪，慎用温燥耗灼阴分之品，都是预防肝肾阴虚证的有效手段。依据先生经验，中晚期肝病往往虚实寒热错综复杂，治疗需要分清主次缓急，复合用药，且疗程宜长，不要轻易频繁转方。

疲倦乏力案 2
（乙型肝炎）

林某　女　18 岁　初诊日期：2002 年 4 月 12 日

初诊（2002-04-12）：2000 年 9 月发现乙肝"大三阳"，肝功异常，曾休学 1 年。现肝功能 ALT 稍高，肝区不痛，疲劳乏力，怕冷，大便偏干，晨尿色黄，苔黄薄腻质红，脉细滑。拟疏肝健脾，清化湿热瘀毒。

柴　胡 5g　赤　芍 10g　焦白术 10g　当　归 10g　茯　苓 10g
苦　参 10g　虎　杖 12g　贯　众 12g　蚤　休 12g　炒枳实 10g
炙甘草 3g　枸杞子 10g　制黄精 10g　平地木 15g

25 剂

二诊（2002-05-07）：近况平，胁痛，腹胀不适，稍有疲劳，口干，寐差，苔薄质红略暗，脉细弦。

上方加太子参10g，夜交藤20g。30剂。

三诊（2002-06-07）：月经后期10天，5天来潮，苔薄黄质偏红，脉细弦。辨证属肝郁脾虚，湿热郁滞。

醋柴胡 5g	赤 芍 10g	香 附 10g	虎 杖 15g	青 皮 6g
陈 皮 6g	苦 参 10g	平地木 20g	土茯苓 10g	丹 参 12g
太子参 10g	焦白术 10g	女贞子 10g	旱莲草 10g	夏枯草 10g

40剂

四诊（2002-07-26）：原为乙肝大三阳，肝损，最近复查肝功能正常，二对半1、5项阳性，HBV-DNA正常；自觉腹胀，大便干结，食纳稍胀，肝区稍有疼痛，苔黄薄腻质红，脉细弦。

上方加炒枳实10g，炒子芩10g，广郁金10g，改虎杖20g，丹参15g。74剂。

五诊（2002-10-08）：再复查肝功能各项仍属正常范围。两胁偶有隐疼，面部常发痤疮，腹胀，尿黄，口干唇干，夜寐多梦，经潮量少后期，鼻塞，苔黄质红，脉细弦。仍当疏泄清化。

柴 胡 6g	升 麻 5g	秦 艽 10g	片姜黄 10g	苦 参 10g
虎 杖 20g	紫 草 10g	生甘草 3g	丹 参 12g	夏枯草 10g
垂盆草 20g	制香附 10g	平地木 20g	大生地 10g	仙灵脾 10g
黄 柏 10g

此后再以上方调养3月，诸症渐平。

·点拨 首诊既有乏力、怕冷等虚寒的表现，又有便干、苔黄腻舌质红等热象，属于寒热虚实错杂之证。先予逍遥散加减疏肝健脾，枸杞子、黄精兼顾滋补肝肾，又加用虎杖、蚤休、苦参、平地木等清热燥湿解毒。二诊再加太子参、夜交藤益气和血，药后有效但未能理想。故于三诊时改用柴胡疏肝散合四君子汤为主疏肝健脾，二至丸益肾，少佐清热解毒之品，药后病证明显缓解，肝功能复常。四诊、五诊则用秦艽、虎杖、苦参、紫草、垂盆草、平地木、生地、黄柏等以清化瘀毒为主，佐仙灵脾温肾，柴胡、升麻升阳，片姜黄、香附等疏理气血，如此调治近一年，肝功保持稳定，临床证候也恢复正常。

· **问难** 晚辈感觉到这个病案比较复杂，请指教！

· **解惑** 是的，前边的分析也表明了该案证治的复杂性。慢性肝病有些证候病机往往很难从一个方面来阐释，尤当谨慎对待。如腹胀、胁痛，多属为气滞，但予疏肝理气却迟迟难能缓解，不仅要进一步分析是因虚而滞，还是郁而滞；是湿热瘀毒久羁而滞，还是肝体虚损而滞等情况。如为肝络血瘀者，则应结合理血诸法；如为肝脾气虚而滞者，则应益气为主，理气为次；若为有邪者则首当祛邪，虚实并见则祛邪还要顾正。

· **问难** 慢性肝炎转氨酶升高常为棘手，您是如何辨病选用降酶药物的？

· **解惑** 临床常用的降酶药有垂盆草、五味子、甘草等，甘草已有其提取物如强力宁、美能、甘立欣等很多制剂；垂盆草适合于湿热证，量大而无害，对于湿热内蕴者可以优先选用；五味子适合于阴虚证，对于阴虚伴有心神不安、失眠者更应选用。五味子降酶虽快，但只对谷丙转氨酶有效，对谷草转氨酶无效，并且，应用五味子应打碎再煎或研末吞服，否则五味难出，必无降酶作用。现在许多中药降酶制剂多数含有五味子，但用之不能盲目。

实际上，临床能够降酶的药物有很多种，辨证论治是降酶的基本原则，且辨证论治取得转氨酶下降后不易反跳，而上面几种辨病使用的降酶药常常容易反跳。整体调节机体免疫状态使得肝损伤趋于恢复稳态可能是辨证论治的优势所在。

· **问难**　那么，在慢性肝炎的其他方面有没有辨病用药的情况？

· **解惑**　古代中医不可能认识到有病毒性肝炎一病，但对于黄疸、胁痛、积聚、鼓胀诸病而言，多数又包含了当今的病毒性肝炎见证。在符合辨证论治要求的基础上，可以选择那些经过实验证明对降低转氨酶、降低胆红素、调节免疫功能，甚至具有抗病毒作用的中药。

例如，我常用的海金沙能够利胆退黄，适合沙石淤积者；茵陈、焦山栀、大黄退黄，适合湿热内蕴中焦者；而赤芍、虎杖、水牛角、郁金等退黄则适合瘀热相搏者。虽然贯众、蚤休、蛇舌草、叶下珠等药理证实对肝炎病毒有作用，但应结合患者虚实情况选用。

总的来说，我认为辨病用药不能盲从，尤其不能走到全是辨病论治的思路。事实证明，实验证明抗病毒有效的药物拿到临床上应用，往往未必有效，我看中医要在肝病上有所突破最终还是要回到辨证论治的路子上来。

· **体悟**　本案久病体虚，证候复杂，但患者舌质始终偏红，舌苔始终偏黄或腻，由此可见，对于慢性肝炎，湿热疫毒未尽，则其瘀热在里难消。后期瘀热，又与阴虚相伴，属湿热、瘀热、阴虚并见的情况，治疗每多棘手，疗程更长。诚如先生所言，仅从辨病选药的思路，持续应用清热解毒的苦寒药物，不仅病毒难祛，阳气易伤，正气愈亏，终致鼓胀、神昏等难治之疾。

黄疸案 1
（亚急性重型肝炎、胆道感染）

张某　女　15 岁　学生　入院日期：1996 年 2 月 27 日

初诊（1996-02-27）：以发热伴上腹不适 9 天，面目肌肤发黄、尿黄 3 天，于 1996 年 2 月 27 日入住某院。入院后体温持续升高，波动在 39.1℃～40.5℃，血象不高，经多联抗生素治疗无效。2 周后恶心、呕吐、食纳不馨加著，第 3 周出现肾区压痛、腹水、少尿。胸片、骨穿、腰穿、血培养、超声心动图等检查未发现异常。查抗—HAV·IgM 两次阳性，抗—CMV 两次阳性，HBV、HCV、HEV 均阴性；肝功能损害明显：ALT 450 U/L，AST 274 U/L，ALP 520U/L，TBIL 410.6μmol/L，DBIL 281.1μmol/L，Pt 延长。诊断：亚急性重型肝炎（甲肝病毒与巨细胞病毒重叠感染）、胆道感染、原发性腹膜炎。予保肝、降酶、退黄、抗感染等治疗，收效不满意，特请会诊。症见高热不退，面、肤、目睛黄染，口干欲饮，气急腹胀，大便干结，尿色深黄，胁下胀痛，身倦思睡；舌苔黄薄腻，舌质红绛，中部偏干少津；脉来濡数。病属疫黄（急黄）重症，治当通利腑气，利湿退黄，清热解毒，凉血活血。

柴　胡 6g　炒子芩 10g　茵　陈 20g 黑栀子 10g 广郁金 10g
白茅根 20g　赤　芍 12g　丹　皮 10g 丹　参 10g 川石斛 15g
鸡骨草 15g　垂盆草 15g　车前草 5g　大黄（后下）9g

5 剂

二诊（1996–03–03）：药后 5 天，体温渐降，尿量增多，继续调治半月后体温完全正常，黄疸显减，腹水消退。复查肝功能示：ALT 94 U/L，AST 363U/L，GGT 90 U/L，TBIL 291.9μmol/L，DBIL94.2μmol/L，A/G=0.8。上方垂盆草加至 30g，继续观察。

连服上方 70 剂，黄疸渐退，腹胀消除，唯食纳稍差。复查肝功能 ALT 10 U/L，AST 21 U/L，ALP 170 U/L，GGT 60 U/L，TBIL 12.5μmol/L，A/G=1.76，Pt 正常。遂于 5 月 14 日出院。

·点拨　本例患者，证系湿热疫毒壅盛，壅结阳明，腹实热结，热毒化火，势将入血。泻下通腑、清热利湿、解毒退黄、凉血化瘀并施，多法复合运用，使积滞得下、热毒得解、瘀热得清，有效地阻断了热毒由气入血，危重之疾，终于转危为安。

·问难　泻下通腑法是中医历来公认为治疗阳黄、急黄行之有效的重要治法之一，并以大黄为首选，常用的茵陈蒿汤堪称为治疗湿热发黄的基础方。但也有人恐大黄苦寒伤及脾胃，不敢用之。而您在本例患者治疗过程中大剂运用大黄长达 70 余天，请谈谈您用大黄退黄的经验。

·解惑　不错，重症肝炎属急黄范围，多为湿热疫毒内蕴中焦，由脾胃而熏蒸肝胆。脾湿胃热相互郁蒸，壅结阳明，腑实热结，邪毒壅滞，不得外泄，是气热传营入血的重要病理环节。其腑实热结的具体病理特点有三：一为湿热与肠中糟粕互结，表现"湿热夹滞"之候，症见便溏黏滞不爽，粪色如酱，脘痞呕恶腹满，身热不扬，舌苔黄厚腻，脉濡滑而数；二为湿热化燥，"腑实燥结"，症见便秘，或干结如栗，腹满胀痛、拒按，烦躁谵语，午后热甚，舌苔黄燥，脉滑数；三为热与血结，瘀热里结阳明，症见便秘，或便色如漆易解，腹部硬满急痛，身热夜甚，神志或清或乱，口干而不多饮，苔焦黄，舌质暗紫，脉沉实。

· **问难**　既然重症肝炎腑实热结是关键病理环节，那么临证如何使用大黄呢？

· **解惑**　古人认为大黄为"足太阳、手足阳明、手足厥阴五经血分药"，其性苦寒，能清热泻火、通下退黄、凉血解毒、化瘀止血。对重肝而言，能够发挥大黄多环节作用优势，故其应用指征不仅在于有无腑实便秘，举凡湿、热、火、瘀诸类邪毒壅盛者皆可用之，即使寒湿瘀结亦可与温化药配伍并用。临床可根据病情斟酌用量，一般多用生大黄，每日 10 ～ 20g，或从常规量递增。重症肝炎如服药困难，可用 30g 煎取 100mL，保留灌肠，一日 2 次，以畅利为度。大便溏烂，可用制大黄，每日 6 ～ 10g，连续数日后，有时大便稀溏反见好转。

　　当然，临床往往需要根据具体病证特点合理配伍，如湿热夹滞治当清热化湿，导滞缓泻，用大黄合枳实、厚朴，轻剂频下；腑实燥结则当大黄与枳实、芒硝并用，苦寒下夺，以泻实热；瘀热里结阳明，又须大黄与芒硝、桃仁、丹皮合用，或合犀角地黄汤加减，驱逐瘀热，通腑下结；若属肝胆湿热，疏泄失司，腑气传导不利，则应苦寒下夺与疏泄肝胆并施，再配柴胡、炒子芩、赤芍、半夏等；若为阴黄，阳气虚弱，则可合附子、干姜，寒热并用等。

· **问难**　您在"重症肝炎辨治述要"一文中提到"瘀热相搏证"，怎么理解？

· **解惑**　我在既往多年的临床研究中发现，重症肝炎可出现"瘀热相搏"的一系列证候，如瘀热发黄、瘀热血溢、瘀热水结、瘀热阻窍等证，可以称之为瘀热相搏证的子证。

　　首先是瘀热发黄，乃由瘀热郁于血分所致，常使得黄疸迅速加深，持续难退，病程较长，病情易于恶化、难治，与一般单纯的湿热发黄有轻重之别。其次为瘀热动血，具有血热与血瘀并见的特点，表现多个部位的出血，量多势急，血色暗红、深紫，或夹有血块，质浓而稠，或肌肤瘀斑成片，甚者易出现血脱危候。第三，若瘀热壅阻下焦，肾和膀胱气化不利、瘀阻水停，可见尿少赤涩，腹胀尿闭等"瘀热水结"证候。第四为瘀热阻窍、扰乱神明者，则多与瘀热里结阳明，腑热上冲，热毒内陷心包有关，可见烦躁、谵妄、嗜睡、神昏、痉厥等危候。

· **问难**　那么，如何治疗重症肝炎瘀热相搏的四个子证呢？

· **解惑**　这四个瘀热相搏子证，可以单一出现，也可能夹杂，甚至同时出现。我的体会是：复合出现的病情每多更为严重。

　　至于治疗方法，我是以凉血化瘀法为基本治疗大法，选方当首推《千金要方》之犀角地黄汤。该方用治伤寒及温病应发汗而不汗之，内蓄血者，及鼻衄吐血不尽，内余瘀血，面黄，大便黑等症，具有凉血止血、散瘀解毒之功，可为临床凉血散瘀基础方，但临证则酌加紫草、山栀、大黄、甘中黄、元参等。若黄疸深重，可合茵陈蒿汤加鸡骨草、田基黄等；出血量多加大黄、山栀、紫珠草、白茅根、煅人中白等；若消化道出血蓄瘀，可用大黄煎汁高位灌肠，凉血祛瘀止血；尿少便秘可合《温疫论》桃仁承气汤意，配大黄、桃仁、芒硝、枳实、猪苓、白茅根、怀牛膝等下瘀热、利小水；瘀阻神机，配合清心开窍通络之丹参、连翘、广郁金、鲜石菖蒲等，同时可用神犀丹凉血解毒。

·体悟　先生治疗重症肝炎经验老到，其中擅用大黄的原因，在于它具有通腑退黄、荡涤热毒，减少肠道有毒物质的吸收，保肝护肝，防止邪毒内陷，扭转危急之功，值得晚辈反复学习体会。至于瘀热相搏证，其血热和血瘀两种病理因素的共同参与，是构成重症肝炎瘀热相搏的病理基础，四大子证相继出现则是病情演变的一般规律，临证不可不知。早期应用凉血化瘀治法能够作为重肝的基本治法，其配伍特点是凉血与化瘀两类功效或双重作用的药物组合配方，作为辨证治疗瘀热证。

黄疸案 2
（胆囊炎、胆结石）

　　柏某　女　30 岁　初诊日期：1998 年 11 月 20 日

初诊（1998-11-20）：患者黄疸持续月余，面黄、目黄、尿黄，皮肤瘙痒，胁脊不痛，无恶心呕吐，口稍苦，大便正常；苔黄腻，质暗紫，口唇紫，脉细滑数。10月16日省人民医院B超显示：慢性胆囊炎，多发性胆结石，肝、胰未见异常；总胆红素70μmol/L，直接胆红素54μmol/L；肝功基本正常。拟从肝胆湿热郁滞，疏泄失司治疗。

茵　陈12g　熟大黄4g　金钱草25g　海金沙（包煎）15g

郁　金10g　炙鸡金10g　青　皮10g　炒枳实10g　虎　杖15g

田基黄20g　鸡骨草20g　酽酱草15g　陈胆星6g　生楂肉12g

莪　术10g

7剂

二诊（1998-11-27）：黄疸仍难消退，周身皮肤瘙痒，面色暗滞，苔淡黄腻、质紫，脉滑。病机：湿热郁阻，肝胆疏泄失司。

茵　陈15g　熟大黄4g　金钱草20g　海金沙（包煎）15g

苍　术10g　黄　柏10g　苦　参10g　地肤子20g　田基黄20g

鸡骨草20g　赤　芍15g　桃　仁10g　莪　术10g

7剂

三诊（1998-12-04）：经治疗黄疸指数下降，皮肤瘙痒减轻，尿黄转淡，大便日行，食纳知味，无胁肋疼痛；苔淡黄腻、质紫，脉细。仍当疏利肝胆，清化湿热，化瘀通络。

上方加虎杖15g，车前草12g。14剂。

四诊（1998-12-18）：黄疸基本消退，大便正常，尿色偏黄，肌肤瘙痒已止，苔黄腻、边尖偏红，脉小弦滑。疏泄肝胆，清化湿热，活血通络。上方继进，巩固疗效。

五诊（1999-01-12）：复查肝功及黄疸指数全部正常，黄疸退尽，唯肝区间有不适，苔黄腻、质暗，脉细弦。拟疏肝解郁，清化湿热，巩固善后。

·**点拨**　本例病人，黄疸与胆囊炎、胆结石并存，处方选用清利肝胆湿热以排石，兼顾化瘀通络之剂。方以茵陈、大黄清泄湿热而退黄；金钱草、海金沙、鸡内金、郁金以清热利湿，化瘀理气，消炎化石；更加青皮、枳实、虎杖清肝理气而解郁；田基黄、鸡骨草、酢酱草清热解毒以退黄；胆星清胆热而引经，山楂、莪术化瘀滞而消食。二诊时，根据患者症状体征，方药中加入燥湿止痒之品，并加大活血化瘀之药比例，服药月余，竟获佳效。

·**问难**　本例黄疸，选用了大量清利肝胆湿热药物，是针对胆囊炎、胆结石的吗？

·**解惑**　黄疸多数属于湿热蕴阻中焦，但有肝胆湿热和脾胃湿热偏重的不同。本例患者纳谷基本正常，无恶心呕吐，大便也为正常，可见脾胃功能尚属良好；胁肋不痛，但口苦、苔黄腻质紫，脉弦滑，皮肤瘙痒明显，结合理化检查，辨证结合辨病，判断为病在胆腑为主，属肝胆湿热所致，治疗理当重在清利肝胆为主，如茵陈、大黄、海金沙、金钱草、田鸡黄等，佐化瘀通络之品，如赤芍、桃仁、莪术等。

·**问难**　一般黄疸，很少用到胆星，该案选用胆星的目的是什么？

·**解惑**　是的，该例黄疸患者选用胆星，具有清化胆腑痰热之功，且能引诸药入经，实为佐使之用。

· **体悟**　本例患者，以黄疸为主症，而原因未明（虽有结石但无阻塞征象），肝功谷丙、谷草转氨酶亦在正常范围，故西医治疗"无从下手"，患者曾住省人民医院近一月，无对症治疗之法，故求治于中医。根据中医理论，黄疸多由于湿热郁蒸，肝胆疏泄失司，胆汁外泄所致，清利湿热、疏泄肝胆是治疗常法。

黄疸、癥积、鼓胀并见案
（肝硬化、胆囊炎）

　　马某　女　50 岁　初诊日期：2006 年 9 月 6 日

　　初诊（2006-09-06）：黄疸持续一年余，久治不愈，时有消长，先后住院 3 次，南京八一医院诊断：自身免疫性肝病，胆囊炎。曾在吉林大学一附院诊断为：肝硬化，脾亢，胆囊炎。目前症见目黄，肤黄，尿黄，肌肤瘙痒，腹胀腹痛，食少不运，大便不畅、呈糊状夹有不消化物，偶有恶心，口干苦，腹部胀急膨满，上腹稍有隆起，查有腹水。舌苔中后部黄腻、质暗红，脉细滑。曾查多项病毒指标阴性，甲胎蛋白 14.84μg/L（2006-08-11）。近日查肝功能：AST 238.5U/L，ALT 103.4U/L，AKP 137.5U/L，GLB 44.9g/L，TBIL 346.4μmol/L，DBIL 230μmol/L，IBIL 116.4μmol/L。CT 报告：①肝硬化，脾大，腹水；②肝实质密度不均，肝右叶下部限局性外膨及肝右叶低密度；③胆囊炎。证属湿热瘀毒久郁，肝脾两伤，气滞水停。

熟大黄 5g　　茵　陈 20g　黑山栀 10g　厚　朴 5g　　炒枳实 15g

秦　艽 10g　稀莶草 15g　马鞭草 15g　桃　仁 10g　莪　术 10g

猪　苓 15g　茯　苓 15g　鸡骨草 15g　金钱草 20g　炙鸡金 10g

藿　香 10g　苏　叶 10g　青　皮 6g　　陈　皮 6g　　竹　茹 6g

黄　连 3g　　炒六曲 10g　砂仁（后下）3g

水红花子 15g　　　　　晚蚕砂（包煎）12g

海金沙（包煎）15g　　沉香（后下）5g

另：陈葫芦瓢（煎汤代水）30g

7 剂

二诊（2006-09-13）：药后自觉大便能畅，腹胀较轻，欲食而餐后不运，肌肤瘙痒，尿意不畅、量少、色深黄，口干稍轻，面目黄染较前大减，腹胀有水，下肢肿；苔薄黄腻、质红略暗，脉细兼滑。治守原法。

上方加泽兰泻各 15g，车前子（包）12g，地肤子 15g，苦参 6g，大腹皮 12g。7 剂。

三诊（2006-09-20）：大便能畅，排尿增多，尿黄，腹胀减轻，皮肤瘙痒好转，知饥而厌食，手指有时拘急，不抖，口干亦轻，面目黄染较前又有减轻，下肢浮肿稍减；苔黄，质红偏暗，脉细。

上方加田基黄 20g，地骷髅 15g。7 剂。

四诊（2006-09-29）：黄疸有减，腹部胀，皮肤瘙痒不显，尿少不畅，大便通畅，口唇干裂。苔黄中后部腻，质暗红有裂，脉濡滑。复查肝功：ALT 167.5U/L，AST 383.9U/L，ALB 30.8g/L，GLB 42.2g/L，DBIL 112.8μmol/L，IBIL 67.9μmol/L。

初诊方改晚蚕砂（包煎）15g；加泽兰泻各 15g，垂盆草 30g，炒莱菔子 15g，大腹皮 12g，车前子（包煎）12g，煨草果 3g，苦参 9g，地肤子 15g，田基黄 20g。7 剂。

· **点拨**　该例患者病情颇为复杂，且是慢性肝病发展到终末期阶段，病情较重。方药用茵陈蒿汤加鸡骨草、金钱草、海金沙、鸡内金清热化湿，利胆退黄；合小承气汤通腑泄热，使湿热瘀毒之邪从大便而解；加用马鞭草、桃仁、水红花子、莪术化瘀利水，活血消癥；用猪茯苓、晚蚕砂、沉香、陈葫芦瓢行气泄浊，淡渗利水，即所谓"治湿不利小便，非其治也"；黄连、藿苏叶、青陈皮、竹茹、炒六曲、砂仁芳香化湿，和胃降逆。药后面目黄染较前大减，大便能畅，腹胀较轻，表明药已奏效，加用泽兰泻、车前子活血利水；合地肤子、苦参清热利湿；大腹皮下气宽中行水。三诊、四诊患者黄疸又有减轻，临床症状亦有较多缓解，复查黄疸指标已有下降，故治守前法再进。

· **问难**　本例属于难治性重症黄疸，且与癥积、鼓胀并见，极易并发神昏（肝性脑病）、癃闭（肝肾综合征）、血证（消化道出血）等而危殆不治，能否称为"病入膏肓"？

· **解惑**　是的，这类病人虽"病入膏肓"，但中医也未必无技可施，倘若辨证治疗得法，仍可望带病延年。患者黄疸、积聚、鼓胀并见，大虚大实，病机错综复杂，故治之尤为棘手。初诊时，我治疗的思路是先从标实着手，多法复合运用，取得了较为明显的退黄效果，表明急则治标的重要性，为后续治疗及调养肝脾创造了条件。

· **问难**　这类患者的黄疸、积聚病程已久，如何预后判断？

· **解惑**　张仲景曰："黄疸之病，当以十八日为期，治之十日以上瘥，反剧为难治。"此例患者黄疸已持续一年余，久治不愈，时有消长，可见非一般湿热所致，而为瘀热郁于血分。经治虽取得初步疗效，但总的说来，患者预后难能满意，医者不可不知。

· **问难**　一般治疗黄疸，很少见到用晚蚕砂的，您在这里用意如何？

· **解惑**　晚蚕砂味辛甘而温，功在除湿化浊，既往常用于风湿痹痛、湿温身痛、霍乱转筋等证。本案湿热瘀毒内蕴，苦寒辛药自然为主导，但祛湿浊当用温，如若一派苦寒，则易湿浊停聚加重，不利于邪气消退。此外，毕竟患者久病，阳气易衰。因此，我不仅选用晚蚕砂，还加用草果、砂仁、沉香等，属于寒温并用之意。

· **问难**　本案采用多法并用，复合组方，请您谈谈关于复法组方的思路。

· **解惑**　这个患者病情复杂，病情重，除了湿热瘀阻水停的实证表现外，还有风痰、湿浊、气滞等病理因素存在，更有因实致虚，伤肝损脾，土败木贼等虚象显露。显然，因邪气正盛，标实为主要矛盾。本虚方面，虽然肝肾阴虚或脾肾阳虚、气血亏虚等证候表现不多，但实际上是客观存在的，治疗上要先治其标。

　　在我看来，所谓"复法大方"绝对不能看作是杂乱无章的大剂量、众多药物的随意累加，而是同样需要君臣佐使、"有章有法"。本案集清热利湿、凉血化瘀、利水渗湿、芳香化浊、祛风化痰、清化肝胆、和胃降逆、泻下、理气等于一方，实在是因病情复杂不得已而为之，但主次有别。

·体悟 自身免疫性肝病是机体自身免疫反应过度造成肝组织损伤，出现肝功能异常及相应症状、体征的一组疾病，西医治疗主要以抑制免疫反应，保肝利胆为主，但至肝硬化阶段，不仅疗效不明显，各种药物的不良反应也明显加重。根据其病证表现，属于中医黄疸（阳黄）、癥积、鼓胀范畴。先生喜用复法治疗顽疾的经验，本例具有一定代表性。

综观先生的整个治疗过程，通过芳化、苦燥、淡渗、通腑，上下前后分消以治湿，湿化则热孤；同时配以清热化瘀，使黄疸迅速减轻，腹水消减，病情得以缓解，显示了多法复合应用的优势。同时也表明了中医治病，最终还是要回到辨证论治思路上来，看到病毒就解毒、看到免疫就调免疫、看到转氨酶增高就一味降酶等单纯依靠辨病论治的思路是不足取的。

鼓胀案
（肝硬化腹水）

黄某　女　58 岁　初诊日期：2006 年 9 月 8 日

初诊（2006-09-08）：1992 年因子宫肌瘤手术输血而感染丙肝，1997 年开始发现有肝功异常，西医曾予注射干扰素 3 个月未见效果。目前患者肝区胁肋胀痛，脾区亦有胀感，腹胀不和，食纳尚可，口稍干，尿黄，大便尚调，苔薄黄腻质暗红，脉小弦滑。近复查肝功能：ALT 48U/L，AST 66U/L，TBIL 19.2μmol/L，球蛋白32.8g/L；HCV—RNA：1.6×10^6 拷贝/mL；血常规：WBC 3.1×10^9/L，RBC 3.3×10^{12}/L，PLT 59×10^9/L。B超示：肝硬化腹水，胆囊炎，胆囊息肉，脾肿大。中医辨证属肝肾阴虚，湿热瘀阻。

北沙参10g　大麦冬10g　枸杞子10g　生　地12g　丹　参12g
茵　陈12g　老鹳草15g　炙女贞10g　旱莲草10g　太子参10g
焦白术10g　茯　苓10g　炙甘草3g　制香附10g　广郁金10g
青　皮6g　陈　皮6g　白茅根15g　楮实子10g　炙鸡金10g
炙鳖甲（先煎）12g

7剂。

二诊（2006-09-15）：肝区隐疼，胃胀隐疼，平卧后腹中气体走窜，矢气不多，小便不畅，大便尚调，晨起咯痰有血丝，苔黄质暗，口唇暗，脉小弦滑。

上方加地锦草15g，猪苓15g，泽泻15g，路路通10g，沉香（后下）3g。7剂。

三诊（2006-09-22）：药后脘腹不痛，胀感减轻，但小便较烫，大便稀溏，腿软无力，苔黄质暗红，脉小弦。

上方加焦楂曲（各）10g，仙鹤草12g。7剂。

四诊（2006-9-29）：脘腹痛胀未发，肝区稍胀，周来潮热，烘热阵发，出汗，入睡难，大便偶溏，小便已畅，苔黄质暗红，脉细弦。复查B超报告：肝硬化，胆囊炎，脾肿大，未见腹水。

初诊方加功劳叶10g，地骨皮10g，地锦草12g，夜交藤20g，路路通10g，泽泻12g。7剂。

以后在此基础上调治半年余，诸症不显，病情稳定。十年后偶遇，已完全康复，生活如常。

· **点拨**　本例患者感染丙肝多年，反复发作，演变为癥积、鼓胀，湿热瘀结不化，肝阴耗伤，病渐及肾，辨证当属"阴虚鼓胀"。其病机特点是湿热疫毒未尽，同时肝肾、脾胃虚损，且水湿、瘀血日渐加重。本案采用滋养肝肾为主，健脾理气、清利湿热、软坚诸法并用。方宗一贯煎、四君子汤、二至丸等方加味。其中，鳖甲、沙参、麦冬、枸杞子、女贞子、旱莲草、生地、楮实子等以滋阴软坚；茵陈、茅根、老鹳草清热利湿；丹参、郁金等凉血化瘀；参、术、苓、草、青陈皮、香附等能健脾益气、疏畅气机。二诊症状即见减轻，加用猪苓、泽泻利湿，并配路路通、沉香行气除湿，利水消肿。再经三诊、四诊后鼓胀即除，病情趋于稳定。

· **问难**　这个患者感染丙肝已经 10 多年了，且反复发作，目前胁痛、黄疸、积聚、鼓胀并见，寒热虚实都存在，证候复杂，实属难治之疾。本人对此常常不知所措。您是如何抓住病机关键的？

· **解惑**　患者除 B 超证实有腹水外，又有脘腹、胁肋胀痛诸多症状，结合苔脉，我辨证以"肝肾阴虚"为主，也就是临床常讲的"阴虚鼓胀"，尽管肝肾阴虚证候表现并不多，但要考虑邪实正虚错杂之际，正虚指征未必尽现的一面。

· **问难**　既然辨证属肝肾阴液亏虚为主，但又有湿热瘀阻水停，属虚实错杂，此时如若养阴则易碍湿，如若燥湿又易伤阴，治疗颇为棘手。临证应如何处理？

· **解惑**　肝肾阴虚是基础，气滞水停血瘀是标实，在治疗用药方面互相矛盾，故较难治。滋阴、利水虽属其基本治疗大法，但治疗的主次关系，又当因人而异，不能一概而论。此外，水停必然滞气，肝伤必然损脾，故组方同时参以行气利水、补脾养肝之品。

· **问难**　"急则治标，缓则治本"是中医治病的基本治则，于鼓胀尤宜，但临床较难把握，本案标实为急否？

· **解惑**　本例肝硬化腹水鼓胀患者，虽属本虚标实之证，但是还应结合具体证候来看。既然本案患者，目前腹胀但"饮食尚可"，就可以断定其标实并不甚急，这就给围绕肝肾阴虚治疗带来了机会，应以滋养肝肾治本为主，通过匡正以祛邪。事实证明起初的判断是正确的，最后收到了较好的利水消胀效果。

· **问难**　您在二诊、三诊时加用沉香、路路通，到了第四诊为何不再用沉香？

· **解惑**　对于鼓胀腹胀一症，我常加沉香和路路通等药，但经过调治，此时患者湿热水结标实之征已不显著，而以潮热，烘热等阴虚内热证候凸现，故减用利尿之品，且不用沉香者，以其偏于辛香之故。此型当时时顾及阴虚之本，起初用沉香等药，实为治标权宜之计，一旦标缓，则应撤去或减量应用，且加用功劳叶、地骨皮、地锦草等清虚热之品善后，以收全功。

· **问难**　三诊时脘腹已无痛感，但并出现小便较烫，原因是什么？

· **解惑**　鼓胀本属气血水互结，但往往夹有湿热、瘀热、肝风等病理因素为患，尿有热感属湿热、瘀热下注之象，所以，我在二诊基础上再加仙鹤草、地锦草以加强清化瘀热之力，药后即见症减。

· **体悟**　此例为丙型肝炎后肝硬化，出现腹水和脾功能亢进。丙肝患者，肝区脘腹痛胀多年，服药20余剂即基本缓解。于标本虚实错杂之中，抓住阴虚为本，使整个用药过程，治标治本，层次分明，有章有法，步步为营，足见先生对标本先后主次处理的灵活性。

头痛案 1
（低颅压综合征）

　　王某　女　30岁　护士　初诊日期：2001年5月2日

　　初诊（2001-05-02）：反复发作性头痛5月余。患者既往体健，5个月前无明显诱因而突发剧烈头痛，伴头昏、烦躁、恶心欲呕。南京市脑科医院检查确诊为：原发性低颅压综合征（当时脑脊液压力为20mmH2O）；予补液治疗后暂获缓解，但仍反复发作，影响工作。刻下症见：头痛较剧，睡后缓解，起立加剧，以后头痛明显，头部有重压感；伴有头昏、颈僵、耳鸣、怕冷、出冷汗、纳差、大便不成形、口干苦黏、舌苔腻色黄、脉细滑。辨证为气虚清阳不升，痰浊上蒙，以补中益气汤加味。

潞党参 12g　生黄芪 15g　炒苍术 10g　白　术 10g　炙甘草 3g
石菖蒲 10g　法半夏 10g　葛　根 15g　陈　皮 10g　当　归 10g
炒山药 10g　炙黄精 10g　苦丁茶 10g　砂仁（后入）3g
炮　姜 3g

7 剂

二诊（2001-05-04）：上方只服药 1 剂后，自觉背部有火辣感、烦躁、恶心加重，时时欲呕，头胀不痛，有紧张感，手足出汗。

上方加黄连 3g。7 剂

三诊（2001-05-10）：头痛明显缓解，晨起头昏不清、眼花，烦躁减轻，食纳改善，左耳听力不佳，有搏动感，寐差，苔薄黄腻，脉细滑。仍当益气升清。

上方加白蒺藜 10g，夜交藤 15g。14 剂。

四诊（2001-05-25）：近半月来头痛发作次数明显减少，前日起床时发病，从颈部至腰脊火辣不适，头昏胀不清，有晕感但不痛；易汗，稍烦躁，口干苦，苔薄黄腻、质红，脉细。证属气虚清阳不升，内风夹痰上扰，转从化痰息风平肝法为主，方用半夏白术天麻汤加味。

天　麻 10g　焦白术 15g　半　夏 10g　茯　苓 10g　陈　皮 6g
黄　连 4g　葛　根 15g　苦丁茶 10g　当　归 10g　制黄精 12g
石菖蒲 10g　夜交藤 20g　白蒺藜 12g

14 剂

五诊（2001-06-11）：头昏痛基本缓解，巅顶有重胀感，背后火辣，口苦减轻，心慌不显，大便溏烂，舌质暗红，苔淡黄腻，脉细滑。

上方加炒怀山药 15g，片姜黄 10g，枸杞子 10g。14 剂。

六诊（2001-06-25）：服 14 剂后，诸症基本消失，精神转振，食纳较佳。原方巩固。

· 点拨　内伤头痛的常见证型为肝阳头痛、肾虚头痛、血虚头痛、痰浊头痛和瘀血头痛，但临床单纯证型的头痛较少见，而常表现为虚实夹杂。本案患者初诊时见头痛剧烈、头昏重、颈僵、恶心欲呕、口干苦黏、苔黄腻、脉细滑，易误诊为痰浊郁久化热型头痛，但细加审辨，患者头痛表现为平卧则减，起立加剧，此为虚证头痛的典型特点。但又当与肾虚头痛和血虚头痛相鉴别，肾虚头痛多为空痛，血虚头痛多为晕痛，且这两种头痛与体位并无明显相关性。再进一步追问病史，患者诉有怕冷、出冷汗、纳差便溏之症，结合头为清阳之府及头痛的典型特点，故辨证为气虚清阳不升、痰浊蒙闭清窍，治以益气升阳为主，兼以化痰清热之法，拟补中益气汤加味。方中潞党参、生黄芪、白术、炙甘草、当归益气升阳养血；葛根升阳解肌止痛；半夏、陈皮、砂仁、石菖蒲化痰泄浊醒脾；苦丁茶清利头目；怀山药、黄精助黄芪养阴益气；稍佐炮姜微温之品，助阳气之升腾。

患者服药 1 剂后，后背出现火辣感且烦躁紧张，乃郁火之象，遂加黄连 3g 以清泄郁热，头痛明显缓解，服药 6 剂后，症已不显。

· 问难　先生，本案患者辨证为气虚清阳不升、痰浊蒙闭之头痛，治疗时为何加用黄连？

· 解惑　黄连清湿热、泻心火，用于方中似乎不妥，但与炮姜配合运用，便为苦降辛通法。分析症状，初诊投黄芪、党参等甘厚益气之品，患者出现背部火辣感、恶心欲吐、烦躁紧张，乃痰郁化火、郁热内盛之象，故加用黄连清泄郁火。黄连配炮姜，既能泄降痰浊郁热，又能通阳利气，使邪降气升。而原方中一味苦丁茶尚显清泄之力不足。

· **问难**　本案从四诊开始，辨证仍属气虚清阳不升，但为何不用补中益气汤而转用半夏白术天麻汤为主治疗？

· **解惑**　经过益气升清法为主治疗后，患者头痛发作次数明显减少，说明清阳已升，但风痰上扰之象明显，如头昏不清、心烦、口干苦，故当转平肝息风，化痰清热法，急则治其标。

· **体悟**

　　1. 头痛与体位有关多为气虚清阳不升的典型特点，中气不足之患者，站立时中气难升巅顶故头痛加剧，并可伴有头痛绵绵、遇劳则甚，以及体倦无力、畏寒、脉细等。因气虚清阳不升者可用补气升阳法，药用黄芪、党参、白术、川芎、升麻、柴胡等，但临床单纯气虚者较少见，辨证时应排除实证后，方可用之。

　　2. 辨病与辨证相结合，为低颅压综合征从气虚清阳不升治疗提供了思路。

　　3. 苦辛通降法多用于治疗胃肠系统疾病，如胃痛胀满等，本案应用于头痛的治疗，说明只要辨证准确，同样有效。

　　4. 本案头痛，为气虚清阳不升之本虚与痰浊上蒙、风阳上扰之标实相兼夹，初起以本虚为急，后期以标实为重。治疗当权衡主次，法随证转。

头痛案 2
（三叉神经痛）

潘某　男　81 岁　初诊日期：2002 年 7 月 1 日

初诊（2002-07-01）：有三叉神经痛病史 4 年，时作时止，服止痛西药已无效，痛苦异常。近半月再作，痛在右侧头角、目眶四周，面部肌肉有跳痛感，或如触电，稍有麻木，耳聋失聪已久，大便尚调，口干多饮；测血压 120/80mmHg；舌苔淡黄腻，舌质淡紫，寸口脉弦滑。此乃寒凝热郁，风火上炎，痰瘀阻络所致。治拟温经通络，祛风化痰，清泄肝火法。

制附子 10g　制南星 15g　制全蝎 6g　制川乌 5g　制草乌 5g
细　辛 5g　龙胆草 10g　川　芎 15g　白　芷 10g　炒玄胡 15g
炙僵蚕 10g　苦丁茶 15g　玄　参 15g　生石膏（先煎）30g

7 剂

二诊（2002-07-08）：头面疼痛稍减，下颌部位痛感较剧，心慌心悸，两耳鸣声如潮，口干苦，舌苔厚腻、底白罩黄，舌质淡紫，脉细滑。继予温清复法治疗。

上方加灵磁石（先煎）25g，葛根 15g，丹参 15g。7 剂。

三诊（2002-07-15）：右侧头角、目眶疼痛减轻，下颌部位麻木，口稍干，舌苔薄黄腻，舌质暗紫，脉弦滑。

初诊方加葛根 15g，川石斛 12g，天麻 10g。7 剂。

四诊（2002-10-21）：服上方后，三叉神经痛缓解而停药近 2

月。近来三叉神经痛又见发作加重，咽喉发炎疼痛，咳嗽多痰，口干，舌苔中部黄腻，舌质偏红，脉弦滑。证属风火上炎，痰瘀阻络，寒凝热郁。

初诊方加知母10g。14剂。

五诊（2002-11-04）：右侧颜面肌肉仍有抽痛、麻木、酸痛，部位不定，手麻，怕冷，食少，舌苔黄浊腻，舌体胖大有齿印，脉小弦滑。

上方去知母、炒延胡。14剂。

六诊（2002-11-18）：右侧头角颜面疼痛经治基本缓解，舌苔中后部腻，舌质偏红，脉弦。继用上方巩固治疗。

· **点拨**　本案三叉神经痛反复发作4年，头面疼痛剧烈，呈跳痛或触电样，伴口干多饮，是为肝经郁热，风火上炎；舌质淡，提示寒凝，实为寒凝热郁之寒热错杂证。颜面麻木，是为痰凝；久病疼痛入络，且见舌质紫，是为血瘀，故本案同时存在痰瘀阻络之病机。治疗采用复合大法，温经通络，祛风化痰，清肝泻火。

· **问难**　本案三叉神经痛辨证为寒凝热郁，而寒凝的表现并不明显，先生采用温清复法治疗，是否还有其他特殊意义？

· **解惑**　本案病机以风火上炎，风痰瘀阻为主，故治疗重以清泄肝火，祛风化痰，化瘀通络。方中用制川草乌、细辛之辛热药与生石膏、龙胆草、苦丁茶等清热药组成温清复法，并非取决于其临床表现有寒凝之象，而是根据三叉神经痛痛势剧烈，多为风痰沉寒痼冷，导致清阳不展所致，故用温药以温通辛散。

·**体悟** 三叉神经痛是面部三叉神经分布区内反复发作的剧烈疼痛，属于中医学"面痛""头痛""偏头风"等范畴，发病多呈暴发，痛势剧烈，或左或右，痛止如常人。温清合法是先生治疗三叉神经痛采用的常法。不通则痛，通则不痛，病久入络，顽疾多痰，风痰瘀阻清空，沉寒痼冷不去，导致清阳不展，往往是造成三叉神经痛的一个主要因素，通过温经发散，可使清阳舒展，络脉通畅。常用的温经药有细辛、白附子、川乌、草乌、白芷等。肝经风火上炎，或风火痰浊上扰是三叉神经痛的主要病理因素，故疼痛性质多呈跳痛或触电样，治疗宜清泄，选方芎芷石膏汤加龙胆草、苦丁茶等，与温法并用，遏制其温燥伤津之弊。

头痛案 3
（颅内炎性肉芽肿）

陆某　男　1969 年生人

第一阶段诊疗：

初诊：2006 年 5 月 29 日

2005 年 11 月初出现复视，2 个月后出现头痛、恶心、呕吐、饮水量多，先后在多家医院检查，上海五官科医院活检病理提示：颅内慢性炎性肉芽肿，并行手术治疗，病灶未能完全切除，后遗左目失明。转而求治于上海华山医院，先后多次行头颅 MRI 检查提示：双侧海绵窦及鞍区异常性号，符合双侧海绵窦炎。曾使用多种抗生素及激素治疗无效，病情逐渐加重，出现双目失明，左耳失聪，右耳听力下降，血压升高。

就诊时头额疼痛，恶心，饥不欲食，手足心热，夜晚出汗，尿黄，口不渴，大小便尚调，面黄不华，两侧瞳孔扩大；舌苔淡黄，舌质紫有瘀斑，舌体右歪；脉细弱。病机当属风痰瘀阻，上扰清空，肝肾亏虚，清阳失用。治以祛风化痰散瘀为主，兼以滋肾养肝。

天　麻 10g　川　芎 10g　葛　根 15g　制白附子 10g

炙僵蚕 10g　制南星 10g　炙全蝎 6g　白毛夏枯草 10g

露蜂房 10g　石菖蒲 10g　川石斛 10g　枸杞子 10g　泽　漆 15g

海　藻 10g　白　薇 15g　天花粉 10g　炮山甲（先煎）9g

炙蜈蚣 4 条　法半夏 10g　陈　皮 6g　泽兰泻各 15g

炒六曲 10g

21 剂

水煎服，早晚各一次温服。

二诊（2006-06-19）：

头额疼痛有所减轻，汗出减少，手足心热亦减，口中渗水，开始进食仍有恶心，尿黄；舌苔薄黄腻，舌质暗红，脉细弱。药用原方去川石斛，改川芎 15g，制南星 15g，加熟大黄 6g，桃仁 10g，制川草乌各 6g。14 剂。

三诊（2006-07-03）：近来头痛基本缓解，但有昏胀不舒，开始进餐呕吐反出，然后方能进食，干咳咽痒，夜晚流涎，寐差，大便 2 日一行；舌苔薄黄腻，舌质暗红，脉细。药用原方去石斛，改川芎 15g，制南星 15g，法半夏 15g，加熟大黄 6g，桃仁 10g，蔓荆子 10g，制川草乌各 6g，龙胆草 5g。18 剂。

四诊（2006-07-20）：近来头痛持续不休，痛甚呕吐，大便细小，日1～2次，不多，量少色黄，双目失明，寐差；左耳失聪，右耳听力改善；怕冷，三伏需穿羊毛衫；舌苔薄黄腻，舌质暗，脉沉细。仍从风痰瘀阻，清阳失用治疗，寒温并用，升降同调。药用：

制南星15g 炙僵蚕10g 炙全蝎6g 制白附子10g

炙蜈蚣3条 细　辛4g 川　芎15g 制川草乌各6g

石菖蒲10g 露蜂房10g 桃　仁10g 熟大黄6g

竹　茹6g 代赭石20g 炮山甲（先煎）10g

泽　漆15g 葛　根15g 鹿角片（先煎）10g

陈　皮6g 生黄芪20g 泽兰泻各15g

18剂

五诊（2006-08-07）：近旬来头痛逐渐缓解，夜晚进餐后恶心欲吐，寐差，大便偏干，2～3日一行，睡眠中口中流涎；舌苔黄腻，舌质暗，脉细。药用前原方改熟大黄9g，加炒牛蒡子25g，炒玄胡15g，去鹿角片。10剂。

第二阶段诊疗：

初诊：2012年9月13日　46岁

主诉：前诊药后头痛缓解至今6年。今年9月6日起头痛又作，痛在右侧头角，连及颜面牙齿，两目发胀，听力不灵，右腿稍麻。舌苔淡黄薄腻，舌质暗，脉细。病机当属风痰瘀阻，清阳不用。仍先予治标以缓急。药用：

天　麻10g 川　芎15g 葛　根15g 蔓荆子10g 夏枯草15g

白　芷10g 炙全蝎5g 制南星12g 炙蜈蚣3条 炙僵蚕10g

生黄芪15g 白蒺藜10g 苦丁茶10g 制白附子10g

21剂

二诊（2012-09-07）：药后头痛减轻，但尚难稳定，21日又见剧痛1次，两目发胀，寐差，彻夜不睡。药用前原方加蝉衣5g，赤芍10g，夜交藤20g，改制白附子12g。45剂。

三诊（2012-11-01）：最近失眠，自用枣仁泡茶饮水后，诱发头痛，3日不解，停药后痛平。刻下：彻夜难寐，头部不舒，大便有不尽感，口不干；舌苔黄薄腻，脉细。药用2012-09-13方去黄芪，加夜交藤20g，柏子仁10g，知母10g，牡蛎25g（先煎）、泽泻12g。35剂。

四诊（2012-02-06）：头痛缓解，右头角侧卧有压痛，睡眠仍不佳，大便费力难尽；舌苔黄薄腻，舌质暗红有裂，脉细。药用2012-09-13方去黄芪，改制白附子15g，制南星15g，加熟大黄6g，细辛4g，制川乌6g，制草乌5g，夜交藤25g。28剂。

药后头痛2年未发。

第三阶段诊疗：

初诊：2014年11月27日45岁

主诉：前诊药后头痛缓解至今2年。此次因头痛再发1月就诊。左侧偏半头痛，头额颜面麻木，夜难入寐。舌苔黄腻，少津多裂，舌质暗，脉细。病机归纳为风痰瘀阻，清阳失用，肝肾下虚。继续先从标治。药用：

炙僵蚕10g	制南星15g	炙全蝎6g	细 辛4g	川 芎15g
葛 根15g	川石斛10g	法半夏10g	炙蜈蚣3条	熟大黄6g
制白附子15g	制川草乌各5g			

14剂

二诊（2014-12-11）：头痛不减，诱致呕吐，痛在头额、右颊、后脑，右目无力睁开；舌苔淡黄薄腻，舌质暗紫有裂，脉细兼滑。

病机为风痰上扰，瘀阻清空。药用 2014-11-27 方去川石斛，改炙僵蚕 15g，法半夏 12g，细辛 5g，加天麻 10g，夏枯草 15g，白芷 10g，生石膏 20g（先煎）、苦丁茶 10g。14 剂。

三诊（2014-12-25）：上方药服 7 天，头痛方平，右侧头角眉棱稍有麻感，右目似有蚁行感，二便正常，口不干，寐差；舌苔黄薄腻，舌质暗红，脉细；血压偏高。药用 2014-12-11 方加野菊花 15g，罗布麻叶 30g，泽兰泻（各）12g，川牛膝 12g。14 剂。

药后头痛继续缓解，停药至今。

·点拨 患者为颅内慢性炎性肉芽肿，是一种慢性炎症形成的结节状病灶，病因主要有绿脓杆菌、结核菌、寄生虫、霉菌及其他颅内非特异性感染。经手术治疗亦未能全部切除根治，后遗头痛、左目失明、失聪等症，故转而寻求中医治疗。在我处前后治疗病程长达近 10 年之久，期间经历三次反复。遵循中医理论指导，均按"风痰瘀阻，肝肾亏虚，清阳失用"为主治疗，三个阶段均获效，体现了中医辨证论治的可重复性，可为中医药循证医学提供可靠的依据。

·问难 根据患者临床表现，当属中医"头痛"范畴。头痛是临床常见病证，其病因复杂，内伤头痛每多涉及西医颅内、颅外多种病变。请问先生，您在辨治脑瘤的常用基础方和具体用药上有哪些经验？

·解惑 我在研究古人治疗顽固性头痛的过程中，除了常用经方、时方外，还逐渐对大芎丸（《圣济总录》）、牵正散（《杨氏家藏方》)、白薇煎（《春脚集》）等产生较大的兴趣，旨在祛风、化痰、行瘀并治。在此基础上合制南星、白毛夏枯草、露蜂房、葛根、石菖蒲、泽漆、海藻、炙蜈蚣祛风止痛、化痰开窍；配伍石斛、枸杞子、天花粉养阴。之所以选择白薇煎合泽泻，旨在行血络、通瘀透邪，兼以利水、控制颅内压、减轻脑水肿。若内有郁热，手足心热，则加熟大黄、桃仁清热泻火除烦；若清阳不用，加生黄芪、苦丁茶、蔓荆子等益气升清、清利头目；如阴阳失交，睡眠欠佳，加夜交藤、柏子仁、知母交通阴阳、养心安神、泻火除烦；如肝阳上扰清空，血压高，加野菊花、罗布麻叶、泽兰泻、川牛膝平肝泻火降压。

· **问难**　从整个治疗过程中，我们深感您在处理常法与变法方面非常娴熟，请您介绍一下经验。

· **解惑**　对于病机复杂的难治性疾病，单一治法或常法往往不效，应学会应采用变法。本案在祛风、化痰、散瘀的基础上，通过寒热并用、升降结合，使壅塞之气血恢复流通，通则不痛。如第一阶段的第四诊时，患者出现病情反复，及时转方，常法基础上加用辛热燥烈之川草乌、细辛，以及咸温之鹿角片和苦寒之大黄寒温并用；在第三阶段诊疗的初诊治疗后头痛不减，二诊加予以辛甘大寒之石膏，苦寒之大黄，与制川草乌、细辛等药物温清并用，寒热同调。同时，通过调节脏腑气机之升降，调理气血，也可增强疗效。如大黄苦燥趋下，川牛膝引血下行，川芎辛温升散、上行头目，升降并用，则气血调和，止痛效佳。

·**体悟** 一般而言，"急则治标，缓则治本"是中医的基本治则。但如何把握标本缓急主次，则全在医者之临床体悟。我们以病理因素为纲辨治急难疑重症，"治标重于治本""祛邪即寓扶正之意"，从另一个角度阐释了标与本的关系。本案虽为慢性久病，其本在肝肾，但病变在脑窍，每次就诊均以标实之头痛为急，故当以治标为主，兼顾其本。

眩晕案 1

胡某 女 58岁 初诊日期：1998年2月18日

初诊（1998-02-18）：患者眩晕数载，经常发作。两月前突发耳鸣，听力下降，头晕耳鸣，颈强，烦躁，口干口苦，腰酸，常有尿频尿急，大便溏烂；苔黄腻，质暗，脉细弦滑。肾虚肝旺，内风上扰。治当滋养肝肾，息风降火。

天 麻10g 枸杞子10g 楮实子10g 桑寄生15g 川石斛10g
潼蒺藜10g 白蒺藜10g 川 芎10g 菊 花10g 白 薇15g
功劳叶10g 炙僵蚕10g 葛 根10g

7剂

二诊（1998-02-25）：头晕、颈强减轻，听力略有好转，耳鸣仍然严重；腰酸，睡眠差，口干，心烦，大便转实；舌苔黄腻，质暗，脉细。再予滋肾养肝息风。

初诊方去桑寄生，加路路通12g，红花6g，灵磁石20g。7剂。

三诊（1998-03-04）：头晕基本控制，耳鸣无明显好转，口干，唇渍，尿热；舌苔薄黄，质红，脉细。肾虚肝旺，风动火炎。

治当滋阴降火。

生　地12g　玄　参10g　石　斛12g　枸杞子10g　楮实子10g
知　母10g　黄　柏6g　丹　皮10g　泽　泻10g　菊　花10g
潼蒺藜10g　白蒺藜10g　路路通10g　灵磁石（先煎）25g

14剂

四诊（1998-03-18）：头晕已经稳定，未再发作，但耳鸣仍著，眠差易惊，口干欲饮，心烦不宁；舌苔黄腻，质暗，脉细滑。继从肾虚肝旺，内风上扰调治。

天　麻10g　枸杞子12g　楮实子10g　生　地12g　白蒺藜12g
菊　花10g　夏枯草12g　功劳叶10g　路路通10g　红　花5g
炙僵蚕10g　炙鳖甲（先煎）10g　　　生石决明（先煎）30g

14剂

·**点拨**　本例之眩晕，既有耳鸣、烦躁、口苦之肝旺风火上扰之表现，又有腰酸、口干、脉细之肝肾阴虚之表现，乃劳心过度，精血暗耗，肾水不足，肝木无以滋养而失其柔顺之性，亢旺无制，内风上扰所致。故其基本病机为肾虚肝旺，本虚标实。治疗以天麻、菊花、潼白蒺藜，平降已起之风；枸杞子、桑寄生、楮实子、潼蒺藜、川石斛等滋养肝肾，杜绝风起之源；以川芎祛风活血，上行巅顶；更以功劳叶、炙僵蚕、白薇等补虚清热化痰；葛根解肌舒筋，兼顾颈强。诊治过程中，活血通络、滋阴降火药加减进退，眩晕主症得以稳定控制。

·**问难**　眩晕、耳鸣、烦躁、口干口苦等症都可以因肝阳上亢、风火上扰引起，而本案肝肾亏虚之象并不明显，为何要从滋养肝肾论治？

·**解惑** 其原因有两方面：一是临床表现有肾虚之证，如腰酸、尿频尿急、大便溏烂等。腰为肾之府，肾司开合，肾虚腰府失养可表现为腰酸、腰痛等，开合失司可致尿频、尿急，脾失肾之温煦可见大便溏烂。二是根据阳亢风动之病理机转，内风的病理属性有虚实两端，属虚多肝肾阴虚，水不涵木，以致肝阳上亢，内风暗动；属实者多见肝阳化风或热极生风。但虚实每多兼夹，阳亢与阴虚可以互为因果。因此，本案实为本虚标实之证，故在平肝息风降火治疗的同时，配合滋养肝肾之法。

·**体悟** 《素问·至真要大论》云："诸风掉眩，皆属于肝。"眩晕的主要病变在肝，肝阳上亢、肝火上炎、肝气夹痰上蒙、肝风内动等，皆可导致眩晕。但临床所见，眩晕之单因于肝者，并不常见，而往往是肝肾同病，本虚标实，风痰瘀郁互兼。故不能单纯治肝，需综观病机，兼顾肾虚，取效方佳。

本案眩晕取效明显，但耳鸣难取速效。二诊以后加路路通、红花、灵磁石、生石决明等旨在活血通窍，并加强镇肝潜阳、安神之功。

眩晕案 2

陈某　女　42 岁　初诊日期：2003 年 6 月 2 日

初诊（2005-06-02）：患者经产 4 次，平素性情容易急躁，眩晕时发。今年 5 月中旬因稍劳作而眩晕发作严重，视物旋转，不能起床，自觉身躯摇动，如坐遇风浪之舟船，须静卧闭目，眩晕甚则恶心，吐出涎沫，饮食少进，食入则欲吐，胸脘痞闷；舌苔薄白腻，脉象细弦。治拟平肝化痰和胃。

白蒺藜 12g　杭菊花 9g　珍珠母（先煎）24g　　陈　皮 6g
姜半夏 9g　吴茱萸 5g　白　术 9g　泽　泻 15g　茯　苓 12g

7 剂

二诊（2005-06-10）：服药 2 剂后症状改善，渐能进食。现眩晕已经控制，可以坐起，舌苔白腻亦化，惟精神仍差，脉细无力。继以养血平肝之剂调治。

· **点拨**　患者眩晕时发，发时视物旋转，身躯晃动，是为肝风上旋所致；患者经产多次，阴血耗伤，一时难复，且性情急躁易怒，肝气郁结，肝阳外发，血虚肝旺，故稍有劳作即诱发眩晕。眩晕甚则恶心，吐出涎沫，胸脘痞闷，舌苔薄白腻，是肝风夹痰，浊阴上逆所致。故本病的病机关键在于血虚肝旺化风，夹痰浊上扰窍络，属本虚标实之证。治法先予平肝息风化痰和胃，治其标；眩晕控制，痰浊得化后，再转予养血平肝之剂调治阴血亏虚之本。标本兼顾，先后有序，既防敛邪，又防血虚不复，邪祛正复，疾病乃愈。

· **问难**　先生，根据患者眩晕，伴有呕恶的主要症状，辨证为痰浊中阻，肝阳上亢，方以半夏白术天麻汤加减，而方中为何不用天麻？

· **解惑**　因为患者经产多次，眩晕因劳作而发，脉细，是为血虚之体，不宜过用祛邪伤正之品，且本案眩晕之病机重点在于痰浊阻胃，上蒙清窍，清阳不升，治疗以化痰祛湿，泄浊和胃为主，故仅以白蒺藜、菊花中和之品平肝。

· **问难**　方中吴茱萸用量达 5g，在先生以往的病案中很难见到，为什么？

· **解惑**　本案眩晕甚则恶心，吐出涎沫，食入则呕，是知中寒浊阴上逆，故重用吴茱萸温胃降逆，通阳泄浊。

· **体悟**　本案眩晕起因有三端：一为经产体虚，耗伤气血，气虚则清阳不升，血虚则清窍失养，故而发为眩晕。正如《景岳全书·眩晕》所言："原病之有气虚者，乃清气不能上升，或亡阳所致，当升阳补气；有血虚者，乃因亡血过多，阳无所附而然，当益阴补血，此皆不足之证也。"二为情志不遂，患者平素性情急躁易怒，肝失条达，肝气郁结，风阳易动，上扰头目，发为眩晕。正如《类证治裁·眩晕》所言："良由肝胆乃风木之脏，相火内寄，其性主动主升；或由身心过动，或由情志郁勃……以致目昏耳鸣，震眩不定。"三为饮食不节，损伤脾胃，以致健运失司，水湿内停，积聚生痰，痰阻中焦，清阳不升，头窍失养，发为眩晕。此即为《丹溪心法·头眩》所论"无痰则不作眩"。

可见，本案病理为血虚肝旺，痰浊中阻，风痰上扰。根据"急则治其标"的原则，当先以化痰和胃、平肝潜阳，故取方半夏白术天麻汤加减，去性烈之天麻以防伤正，而用轻柔之白蒺藜、杭菊平肝祛风；酌加重镇之珍珠母潜镇阳亢；以二陈汤加白术、泽泻健脾和中，化痰祛湿；重用吴茱萸温胃降逆，通阳泄浊。上方治疗一周后眩晕控制，呕吐已平，食欲增加，苔腻渐化，风痰得以平息，故二诊转从养血平肝之剂调治，以杜产生肝风之源。

眩晕案3

李某　男　52岁　初诊日期：2001年8月14日

初诊（2001-08-14）：自诉七八年来头昏头痛，行路时两目发黑，心前区隐痛，时有刺痛。面色不华，疲劳乏力，尿黄有气味；舌苔黄腻，质紫，脉细。脑血流图示供血不良，左心室舒张功能减退。既往有高血压、甲亢、胆囊炎、胆石症等多种病史。气不运血，湿热内蕴，痰瘀上蒙，清阳不展。

党　参10g　生　芪15g　当　归10g　柴　胡5g　葛　根15g
丹　参15g　石菖蒲10g　炒苍术10g　黄　柏10g　佩　兰10g
泽　兰10g　陈　皮10g　法半夏10g　蔓荆子10g　合欢皮15g
7剂

二诊（2001-08-21）：药后排出宿粪多量，头昏减轻，头痛未作，欲寐，活动量可增加，肛门潮湿发痒，心前区隐痛好转；舌苔黄腻，质暗，脉细。治守原义。

上方去蔓荆子、合欢皮；加川芎10g，桑寄生15g。14剂。

·点拨　此患者以头昏痛而眩为主症，病史七八年，伴见疲劳乏力、面色不华、舌苔黄腻、脉细，是知病由气不运血、气血亏虚、清阳不升、脑失所养所致。而心胸疼痛、尿黄有气味、苔黄腻、舌质紫，又提示湿热内蕴、痰瘀上蒸、清阳不展之病机，故治疗以益气养血升清法为主，方以益气聪明汤加减，兼以清化湿热，化痰祛瘀。

·**问难**　先生，临床上用益气聪明汤治疗眩晕者不多见，您能就此例详细讲解一下此方的应用吗？

·**解惑**　益气聪明汤出自李东垣，原治"内障目昏，耳鸣耳聋"。李东垣曰："医不理脾胃及养血安神，治标不治本，是不明理也。"意即：五脏皆禀气于脾胃，通过脾胃的升清功能以达九窍；烦劳伤中，使冲和之气不能上升，故目昏耳聋。益气聪明汤原方：黄芪、人参五钱，葛根、蔓荆子三钱，白芍、黄柏二钱。参、芪甘温以实脾胃；甘草甘缓以和脾胃；葛根、升麻、蔓荆子轻扬升发，能入阳明，鼓舞胃气，上行头目，中气既足，清阳可升，则九窍通利，耳聪而目明；白芍敛阴和血柔肝，黄柏补肾生水，盖目为肝窍，耳为肾窍，所以又用二者以平肝滋肾。

·**体悟**　眩晕病证属实者多见肝阳上亢、痰浊上扰，虚者多见气血亏虚，肾精不足，而属气虚清阳不升者临床较为少见。先生针对本案患者眩晕经久，面色不华，疲劳乏力，脉细，辨证属气不运血，清阳不展，仿益气聪明汤、补中益气汤方意，重用参芪甘温益气，加当归、丹参养血活血；以葛根、升麻、蔓荆子升展清阳。在此基础上，针对兼夹的湿热病机，用二陈汤合佩兰清化湿热；针对痰瘀互结，上蒙清窍，用二陈汤、石菖蒲、泽兰、丹参、川芎化痰活血。全方以益气升清为主，兼以清热化湿，化痰祛瘀。

　　经云："诸风掉眩，皆属于肝。"虽然眩晕多因肝木旺、风气甚所致，但临床切不可拘泥于此。本案未用一味平肝息风药，服药7剂头昏目眩之症即明显好转。

眩晕案4
（高血压病）

曹某　男　39岁　初诊日期：2005年8月3日

初诊（2005-08-03）：患者自诉今年5月份检查血压160/110mmHg，曾经治疗，血压仍高，常觉头部眩晕胀痛，以午后为剧，不耐劳累，左目发赤，大便干结少行，口苦且干，小便黄。舌苔薄，质红，脉弦滑；血压152/98mmHg。证属肝经风火上炎。

龙胆草6g　炒子芩9g　焦山栀9g　泽　泻9g　当　归3g
生地黄6g　柴　胡6g　生甘草6g　天　麻5g　钩　藤12g
茯　苓15g　白　芍10g　车前子（包煎）6g

14剂

二诊（2005-08-17）：头胀痛、眩晕等症状改善，测血压125/98mmHg。

上方去茯苓；加首乌20g，桑叶10g，菊花15g。制成丸剂，每次6g，每日2次，口服。

三诊（2005-10-29）：诸症基本消失，测血压在正常范围。

·点拨　患者为中年男性，平素脾气暴躁易怒，情绪波动，肝火内盛，循经上炎，上扰清窍，故见头部眩晕胀痛，上注于目而见目赤。午后是阳气较旺之时，更助肝火之势，所以午后眩晕胀痛加重。肝火内炽，煎灼津液，阴虚火炎，而致大便干结少行、口苦且干、小便黄。舌红，脉弦滑均是肝火内盛之象。故本病关键在于肝火循经上炎，选用龙胆泻肝汤为主方，清泄肝火，佐以天麻、钩藤等，平抑肝阳，增强清泄肝火之功，肝火得降，则诸症悉减。

·**问难**　先生，此病例属高血压病眩晕头痛，多由肝阳上亢所致，一般采用天麻钩藤饮、羚角钩藤汤、镇肝息风汤治疗，本案为何辨证为肝经风火上炎，用龙胆泻肝汤为主方？

·**解惑**　天麻钩藤饮方证的病机主要为肝肾不足，肝阳偏亢，火热上扰；而龙胆泻肝汤方证的病机主要为肝火上炎或湿热下注。前者肝阳偏亢，阳热上扰，与肝肾不足有关，所以前方还兼有补益肝肾之义。而本例中，综合四诊，病机关键在于肝火上炎，而无肝肾不足表现，对比之下，选用龙胆泻肝汤更为合适。至于羚角钩藤汤，重在凉肝息风，多用于肝热生风证，症见高热不退、惊厥抽搐，甚则神昏、舌绛；镇肝息风汤则重在镇肝息风，滋阴潜阳。此两方均以风动证为适应证，而本案并无风动现象。

·**问难**　先生，您在方中加入茯苓、白芍两味药，是什么用意啊？

·**解惑**　方中清泄之品较多，如龙胆草、炒子芩、焦山栀等，性多寒凉，易伤脾胃，佐加一味茯苓以健脾护胃，防脾伤不健，也是治未病之意。而肝为藏血之脏，肝经实火，易伤阴血，方中所用诸药又属苦燥渗利伤阴之品，故佐加白芍合生地、当归以柔肝滋阴养血。在治疗疾病时注意既要针对主要病机选方用药，又要兼顾次症有所加减；同时还要关注病情演变，根据现症，推断病理变化的趋势，做到未病先防，既病防变。

·体悟 患者眩晕、头痛系高血压所致，根据其目赤、大便干结、口苦且干、小便黄、舌质红、脉弦滑等表现，当属肝经风火上炎，而未见明显肝肾亏虚之象，故用龙胆泻肝汤，并加天麻、钩藤平肝潜阳降压。首服2周，血压下降，眩晕、头痛改善。控制血压非短期即可控制，故二诊制成丸剂以缓图之，加桑叶、菊花旨在辛凉疏泄，清热平肝，加强清肝泻火之功。

中风案1

胡某　男　66岁　初诊日期：1999年10月22日

初诊（1999-10-22）：高血压病史多年，1994年6月中风，1995年3月突发癫痫，1996年4月再次中风，当时CT查见左侧多发性脑梗死，右侧出血。现行走站立不稳，难以自主，右手活动欠灵；有时足肿，大便干结，近来血压不稳定；苔黄薄腻，舌质暗，脉细滑。风痰瘀阻，气血失调。

熟大黄5g　桃　仁10g　水　蛭3g　地　龙10g　鬼箭羽12g
制胆星10g　炙僵蚕10g　豨莶草15g　石　斛12g　生地黄15g
怀牛膝10g　桑寄生15g　续　断15g　生大黄（后下）5g

14剂

二诊（1999-11-05）：大便通畅，但小便有时失控。

上方加煨益智仁、路路通各10g。30剂。

三诊（1999-12-05）：大便三四日一行，小便不畅，右手时抖动。

上方改大黄10g，加炒枳实10g。30剂。

四诊（2000-03-05）：大便尚调，隔日一次，但苔黄厚腻，质暗红，脉细滑。

桃　仁10g　炙水蛭10g　地　龙10g　生大黄（后下）10g
制胆星10g　炙僵蚕10g　鬼箭羽15g　豨莶草15g　石　斛15g
泽　兰10g　泽　泻10g　怀牛膝15g　赤　芍15g　红　花6g

五诊（2001-02-18）：上方加减进退近一年，病情平稳，复查CT：梗死灶明显缩小。右下肢仍乏力，大便又秘，苔黄腻、质暗红，脉小弦滑。属风痰瘀阻，肠腑燥热。

桃　仁10g　水　蛭5g　地　龙10g　豨莶草15g　红　花10g
石　斛12g　牛　膝12g　炙僵蚕10g　陈胆星10g　天　麻10g
生大黄（后下）15g　　生大黄（后下）15g

·**点拨**　本案患者为中风后遗症，右侧肢体活动不利5年，初诊症见走路站立不稳，难以自主，右手活动欠灵，足肿，大便干结，苔黄薄腻，舌质暗，脉细滑。其病理关键在于风痰瘀阻，气血失调。治疗从化痰通腑，活血通络法。方选桃核承气汤、抵当汤加减。

·**问难**　先生，一诊、二诊、三诊时生熟大黄同用，是为何意？

·**解惑**　大黄生用攻积导滞泻下力强，熟大黄则泻下力减弱，而活血泻火作用较好。本案患者既有大便干结之肠腑燥热积滞证，又有中风后遗症偏瘫，风痰瘀阻经脉，故生熟大黄并用，各取所需。

·问难 辨证为风痰瘀阻可以理解，为何又有气血失调？

·解惑 本案患者中风病史 5 年，且有复中病史，后遗右侧肢体活动不利，风痰瘀阻是中风后遗症基本病理。经脉痹阻，病程日久，必然影响气血的运行，甚至血行不利则为水而见足肿，故治疗时酌加活血行气利水之品，以泽兰、泽泻、枳实、川牛膝等。

·体悟 中风后遗症通常以风痰瘀阻经脉为病理特征，治疗以祛风化痰通络法，药用祛风痰之地龙、僵蚕、制胆星，活血化瘀之水蛭、桃仁、红花、鬼箭羽、赤芍；若有腑气壅实，大便干结，可加大黄，组成桃仁承气汤、抵挡汤之义，泻下通腑，攻逐瘀血。若病久出现肢麻、肢体浮肿等，为气血不调、血瘀水停，宜用活血利水法，药如泽兰泻、鸡血藤、天仙藤、路路通等，同时还宜兼顾肝肾下虚，适当加用桑寄生、怀牛膝、生地、石斛等补益肝肾。

中风案 2

　　钱某　男　69 岁　初诊日期：2003 年 12 月 9 日

　　初诊（2003-12-09）：患者于入院前 4 小时摔倒在办公室，当时呼之不应，尿失禁，呕吐咖啡样胃内物，搬动时见其左侧肢体稍有活动，右侧肢体无活动。急行头颅 CT 检查示：左侧大脑中动脉高密度影，头部磁共振成像加磁共振脑血管造影（MRI+MRA）示：左侧颈内动脉至大脑中动脉闭塞。查体：右上肢和右下肢肌力均为 0 级，右下肢肌张力增强；右下肢巴彬斯基征阳性；面红，口唇紫暗。心电图示：心肌缺血，心房纤颤。瘀热阻窍，痰热蒙蔽神明。

生地黄 20g　赤　芍 15g　牡丹皮 15g　焦山栀 15g　石菖蒲 15g

地　龙 15g　胆南星 15g　炙僵蚕 10g　白　薇 15g　泽　兰 12g

泽　泻 12g　三七粉（冲服）2g　　水牛角（先煎）20g

3 剂

每日 1 剂，水煎，取药液 200mL。

另：竹沥水，每次 20mL，每日 1 次；安宫牛黄丸每次 1 粒，每日 2 次。所用药物均鼻饲。

二诊（2003-12-12）：患者意识较前好转，偶见睁闭眼动作，咳嗽反射明显，左侧肢体有自发动作；痰多色黄难咯，二便尚调；舌紫暗，苔滑，左脉细数，右脉滑数。体温 37℃～38℃。再拟凉血清热，化痰祛瘀开窍法。

上方加天竺黄 10g，郁金 10g，法半夏 10g，知母 10g，远志 5g。10 剂。

另以猴枣散每次 0.36g，每日 2 次；安宫牛黄丸每次 1 粒，每日 2 次。均鼻饲。

三诊（2003-12-24）：患者因上呼吸道堵塞，经纤维支气管镜检查确诊为喉头水肿、声带麻痹，于 12 月 18 日行气管切开术，术后意识稍有清醒，病情平稳。停用猴枣散，同时给予左氧氟沙星。清醒时间进一步延长，看电视时可见其有欣快情绪反应，与人交流可示微笑、点头；可经口进食，二便亦调，舌偏紫、苔腻微黄，脉细数。病情平稳，进入恢复期，拟从中风后遗症治疗，治以活血祛瘀，化痰通络。

炙水蛭 3g　　桃　仁 10g　　丹　参 15g　泽　兰 15g　郁　　金 10g

天　麻 10g　　石菖蒲 10g　　炙远志 10g　胆南星 10g　地　　龙 15g

炙僵蚕 10g　　炙全蝎 5g　　白　薇 10g　豨莶草 15g　葛　　根 15g

熟大黄 5g　　炮穿山甲（先煎）6g

50 剂

另：竹沥水 20ml 兑入。每日 1 剂，水煎服。嘱加强体能锻炼，配合康复治疗。

四诊（2004-02-09）：病情继续好转，可自行起床、穿鞋、行走，神志转清，饮食馨，睡眠佳，二便调；唯语言謇涩，口角歪斜，舌质暗、边尖有瘀斑，苔薄黄微腻，脉弦滑略数。再拟上法出入。

上方去郁金；加羌活 6g，石斛 10g，姜黄 10g，制白附子 10g，天仙藤 15g。

五诊（2004-04-28）：患者智能恢复良好，可书写较长句子，阅读简单书籍，讲简单词组，但吐字尚不清晰；口角歪斜已不明显，口微干，右侧肢体肌力恢复至 II～III 级；饮食及二便正常，舌暗红，苔微腻稍黄，脉滑数。治从痰热瘀阻论治。

上方去葛根、白附子，加竹沥水 20mL、郁金 10g，天竺黄 10g。每日 1 剂，水煎服。

· **点拨**　本案急性起病，突发昏仆倒地，神志不清，肢体偏瘫失用，为中风中脏俯之重症。中风闭证多因风阳痰火蒙蔽神窍，气血逆乱，上冲于脑，瘀阻脑络，而致猝然昏倒，其根本原因在于瘀阻搏结不解，进而化火生风痰所致，并有面红、口唇紫暗之血分郁热表现。据此采用活血清热化瘀之犀角地黄汤，配合化痰开窍药急则治其标。俟窍开神清进入后遗症阶段时，转从活血化瘀、祛风化痰通络法。

·**问难**　先生，风阳痰火蒙闭神窍是中风中脏腑闭证的主要病理改变，治疗通常采用镇肝潜阳、息风化痰通窍法，而本案治疗为何采用凉血清热化痰方药为主？

·**解惑**　本案辨证为"瘀热阻窍证"。所谓瘀热阻窍，是由于瘀热相互搏结，气血蒸腾于上，以致蒙蔽神明清窍的一种证候，临床可见神昏、发热、偏瘫、失语等。中风急性期之风阳痰火蒙闭神窍为标象，而其本质在于血分瘀热搏结不解，演变为"火动风生""风助火势""风动痰升"等病理，终致风火相煽、痰瘀闭阻。因此，采用凉血清热通瘀法治疗是为治本之法。

·**问难**　先生，三诊以后为何不用犀角地黄汤了？

·**解惑**　三诊之后，患者神志转清，病情平稳，进入中风后遗症阶段，此时血分瘀热搏结之势已渐化解，而以痰瘀阻窍为主，故转从活血化瘀、祛风化痰通络法。

·**问难**　先生，方中有赤芍、三七、地龙等活血之品，是否有加重出血之嫌？

·**解惑**　本例头颅CT显示高密度影，提示脑出血，且呕吐咖啡样胃内容物，提示胃出血。根据"离经之血便为瘀血"，方中选用赤芍、三七、地龙以活血通瘀。根据我的经验对出血性疾病酌情使用活血药物有助于血肿的吸收，尤其是三七，当慎用破血药物。

·体悟 风、火、痰、瘀、虚，是中风病的基本病理因素，而在中风急性期，窍闭神昏之急性阶段，这些因素皆属于从属阶段，其根本原因在于血分瘀热不解，进而化火生风生痰，演变为火动风生、风动痰升等病理，终致风火相煽，痰瘀闭阻，进一步加重瘀热阻窍的病势。可见"瘀热"是中风危重期的中心病理环节。先生根据"瘀热阻窍"的病机关键，径用凉血化瘀通窍法治疗，药服三剂即见窍开神清之佳兆。

至后遗症阶段，血热之势已减，而以风痰瘀阻为主，转用桃仁承气汤、白薇煎为主加减治疗。用熟大黄清热通腑，凉血化瘀，上病下取，釜底抽薪以顺降气血；以桃仁、泽兰、炙水蛭、炮山甲、丹参、郁金活血破瘀通络；石菖蒲、胆南星、地龙、制僵蚕、天麻祛风化痰通络；天仙藤、豨莶草、羌活调和气血，疏通经络。白薇、泽兰、炮山甲是先生命名的白薇煎，是治疗中风后遗症经络蓄热的代表方。

中风案3

石某　女　63岁　初诊日期：2004年6月22日

初诊（2004-06-22）：宿有头晕头痛，2天前因恼怒，突然晕仆，不省人事，翌日神志稍清，但仍呆钝，不能言语，右半身不用，口角左歪，喉间痰多，舌苔白腻，脉象弦滑。平肝息风，开窍化痰。

明天麻 6g　　灸远志 6g　　炒竹茹 6g　　钩藤（后下）15g

苍　术 10g　　橘　红 10g　　炒枳实 10g　　竹　沥 15g

半　夏 10g　　川　朴 6g　　石菖蒲 6g　　矾水炒郁金 10g

指迷茯苓丸（包煎）15g

3 剂

二诊（2004-06-25）：神志已清，语言渐利，喉间痰少，惟右侧肢体仍不用。

上方 7 剂。配合针灸宣通经络。

三诊（2004-07-03）：嘴歪逐渐复正，右腿渐能活动，右臂渐有力，稍能抬举，但不能持重。

上方加当归 15g，赤芍 20g。

·**点拨**　本案患者宿有头晕头痛病史，为肝阳上亢之体，复因恼怒伤肝，肝阳化风，上闭清窍而致突然昏仆，不省人事，神志呆钝，不能言语；风痰阻络以致右半身不用，口角左歪，喉间痰多。其病理关键在于肝阳化风，夹痰上扰清空，蒙蔽心包。治疗用平肝息风，开窍化痰法。方选半夏白术天麻汤、温胆汤加减。

·**问难**　先生，本案用指迷茯苓丸其意何在？

·**解惑**　指迷茯苓丸，重用茯苓，合枳壳、法半夏、风化硝，功能消胃家上结之痰，化大肠下凝之垢。上有痰火，下有大便阻滞者，可用指迷茯苓丸。本案病机风痰阳亢，以痰浊蒙闭神机为主，故加用本方祛痰化湿，利气通窍。

·**体悟**　本案发病较急，是在素体肝阳上亢之体基础上，复因情志恼怒，引动肝阳化风，以致风阳痰火上闭清窍。病属中风中脏腑闭证，病理因素涉及风、阳、痰、火，而以痰闭清窍为主，精神呆钝、喉间痰多、舌苔白腻均为痰蒙神机之表现。故治疗不用天麻钩藤饮、羚角钩藤汤，而用半夏白术天麻汤、温胆汤、指迷茯苓丸，旨在化痰以开神窍。

中风案4
（高血压病）

张某　男　65岁　初诊日期：2002年1月1日

初诊（2002-01-01）：高血压病史20年余，3天前突感语言欠清，行走不稳，右下肢拖行。头晕头痛，口干，纳差，疲乏，动则心悸，苔黄薄腻，质暗，脉弦滑细。心肾交亏，肝阳偏亢，气阴两虚，心营不畅，痰瘀上蒙。

党　参12g　炙黄芪15g　太子参15g　当　归10g　丹　参15g
大麦冬10g　炙黄精12g　石菖蒲10g　仙灵脾10g　川　芎10g
炙甘草3g　　罗布麻叶12g

14剂

二诊（2002-01-15）：头晕减轻，头痛消除，仍心悸，伴失眠，烦躁，余症无明显变化。

上方加熟枣仁 15g，肉桂（后入）2g。7 剂。

三诊（2002-01-23）：头晕明显缓解，言语对答较初时流利，自觉右下肢行走较前有力，心悸减轻，寐可，二便调，苔薄黄稍腻，质暗，脉弦细。

上方加大熟地 10g，山萸肉 10g。7 剂。

四诊（2002-03-05）：上述方药间隔巩固治疗，辅以功能锻炼，症状基本恢复。

· **点拨**　本案属中风中经络，以语言欠清、行走不稳、头晕头痛为主症，系肝阳上亢化风、风痰阻窍入络之表现。然之所以阳亢化风，乃肾之阴精不足，阴不涵阳所致。而动则心悸、口干纳差、疲乏、失眠、心烦则提示气阴不足，心失所养，实为心肾交亏；苔黄薄腻，舌质暗，脉弦滑细，提示痰瘀。故其病理关键在于心肾交亏，肝阳偏亢，气阴两虚，心营不畅，痰瘀上蒙。治疗当从益气养阴活血，化痰开窍通络法。方选补阳还五汤、四物汤加减。

· **问难**　先生，仙灵脾、肉桂均为温阳药，本案并无阳虚表现，为何用此二药？

· **解惑**　仙灵脾，又名淫羊藿，其与肉桂均有温肾助阳作用，与参、芪合用鼓舞阳气，蒸化津液上腾。《本草》谓其"强志"，治"老人昏耄，中年健忘"。现代研究表明淫羊藿具有降压作用，能增加脑血流量，降低脑血管阻力，保护脑缺血损伤。

· **体悟**　本案素有高血压病史 20 余年，以语言欠清、行走不稳、头晕头痛为主症，为中风病中经络之证。其治疗通常采用平肝潜阳息风法，采用天麻钩藤饮、镇肝息风汤等治疗。而周师据证分析，认为其病理重点不在阳亢，而在气阴两虚，由气虚而致血瘀内生，脉络瘀阻；由阴虚而致虚风上扰。故治疗重在益气养阴，以党参、太子参、黄芪益气，麦冬、黄精、熟地、山萸肉、当归滋养阴血，丹参、川芎活血化瘀，石菖蒲化痰开窍，仙灵脾、肉桂温阳化气，罗布麻叶平肝降压。

补阳还五汤常用于中风后遗症的治疗。此案病程仅 3 天，当处于急性期，但阳亢风动之象不显，而气阴两虚之证突出，故仍可取补阳还五汤之意补气以活血通脉。

中风案 5

赵某　女　48 岁　初诊日期：1998 年 2 月 18 日

初诊（1998-02-18）：患者半年前出现左侧手足活动失灵，在江苏省人民医院查 CT 示：腔隙性脑梗死，并有颈椎病变；经治疗病情略有改善。现头晕，颈僵，张口不利，舌僵，语言謇涩，左上肢活动障碍，有僵硬感，腿软，乏力，舌淡紫，苔淡黄，脉细。气虚络瘀，风痰阻络。

黄　芪 25g	当　归 12g	赤　芍 15g	川　芎 10g	红　花 10g
炙桂枝 10g	葛　根 12g	炙僵蚕 10g	炙全虫 5g	炙水蛭 2g
制胆星 10g	天仙藤 12g	片姜黄 10g	桑寄生 15g	

7 剂

二诊（1998-02-25）：头晕减轻，手麻，后脑强硬，舌强语謇，舌质淡，苔淡黄薄腻，脉细。

上方去天仙藤、片姜黄，加制白附子 5 g，豨莶草 15g；改葛根为 15g，炙水蛭为 3g。7 剂。

三诊（1998-03-04）：舌强语謇好转，发音通畅。但仍颈项强硬，后脑连及两耳根疼痛，舌质淡，苔淡黄，脉细。

上方改制白附子 9 g，加片姜黄 10g。21 剂。

四诊（1998-03-18）：颈强、语謇、手麻渐轻，但仍难消失，左手活动欠灵，自感疲劳乏力，苔薄，质偏红，脉细。治从上法。

黄　芪 30g　当　归 12g　赤　芍 15g　川　芎 10g　红　花 10g
炙桂枝 10g　葛　根 15g　炙僵蚕 10g　炙水蛭 4g　制胆星 10g
制白附 10g　片姜黄 10g　广地龙 10 g　豨莶草 15g

7 剂

五诊（1998-03-25）：左手乏力，活动欠灵，右手时麻，偶有头晕头胀，舌强语涩，苔薄黄，质淡红，脉细弦。仍从风痰入络，气虚络瘀治疗。

上方加天麻 10 g。30 剂。

六诊（1998-04-29）：自觉症状明显好转，舌强语謇转灵，左手动作稍欠灵活。

上方加白蒺藜 15g，路路通 20g，决明子 15g，生楂肉 10g。

七诊（1998-07-02）：从气虚络瘀治疗近半年，配合适度的功能锻炼，上述症状基本消失。

· **点拨**　本案为中风后遗症，合并颈椎病，以头晕、颈僵、舌强、语謇、偏侧肢体活动障碍为主症，结合肢体僵硬不和、疲劳乏力、舌质紫、脉细，辨证为气虚血瘀，风痰阻络。治拟益气活血，搜风化痰通络法，选方补阳还五汤、桃红四物汤、牵正散加减。

· **问难**　先生，本案患者头晕、舌强语謇、肢体活动不利之中风病表现，又有颈僵、肢体麻木等颈椎病症状，对这种复杂病例如何处理？

· **解惑**　本案的两组症状虽分属两种不同的疾病，但在中医辨证论治时不能孤立对待。它们的病机关键在于气虚络瘀，风痰阻络，治疗以益气活血，祛风化痰为大法，但应针对颈僵主症适当加味，方中葛根、片姜黄即是我治疗颈椎病的常用对药。

· **体悟**　先生治疗本案应用僵蚕、全蝎、水蛭、地龙等虫类药意在搜风入络，攻剔痼结之痰瘀。如水蛭，张锡纯认为"本品破瘀血而不伤新血，专入血分而不损气分"。中风手足不用多因痰瘀阻滞，水蛭可以破顽痰死血，通行经络，痰瘀去则手足可用也。全蝎息风止痉，与白僵蚕、白附子等同用，治风中经络，口眼歪斜。《本草从新》云："全蝎治诸风掉眩，惊痫抽掣，口眼歪斜……厥阴风木之病。"僵蚕具有息风止痉化痰之功，中风多因痰作祟，用僵蚕祛风化痰。地龙清热化痰，息风通络。

　　葛根、片姜黄为先生治疗颈椎病颈僵不和的常用对药。《伤寒论》云："太阳病，项背强几几，反汗出恶风，桂枝加葛根汤主之。"葛根本治太阳病外感不解表虚证，项背强几几，是治疗经络不利的主药，能起阳气，升津液，滋筋脉而舒牵引，故可取葛根舒筋之功效用治颈椎病之颈项强痛，片姜黄性味辛苦而温，功能行气破瘀，通经止痛，药性向上，与葛根合用共奏活血舒经之用。

中风案 6
（红皮病、脑梗塞、食管炎）

谢某　男　68岁

初诊（1999-06-30）：素有"脑梗死"，后遗右侧肢体偏瘫。一年多来患有"红皮病"，下肢瘙痒，抓破后流水，伴有脱发，小便色黄，舌苔黄腻，脉濡滑。病机属湿热阻塞，营血伏热。

熟大黄 9g　炒苍术 10g　川黄柏 10g　紫　草 10g　地肤子 20g
白鲜皮 15g　土茯苓 10g　苍耳子 15g　广地龙 10g
漏　芦 12g　菝葜 20g　苦　参 10g　露蜂房 10g　乌梢蛇 10g
野菊花 15g　雷公藤 6g　生石膏（先煎）25g

7 剂

二诊（1999-07-28）：右下肢腿足疼痛基本缓解，左侧反见抽搐，有酸楚感，食道有灼疼感，苔黄薄腻。

木　瓜 10g　千年健 15g　北沙参 12g　大麦冬 10g　川石斛 10g
土鳖虫 6g　黑山栀 10g　法半夏 10g　熟大黄 10g　桃　仁 10g
黄　连 4g　川续断 15g　全瓜蒌 20g　骨碎补 10g　炙全蝎 5g
晚蚕砂（包煎）10g　　炮山甲（先煎）10g　　炙僵蚕 10g
金毛狗脊 15g

14 剂

三诊（2000-02-24）：既往有食道炎史，近一月来食道疼痛发作，时轻时重，省人民医院钡餐造影未见异常，痛时有烧灼感，纳差，嗳气，不泛酸，痛时伴有咳嗽，心不慌，便秘；EKG

示：顺钟向转位，异常 Q 波，V1~V6 呈 rS 型，III，avF 见 Q 波，Q>0.04"，Q>R/4。苔黄腻质红偏暗，脉小弦滑数。心胃同病，热郁阴伤。

北沙参 10g　大麦冬 10g　大贝母 10g　黑山栀 10g　法半夏 10g

丹　参 12g　黄　连 3g　川楝子 10g　绛　香 3g　挂金灯 5g

赤　芍 10g　九香虫 5g　炒延胡索 10g

煅瓦楞子（先煎）15g　失笑散（包煎）10g

14 剂

四诊（2001-01-12）：最近肌肤瘙痒严重，脂屑多，肌肤如象皮出汗不多，口腔破溃，苔黄薄腻，脉小弦滑。湿热浸淫，营血热盛。

熟大黄 10g　炒苍术 10g　黄　柏 10g　露蜂房 10g　龙胆草 10g

紫　草 10g　地肤子 20g　白鲜皮 20g　生槐花 15g　雷公藤 10g

苍耳草 20g　漏　芦 12g　菝葜 20g　苦　参 10g　凌霄花 10g

玄　参 15g　人中黄 10g　广地龙 10g　天花粉 15g

生石膏（先煎）40g

14 剂

五诊（2001-03-02）：红皮病经治显效，但不能根治，反复时发，皮肤粗糙时痒，汗多，大便正常，小便时黄，苔黄薄腻，质暗，脉濡滑，清热化湿，祛风解毒。

前方去炒苍术、漏芦、人中黄、天花粉，加炙蟾皮 5g。7 剂。

六诊（2001-04-16）：最近红皮病未发，腰腿疼痛减轻，但仍酸胀，大便通畅日行。

熟大黄 10g　桃　仁 10g　土鳖虫 6g　川续断 6g　骨碎补 10g

炙全蝎 5g　制南星 10g　千年健 15g　全瓜蒌 20g　川牛膝 12g

狗　脊 15g　石　斛 12g　伸筋草 15g　鸡血藤 15g　木　瓜 10g

炮山甲（先煎）6g

14 剂

· **点拨**　本案为脑梗后遗症合并红皮病、食管炎。其中红皮病又称"剥脱性皮炎"，是一种严重的全身性疾病。一般认为红皮病与剥脱性皮炎为同一种疾病，前者以广泛的红斑浸润伴有糠秕状脱屑为特征，而后者存在广泛性水肿性红斑，伴有大量脱屑，由银屑病、湿疹、脂溢性皮炎、毛发红糠疹、扁平苔藓和淋巴瘤及其他恶性肿瘤等恶化而引起，以及药物过敏所致等。

· **问难**　这个病案蛮复杂的，三个病证并存，单是主症就很难确立，您是怎么考虑的？

· **解惑**　临床上，除了不少西医诊断难明的情况需要以辨证为主外，对于多病杂陈的情况，也要重视辨证论治，当然，可以兼顾病证结合。本案实际上采用三个疾病并治思路，但有先后、主次之别。从整体上考量认为该病机包括湿热、瘀热、风毒、郁热等四者胶结和合为患，既有肝肾亏虚，又有心胃同病，属于多脏同病，这些既是脑梗的常见病机，也是红皮病的病机，并贯穿始终。

· **问难**　您在用药上唯独大黄使用次数最多，为 5 次，其余各药只用两三次，更多的只用到 1 次，为什么？

· **解惑**　这还是要从病证结合，以辨证论治为主的思路分析用药。

我平时用药思路是以病机为核心，也就是近年来我常说的病机辨证方法。具体而言，六诊用药，针对瘀热病机，选用大黄、桃仁、地鳖虫、紫草、生槐花、人中黄等；针对湿热，用苍术、黄柏、地肤子、白藓皮、土茯苓、苍耳子、广地龙、漏芦、菝葜、苦参、野菊花、龙胆草；针对郁热，用生石膏、炙僵蚕、天花粉；针对风毒，用炙全蝎、露蜂房、乌梢蛇、雷公藤、凌霄花；针对下肢抽搐，加用晚蚕砂、木瓜；针对脑梗，加用千年健、续断、炮山甲、骨碎补、狗脊等。

· **问难**　治疗过程中，您还选择了虫类药物，有哪些道理？

· **解惑**　六诊用药以初诊和四诊方为代表，其中，虫类祛风药物如露蜂房、乌梢蛇、地龙、炙全蝎、炙僵蚕、蟾皮等药物为特点。这些药物的具体使用，中药书上和古今名医经验都有详述，我不过是随机拿来应用而已，不必过度解读。

· **体悟**　临床面对复杂性疾病，应避免采取专病专方思路，而应依据病机主次随证选药的灵活思路，病证结合，但以辨证为主，才能取得显著疗效。

肾系病证

5

遗精滑泄案

徐某　男　63 岁　初诊日期：1997 年 8 月 22 日

初诊（1997-08-22）：20 多年来常苦遗精滑泄，有梦而遗，二三日 1 次，甚则日行，冬甚于夏。在当地医院长期服用清化湿热、收敛固涩之剂，疗效甚微。刻下上症依然，并伴有阴囊下坠胀感，排尿不畅，口干作苦，苔薄黄腻，舌质暗，脉弦。辨证为湿热瘀阻，肾虚不固。

治从清化湿热，补肾固涩，佐以活血。

知　母 10g　黄　柏 10g　苦　参 10g　土茯苓 15g　乌　药 10g
金樱子 15g　芡　实 12g　莲　须 10g　鹿角霜 10g　红　花 5g
肉桂（后下）3g　　紫花地丁 15g　　炙刺猬皮 10g

20 剂

二诊（1997-09-11）：因患者处于外地，初诊处方连进 20 剂后复诊。服药期间遗泄 2 次，梦泄 1 次，阴囊下坠胀感消失，口干苦不著，但排尿仍有不畅，余无不适，苔腻底白罩黄，舌质暗，脉弦。药证合拍，收效甚著，效不更章，治宗原法。前方加车前子 10g。

三诊（1997-10-11）：药服 1 月再诊，遗泄未作，排尿通畅，偶感口干苦，苔薄腻微黄，舌质暗，脉弦较前柔和。此为湿热渐轻，肾虚转复之象，为巩固疗效继续补肾固涩，兼以清化为法调治 3 月，遗精滑泄未见再作。

・**点拨**　遗精的病机，有虚实两类。这个病人年龄较大，肾气可能不足；再加上长期遗泄，更伤肾精，肾脏失去封藏的职能，这是患者正气亏虚的一面。然而从外观来看，这个病人体质还算强壮，并且是有梦而遗，伴有口干口苦、小便色黄不畅等症状，下焦湿热的征象也很明显。因此，一方面要注意补肾固涩，来治本虚；另一方面，还要清化湿热，来治标实。方中用知母、黄柏、苦参、土茯苓、紫花地丁等，清热化湿，使湿热从下焦排出；金樱子、芡实、莲须、刺猬皮等，通过补肾涩精来补髓。这样补虚泻实，是符合本病病机的。

·**问难** 先生，本病既然辨证为湿热瘀阻，肾虚不固，治疗就应清化湿热，补肾固涩。但我们发现，您在方中应用了肉桂、鹿角霜、乌药三味温热药，是否有火上浇油之嫌呢？

·**解惑** 我们这里是在大量的清化湿热中药之中，仅仅加入了少量的肉桂、鹿角霜、乌药等温热药。这样，既可以起到温阳化气、交通心肾的作用，又可防止寒凉清利的药物遏伤肾阳。这实际上是一种相反相成的配伍方法。并且，鹿角霜还有固涩肾精的作用；乌药能行气，可入肝经，善于治疗睾丸胀痛，这就是所谓的一箭双雕。同时，这个病人病程较久，需要防范久病入络，因此佐一味红花，通络气而不破伐。这样配伍，阴阳并调，动静结合，所以能够取得疗效。

·**问难** 方中的炙刺猬皮有什么作用呢？

·**解惑** 刺猬皮是刺猬的外皮，一般炙用，具有行气止痛、化痰止血、固精缩尿的作用。临床上，我常用它治疗三类疾病：一是胃脘疼痛，刺猬皮可以行气止痛，用于肝胃不和导致的胃脘疼痛，效果不错；二是用于痔疮便血、脱肛等，因为它能化瘀止血，治痔疾有专长；第三，用于遗精、遗尿等症。它有固精缩尿作用，可与固肾涩精药的药物如益智仁、牡蛎、芡实等配伍应用。

· **体悟**　遗精的发生，总由肾虚滑脱、精关不固而致。但若推究其病因，或因心肾不交，梦遗日久；或因手淫及房事过度；或因先天不足，秉赋素亏；以及其他证型遗精久延不愈；或疏泄失度，精关不固而致。证型有虚实二端，需要细究发病脏腑，参考患者的健康情况和病之新久，详细研究。这样方能把握病机关键，治疗才能中的。选方用药，更需要重视反治合法的应用，即标本兼顾，阴阳并调，动静结合，寒热并用，理法方药，环环紧扣，才能效如桴鼓。

关格案
（慢性肾功能不全）

袁某　女　72岁　初诊日期：2002年2月5日

初诊（2002-02-05）：查肾功能发现尿素氮、肌酐偏高，未做特殊处理。2000年3月开始厌食，浑身无力，查肾功能：尿素氮15g，肌酐160g。长期服用肾衰宁。今因病情加重来诊。症见食少纳差，脘痞呕恶，浑身无力，大便少行，尿少，舌苔淡黄腻、质暗，脉细滑。拟从脾肾两虚，湿浊中阻，胃气上逆治疗。

藿　香10g　苏　叶10g　黄　连4g　淡吴茱萸3g　法半夏10g

淡苁蓉 10g　仙灵脾 10g　潞党参 10g　泽　兰 12g　泽　泻 12g

鬼箭羽 15g　生大黄（后下）9g　　车前子（包煎）10g

14 剂

二诊（2004-07-15）：家属代诉：药后病情好转稳定，以后每次发作便服原方，病情稳定后继续服用肾衰宁。2004 年 4 月因病情又见加重，曾住院，查肾功能：尿素氮 19.5g，肌酐 300g；彩超：双肾缩小，左肾 7.3cm×3.8cm，右肾 7.5cm×3.4cm。诊断：①冠心病；②高血压 3 级；③慢性肾功能不全（氮质血症期）。目前患者怕冷明显，足背冷甚如浇冷水，现血压基本正常。仍拟温通泄浊，和胃降逆。

藿　香 10g　苏　叶 10g　炮　姜 2.5g 制附片 6g　黄　连 3g

吴茱萸 3g　法半夏 10g　党　参 10g　生黄芪 15g　淡苁蓉 10g

仙灵脾 10g　鬼箭羽 15g　怀牛膝 10g　生大黄（后下）6g

车前子（包煎）10g

14 剂

· **点拨**　慢性肾功能不全，为体内有害物质潴留，中医认为该病以脾肾亏虚为本，湿浊毒瘀滞为标，易成关格重症，临证重在辨标本虚实缓急。本案患者已出现二便少、食少纳差、脘痞呕恶等湿浊毒邪潴留，上逆犯胃之征，故以辛开苦降、通腑泄浊、活血化瘀以治其标，温肾健脾以治其本。初诊标甚急，重在治标，兼顾其本；复诊标急不甚，标本同治。

· **问难**　先生，本案中您对攻补的尺度是如何把握的？

·解惑 诊治疾病时辨清邪正虚实的关系非常重要。本病属本虚标实，以标证为急，脾肾两虚致湿浊、瘀热、水毒内蕴，出现食少纳差、脘痞呕恶、浑身无力、大便少行、尿少等症，故重在芳化湿浊、和胃降逆、清热利湿、祛瘀解毒为主要治法，佐以健脾温肾治本之品；待标证缓解后再予扶正为主，体现了"急则治其标，缓则治其本"的治疗原则。

·问难 先生，二诊方中加入炮姜 2.5g，制附片 6g，起何作用？

·解惑 炮姜温中暖脾，制附片温肾助阳，以化气行水，有真武汤之意，用于脾肾阳虚、水气内停之证。本案方中之炮姜、制附片，旨在温补脾肾，以杜绝湿浊内生之源。

·问难 先生，肾功能不全患者为何常用泻下药生大黄？

·解惑 这个病人大便少行，有腑实之症，且有湿浊毒瘀潴留，一方面用大黄泻下腑实，另一方面能泻下浊毒，使邪有去路，减少体内毒素的蓄积。

·体悟 本案为因虚致实、本虚标实之证，因病久积渐加重，标实成为病变之主要矛盾，故以治标为急，兼以顾本，体现先生"急症治标重于治本"的理念。病变主脏虽然在肾，但已损及脾胃，且以呕恶厌食等为其特点，故又遵循"久病不愈从胃治"的原则，脾肾同治而尤侧重于治肾不如治脾的治疗策略，但又不限于补脾，充分显示脏腑之间的整体相关性在临床应用中的价值。从邪正消长关系而言，肾虚气化失司，必致水湿内停，湿浊酿热，水毒潴留，久病络瘀，乃至湿热、浊瘀、水毒交互为患，侮脾犯胃，而致脾运胃降失常，由下犯中。六腑以通为用，今胃气不降则腑气不行，湿浊愈益瘀阻，水毒势必泛滥，损肾伤脾，标实与本虚愈益对立。故治疗虽重祛邪而意在安正，虽扶正亦不可壅邪。药用藿香、苏叶、黄连、淡吴茱萸、法半夏苦辛通降，清中化湿，和胃降逆；生大黄通腑泄浊，合苁蓉以补虚泻实，配泽泻、车前子利水渗湿；泽兰、鬼箭羽化瘀通络，并伍党参、仙灵脾补脾温肾，通中有补，药后症减，病情稳定，以后虽每见反复，但服药即平，迄今四载有余，看似对症治标，实则起到延缓病势发展的良好效果。

气血津液病证

梅核气案

陈某　女　46岁　初诊日期：2003年4月10日

初诊（2003-04-10）：自诉咽喉部经常梗阻，胸部闷塞，似有欲吐之感，饮食吞咽欠利；病历二十多年，久治乏效。脉沉小而滑。痰气壅塞，肝气上逆犯胃。

姜半夏9g　川　朴9g　郁　金8g　槟　榔9g　枳　实15g
炒竹茹10g　茯　苓12g　生　姜6g　旋覆花（包煎）9g
煅赭石（先煎）9g

10剂

二诊（2003-04-20）：呕恶之势已除，咽部梗阻之感减轻。舌淡，苔薄腻，脉沉。

上方去茯苓，加炒川楝子9g，淡吴茱萸3g。10剂。

三诊（2003-04-30）：诸症悉除。

· **点拨**　患者为更年期女性，咽喉部时觉梗阻，胸部闷塞，欲吐，进食吞咽欠利，此乃肝郁不舒，痰气交阻，肝气上逆犯胃所致。选方半夏厚朴汤行气散结，降逆化痰，并合用旋覆代赭汤和胃降逆。

· **问难**　本案梅核气，以痰气壅塞，肝气犯胃为主要病机，为何用枳实、槟榔？

· **解惑**　患者为中年女性，病历二十多年，平素多情志不舒，易致肝郁痰阻，久之痰气壅塞，故自觉咽喉部梗阻，胸部闷塞不畅，已属陈疴痼疾，非一般疏肝理气、降气化痰方药所能化解。故除用半夏厚朴汤外，加枳实下气降逆、槟榔行气导滞，含四磨汤之义，令气滞得开，郁结得化，肝气自能条达。

· **体悟**　本案并非单纯的梅核气，还兼有肝气上逆犯胃的呕恶，故除用半夏厚朴汤理气化痰开结外，还配用旋覆代赭汤加竹茹等和胃降逆止呕。病历经久，气机郁结深重，故还加枳实、槟榔行气导滞降逆之品，令郁结之肝气疏泄条达，从而使二十余年之顽症服药一月即霍然而去。

脏躁案

王某　女　42岁　初诊日期：2005年3月2日

初诊（2005-03-02）：心悸，恐惧，时而战栗，发时卧床震摇，格格作响，甚则一日战栗数次，历时数日，叠进诸药未效；伴头痛、眩晕，失眠，自汗，胸闷，纳差，大便偏干，间日或数日一行；舌淡，脉细。据症作"脏躁"论治，证属心阴受损，肝气失和，心神失宁。

甘　草9g　小　麦25g　大　枣5枚　太子参15g　酸枣仁15g
柏子仁15g　夜交藤20g　茯　神12g　代赭石（先煎）8g
磁朱丸（包煎）2g

10剂

二诊（2005-03-12）：诸症悉减。上方继续服用。10剂。

三诊（2005-03-22）：战栗得止，饮食增加，睡眠良好，逐渐恢复正常劳动。

·点拨 本案患者表现较杂，既有心悸、恐惧、战栗、失眠、寐则多梦等神不内守的表现，又有头痛、眩晕、自汗、胸闷、纳差等。对此，不能简单从某个症状考虑，认为属于某个疾病，如心悸、眩晕等，而要综合中医望、闻、问、切所得症状，仔细分析。本案心悸、恐惧、战栗、失眠，是因平素情志不舒，思虑过度，导致肝气郁滞、肝阴受损，累及心阴，可从中医脏躁论治。病机关键在于心阴受损，肝气失和。选用脏躁代表方剂甘麦大枣汤加减，以养心安神，和中缓急，使肝郁得疏，心神得养，则气定神宁，诸症可消。

·问难 先生，此患者表现多而繁杂，您是怎样从中抓住病机关键，对症用药的？

·解惑 患者表现繁杂，但仔细思考，患者为中年女性，平素多情志不舒，思虑过度，易致肝气郁滞，阴血耗伤，中医讲"心藏神"，心失所养则神无所依，虑无所定，神气外浮，故见失眠、恐惧，时而战栗，甚则发时卧床震摇，格格作响，提示病机以心之气阴耗伤为主。辨病属中医脏躁范畴，选甘麦大枣汤为主方，以甘草补养心气，和中缓急；小麦养肝补心，除烦安中；大枣益气和中，润燥缓急。加太子参益气养阴，茯神、枣仁、柏子仁、夜交藤养心安神，代赭石、磁朱丸重镇安神降逆。

·体悟 脏躁属中医郁证范畴，多发于青中年女性，在精神因素刺激下呈间歇发作，所以在诊断此病时要考虑到病人的年龄及有无精神因素存在。此病多见于西医学的癔症、焦虑症、更年期综合征等。脏躁以神志恍惚、悲伤欲哭、不能自主、心中烦乱、睡眠不安为主症。本案患者并无上述典型表现，仅以心悸、恐惧、战栗、失眠为主诉，似与脏躁病证不符，但究其病理，同属心阴受损，肝气失和，神不内守，故周师按脏躁病证处理，选方甘麦大枣汤加减治疗。《素问·益气法时论》云："肝苦急，急食甘以缓之。"《灵枢·五味》曰："心病者，宜食麦。"本案病位在心、在肝，症状以心悸、恐惧、战栗为主，甘草、小麦、大枣三药均为性甘之品，重用以缓其急，宁其心。

血证案 1
（血小板减少症）

马某　女　50岁　工人　初诊日期：1996年10月6日

初诊（1996-10-26）：经潮量多，下肢瘀斑10余年。自月经初潮起，一直量多如崩，甚则口鼻俱出；1985年查血小板低下，下肢瘀斑；长期服用强的松，最大量每日12片，维持量每日2片。目前仍经潮量多，周期尚准，五六日净；口鼻目睛俱有出血，量少；口干口臭，饮水不多，身半以上发热，腿足发冷，面色萎黄不华，苔薄腻，质淡偏暗，脉细弱。证属气阴两虚，阴阳俱损，冲任不固。治从补益气阴，固摄冲任。

潞党参15g　枸杞子12g　鹿角霜10g　赤　芍10g　丹　皮10g
生　地12g　旱莲草15g　血余炭10g　煅人中白6g

阿胶（烊化）10g　炙龟板（先煎）10g　水牛角片（先煎）12g

21剂

二诊（1996-11-16）：药后3周复诊，月经来潮，血量较多，妇科用激素控制，今日基本将尽；心慌，恶心，头昏晕，口干苔黄薄腻，质暗，脉细数。查血色素7g，血小板6万。转从血热妄行，冲脉失约，血虚阴伤治疗。

生　地15g　赤　芍10g　丹　皮10g　黑山栀10g　旱莲草15g

血余炭10g　紫珠草15g　大黄炭4g　仙鹤草15g　茜根炭10g

龟板（先煎）15g　阿胶（烊煎）10g　水牛角片（先煎）12g

7剂

三诊（1996-11-23）：服上药1周后，鼻衄1次，血量不多；头昏胀，手足冰冷，食纳尚可，二便尚调，苔黄薄腻，脉细。崩漏久病，气血耗伤，阴阳并损。治宜阴阳并调，佐以凉血化瘀。

潞党参15g　鹿角霜10g　枸杞子12g　大生地15g　赤　芍12g

丹　皮10g　茜根炭10g　大黄炭4g　旱莲草15g　炙乌贼15g

阿胶（烊化）10g　水牛角片（先煎）12g　炙龟板（先煎）15g

四诊（1997-03-10）连续服用三月余，月经基本如期来潮，血量中等；精神转佳，面色红润，食纳正常，偶见肢麻，苔薄黄，质暗红，脉细。3月8日查血常规：RBC 4.2×10^{12}/L，PLT 171×10^9/L，WBC 8.4×10^9/L。强的松已由每日12片减至半片。病情稳步好转，仍应补益肝肾，凉血化瘀，以求巩固疗效。

大生地15g　赤　芍12g　丹　皮10g　茜根炭10g　大黄炭4g

旱莲草15g　女贞子10g　山萸肉10g　怀山药12g

阿胶（烊化）10g　龟板（先煎）15g　水牛角片（先煎）15g

患者坚持服用上方3月，病情未见反复，多年重疴告愈。

· 点拨 此病血崩如冲，口鼻目睛皆出血，当属于中医"血证"之"大衄"范畴，其治疗或从实证，投以清热泻火、凉血化瘀、通腑泻热之药；或从虚证，处以益气摄血、补益肝肾、养阴清热、温阳固涩等方。从临床实际观察，相当多病例的本质在于"瘀热阻络"，正是由于络中瘀热阻滞，致使血液无法循于常道，而溢于脉外出于九窍、溢于皮下肌肤停于脏腑。故治疗应以凉血化瘀为基本大法，同时兼顾本虚及其他兼夹症情。治血证之"塞流、澄源、固本"法于本例患者而言，络中瘀热不清为其病理关键，而本患者血证30余年，崩漏下血、目睛出血、鼻衄、齿衄屡伤阴血致本虚，本虚标实，虚实夹杂，治疗当凉血化瘀以澄其源，补肝肾、益阴血以复其本，固冲任、摄阴血以塞其流。水牛角片、大生地、赤芍、丹皮、紫珠草凉血清热化瘀；茜根炭、大黄炭、仙鹤草等清热凉血、收敛固摄；龟板、旱莲草、女贞子、山萸肉、怀山药、阿胶等补肝肾、固冲任，全方标本兼顾，虚实同治，用药得证，虽服药经月，数十年顽疾能除。

· 问难 先生，您治疗之初也是从气阴两虚、阴阳俱损、冲任不固辨治，可后又转从血热妄行、冲脉失约、血虚阴伤而获效？请教其缘由。

· 解惑 是的，该患者病情久延，初诊时根据其经潮量多、口鼻目睛俱有少量出血、口干口臭、饮水不多、身半以上发热、腿足发冷、面色萎黄不华、苔薄腻质淡偏暗、脉细弱，当属气阴两虚，阴阳俱损，冲任不固，而从补益气阴，固摄冲任治疗，然效果不著。

复诊时再三思量，其病变之根在于血分瘀热，而气阴亏虚、阴阳并损均是长期失血的继发病变，治疗还当抓住其病根，故转从清热凉血、固冲止血为主。药后出血渐少，血常规恢复正常，在原法基础上兼顾扶正，终获良效。关于血证的证治经验，我在论著中有专篇讨论，你们可以结合具体病例，再去阅读、理解。

血证案 2
（鼻衄）

卢某　男　60 岁　初诊日期：2001 年 12 月 13 日

初诊（2001-12-13）：1997 年开始鼻衄，每年发作 2 次；去年开始增多，近半年每月一发。衄前自觉火热上冲，鼻内有血管跳动感，衄时血出如注，血色鲜红，甚则量多盈盈，曾两次住省人民医院检查，未能明确诊断，治疗少效。近日来又有火热上冲感，牙龈肿痛，齿衄，晨晚口干，饮水多，大便干结，舌苔黄腻，质偏红。血压不高，血脂高；有陈旧性肺结核、肺气肿病史。证属火热上冲，热迫血溢。治予凉血散血，平冲降逆。

水牛角片（先煎）20g　大生地 25g　赤　芍 10g　丹　皮 10g

黑山栀 12g　玄　参 12g　大黄炭 10g　白茅根 20g　怀牛膝 10g

生槐花 15g　紫珠草 15g　旱莲草 15g　血余炭 10g

7 剂

二诊（2001-12-20）：药后鼻衄未作，火热上冲感减轻，夜晚已不需要饮水，牙龈肿痛火热、齿衄有改善，大便干结好转，舌苔黄腻，质红边尖暗紫，脉细滑。

上方加南北沙参各 12g，大麦冬 12g。14 剂。

三诊（2002-01-07）：鼻衄未作，口干减轻，面部升火潮红亦减，间有头昏，舌苔黄腻、边尖暗红，脉细滑。

初诊方加大麦冬 12g，知母 10g，天花粉 12g。

14 帖其后患者自觉无不适，随访得知鼻衄一直未作。

·问难　先生，请教紫珠草的功用及适应证。

·解惑　紫珠草又名止血草，从药名上就可直截了当地知道这味药的主要作用。本品味苦、涩，性平；归肺、肝、胃、大肠经。功能收敛止血，清热解毒。主治咯血、呕血、衄血、尿血、便血、崩漏、皮肤紫癜，常配合其他止血药同用。外伤出血，可以粉剂撒患处包扎，或鲜草捣敷，或消毒纱布浸紫珠草溶液压近出血部位而迅速止血。也有用本品制成滴眼液治疗结膜炎等，并可治疗痈疽肿毒、毒蛇咬伤，以鲜叶捣敷并煮汁服。

血证案 3
（血小板减少性紫癜）

谢某　女　20 岁　学生　初诊日期：1996 年 6 月 1 日

初诊（1996-06-01）：患者素体不强，自小多病；4 月中旬因饮食不当，导致发热、吐泻，经治而愈；5 月初双侧下肢皮下出现大块紫斑，血液检查发现血小板减少，最低时仅为 4×10^9/L，诊断为"血小板减少性紫癜"，住南京某医院血液科，用强的松冲击治疗，血小板升至 $110 \times 10^9/L$，嘱出院休养，逐渐撤减强的松。当强的松由每日 60mg 减至每日 50mg 时，血小板即降至 $16 \times 10^9/L$，撤减失败，不能再撤，遂寻求中医治疗。症见面色浮黄少华，面似满月，两下肢仍有大片青紫瘀斑沉着不消，苔薄腻，舌暗红，脉细。证属心脾两虚，肝肾不足，气血生化少源。治宜滋养肝肾，补益气血。

潞党参 15g　炙黄芪 20g　炙甘草 5g　当　归 10g　仙鹤草 20g
女贞子 10g　旱莲草 10g　枸杞子 10g　大生地 10g　制首乌 10g
黄　精 10g　阿胶（烊化）10g

10 剂

二诊（1996-06-22）：强的松维持每日 50mg，与中药同用，上周查血小板升至 $70 \times 10^9/L$，遂减强的松为每日 35mg。今查血小板为 $96 \times 10^9/L$，面色稍有改善，肌肤瘀斑，苔黄薄腻，脉细。

上方加补骨脂 10g。14 剂。

三诊（1996-07-13）：因劳累及强的松撤减过快，血小板计数上周降至 $44 \times 10^9/L$，但今又升至 $53 \times 10^9/L$。自觉症状不多，惟面色稍有欠华。仍宜补益气血，滋养肝肾。

潞党参 20g　炙黄芪 25g　炙甘草 5g　当　归 15g　鸡血藤 10g
仙鹤草 20g　大熟地 12g　女贞子 12g　旱莲草 12g　补骨脂 10g
菟丝子 10g　阿胶（烊化）10g

14 剂

四诊（1996-07-27）：病情平稳，血小板计数逐渐上升，今查为 $66 \times 10^9/L$；自觉症状不多，易汗，大便偏少，苔薄腻，质偏红，脉细。强的松已撤减为每日 20mg，治宗前义，参入温养之品以助阳生阴。

上方去旱莲草，加肉苁蓉10g，改菟丝子15g。48剂。

五诊（1996-09-14）：满月脸显著减轻，惟面黄少华，强的松撤至每日15m g，血小板40×10^9/L。治宜加强温肾填精。

鹿角片（先煎）10g　　补骨脂10g　潞党参20g　炙黄芪30g

当　归15g　炒白芍10g　大熟地12g　川　芎3g　仙鹤草25g

枸杞子15g　黄　精12g　阿胶（烊化）10g

六诊（1997-04-05）：强的松撤完，血小板计数稳定在70×10^9/L左右，面色稍见红润。原方加仙灵脾10g，菟丝子15g，以作巩固。

1997年6月随访，患者症情平稳，中药仍在服用，并已复课。此后复查血小板稳定在正常水平。

·点拨　血小板减少性紫癜，多属于中医"血虚""阴斑""肌衄"范畴，可能与某些病因造成的自身免疫，导致血小板大量破坏有关。西医应用强的松等作免疫抑制治疗，可以在短期内控制症情，但系治标之法，撤减时常易再度下降，引起病情反复。中医辨为心脾两虚，气血生化乏源，治疗总以益气养血为主。然气血之生成，有赖肝肾之强健，因肾主骨，骨为髓海，补益肝肾，则能促进髓海生血，故益气养血、培补肝肾为本病治疗大法。然本例因应用大剂量激素，撤减之初，有舌红、满月脸等阴虚表现，故治法侧重滋养；后期激素撤减过半，阳虚渐显，继用养阴为主，血小板计数难以平稳上升，反致下降，治疗转为温补，用鹿角片、仙灵脾、菟丝子、补骨脂之属，症情得以进一步改善，并使激素稳妥地撤除，血小板稳定上升。血本阴类，有赖阳气促进方能生成，此乃景岳"善补阴者，必于阳中求阴"之意。

·**问难**　先生，阴斑这一诊断临床并不多见，请问它的临床表现是什么？诊治时需要注意什么？涉及西医的哪些病种？

·**解惑**　一般外感发斑起病急，病程短，多见热毒炽盛，迫血妄行，属阳斑；内伤发斑多由内伤、劳损所致，起病缓，病程长，病情反复，时起时消，属阴斑，以阴虚火旺，气不摄血，阳气不固多见。临床多表现为紫斑起伏，或多或少，并常伴面色无华，神疲乏力等诸多虚弱劳损之象；亦有病情发展，血热妄行者，而呈虚实夹杂之候，常见于血小板减少症、血小板减少性紫癜、某些凝血因子障碍的疾病，还有肝硬化失代偿期脾功能亢进、凝血机能障碍等。

血小板增多症案

王某　女　11岁　初诊日期：2001年4月6日

初诊（2001-04-06）：去年7月因后脑颈后疼痛，去某省人民医院检查，血小板增多达 600×10^9/L。骨髓象示："粒系、红系、巨核系增生活跃，血小板成大片可见"。多次查肝肾功能、免疫功能、血沉等正常，血小板最多达 800×10^9/L。该院诊为"原发性血小板增多症"，先后用丹参、右旋糖酐、干扰素等治疗，少效。目前血小板波动在 $(400 \sim 600) \times 10^9$/L 上下，血小板数较高时有头痛。今日诊前查血小板为 457×10^9/L，疲劳乏力，出汗稍多，舌苔黄薄腻质红，脉细滑。从络热血瘀、肝肾不足治疗。

水牛角片（先煎）15g　　大生地10g　赤　芍10g　丹　皮10g

丹　参10g　白　薇12g　黑山栀10g　玄　参12g　生甘草3g

紫　草10g　熟大黄3g　凌霄花6g　炙女贞10g　枸杞子10g

7剂

二诊（2001-04-13）：复查血小板695×10^9/L，但未见头痛，自觉痛苦不多，口不干；今日上午发热38℃，不恶寒，伴咳嗽；舌苔黄薄腻，质红偏暗，脉小滑数。治守原意，兼以治标。

上方去生甘草、炙女贞、枸杞子，加连翘10g，青蒿15g，大青叶15g。7剂。

三诊（2001-04-20）：复查血小板414×10^9/L，发热已解，易疲劳，膝关节疼痛，苔黄薄，质暗红，脉细。仍从络热血瘀、肝肾不足治疗。

水牛角片（先煎）20g　　大生地12g　赤　芍12g　丹　皮10g

丹　参10g　白　薇15g　黑山栀10g　玄　参12g　紫　草10g

熟大黄4g　凌霄花6g　炙女贞19g　旱莲草20g　大青叶15g

7剂

其后一直以此法加减治疗，基本用药为水牛角片、大生地、赤芍、丹皮参各10g，白薇15g，黑山栀10g，玄参12g，紫草10g，凌霄花6g。除炙女贞、旱莲草、大青叶外，还加减运用过鬼箭羽、炙水蛭、桃仁、红花、炮山甲、泽兰、黄精、乌梅、僵蚕、砂仁等。

至2001年9月底之前，每次诊前查血小板均示增高，波动于（350～600）×10^9/L之间，10月19日血小板下降至220×10^9/L，其后多次复查稳定在（195～300）×10^9/L。患者一般情况良好。

·点拨 血小板增多症是血液系统一种少见疾病，此病中医少有记载，且该患者自觉症状不多，无特殊不适，虽曾有头痛，但仅为一过性，主要表现为血象异常，血小板增多。对这类症状不多，"无症可辨"的病，我们如何来辨？这是个很重要的问题。还是应当从中医理论入手，分析病机，从肾主骨生髓，血小板增多使血液黏度加大，易于形成血栓；结合患者舌质红暗，脉细滑，综合分析，其病机应为络热血瘀、肝肾不足。治当凉血清热，活血化瘀，滋阴补肾。故方选犀角地黄汤（易犀角为水牛角）凉血活血为主，配白薇、山栀清血分之热，丹参、紫草、凌霄花活血兼以凉血，玄参合生地养阴清热。

·问难 现代医学对本病的认识及治疗是怎样的？

·解惑 现代医学将本病分为原发性和继发性两大类，原发性者病因不明，治疗措施包括骨髓抑制剂，如马利兰、羟基脲、干扰素、抗血小板聚集、血小板单采术等。本患者年幼，未曾用骨髓抑制剂，曾经干扰素治疗未效。

·问难 先生，在本案所用药中，凌霄花、紫草平时用得不多，对其药性也不甚了解，请您指教。

·解惑 紫草味苦，性寒，有凉血活血，解毒，透疹之功，主治热病斑疹、湿热黄疸，尿血、吐血、衄血、紫癜，痈疽，烧烫伤，下肢溃疡，湿疹等。凌霄花又名藤萝花、倒挂金钟，味酸，性寒，擅凉血行瘀，主治各种瘀血阻滞、血分有热之证，如月经不调、经闭、崩中漏下、血热风痒、酒齄鼻等，常随证与活血祛瘀、养血活血、凉血祛风药合用。

·体悟 从患者慕名前来求诊，到血小板降至正常水平并且保持稳定，周师始终坚持以凉血清热、活血散瘀、滋阴补肾为法，主方主药基本不变，或入女贞、旱莲滋补肝肾，或入水蛭、桃仁活血化瘀，或用大青叶清热解毒，或用砂仁芳香醒脾。这给了我们一个深刻的启示：对于此类顽固性疾病，只要认证准确，当守方守法图治，这一点非常重要，这是取得成功的又一关键。

皮肤瘙痒案
（真性红细胞增多症）

宁某　男　66岁　退休工人　初诊日期：1997年4月7日

初诊（1997-04-07）：两臀腿足火辣发热，肌肤瘙痒2年。患者1995年初无明显诱因出现肌肤瘙痒，面部红赤，经省人民医院检查诊断为"红细胞增多症"；既往曾在门诊进行中西医结合治疗，症情一度缓解后停止治疗。近来两臀腿足发热有火辣感，夜晚尤甚，肌肤瘙痒面部红赤，口干；查血：RBC 5.01×10^9/L，Hb 144g/L，WBC 6.2，PLT 324×10^9/L；苔淡黄，薄腻，质紫，脉小弦滑。拟从瘀热相搏，肝肾亏虚治疗。方取犀角地黄汤意。

水牛角片（先煎）15g　赤芍15g　丹皮10g　大生地15g

炙水蛭3g　熟大黄4g　黑山栀10g　白薇10g　广地龙10g

川石斛15g　炙僵蚕10g

7剂

二诊（1997-04-14）：两侧内胯、足胫外侧痒感略轻，面部红赤亦轻，但仍有口干，尿黄排出不畅，苔黄腻，脉弦滑。前从瘀热相搏，肝肾亏虚治疗有效，药已中的，效不更方。

上方去白薇、石斛，加苦参10g，地肤子20g，黄柏10g。此为难症，药治非短期能效，嘱服本方一月。

三诊（1997-07-21）：手足瘙痒、臀部火热感明显减轻，面部红赤已转淡，但复见头皮瘙痒，口干发黏，苔薄白腻，质暗，脉细滑。7月14日查血：RBC $4.55×10^9$/L，Hb 131g/L，WBC $5.8×10^{12}$/L，PLT $494×10^9$/L。治从凉血祛瘀、清化湿热。

水牛角片（先煎）15g　赤　芍12g　丹　皮10g　紫　草10g

白　薇12g　炙水蛭4g　熟大黄5g　广地龙10g　玄　参10g

大生地12g　川石斛15g　苦　参10g　地肤子15g

四诊（1997-11-17）：上药断续服用3月后，下肢火热、麻木、瘙痒感基本消失，面部红赤亦退。近周来右手指持物失灵，难以自如持筷用餐，夜卧口角流少量口水，口干，喜寐，二便欠畅，苔淡黄薄腻，质暗，口唇紫暗，脉小弦滑。查血RBC $5.0×10^9$/L，Hb 144.4g/L，WBC $6.8×10^{12}$/L，PC $378×10^9$/L。治守原法，凉血化瘀，清热祛湿继进。

制大黄6g　桃　仁10g　炙水蛭5g　炒苍术10g　川黄柏10g

苦　参10g　片姜黄10g　广地龙10g　大生地12g　玄　参10g

炙僵蚕10g　制南星10g　路路通10g

守上法调治半年余，病情稳定，2年后随访，未见复发。

·点拨　真性红细胞增多症是一种不明原因的以红系细胞异常增殖为主的慢性骨髓增殖性疾病，临床甚为罕见。据国内文献报道，

1957～1985年仅发现376例。临床特征为皮肤黏膜红紫，脾脏肿大和血管及神经系统症状，血液学特征为红细胞和全血容量绝对增多，血黏度增高，常伴有细胞和血小板增多等。目前采取治疗方法的目的系通过抑制细胞的异常增生，降低血容量、血黏度和血小板数，从而消除症状，减少并发症，延长生存期。中医药治疗本病的临床报道少见，如有用补中益气汤加味治疗取效的个案报道。

根据本患者发病特点，我们不难断定此非补中益气汤之证。现代临床检查表明红细胞、血小板、血红蛋白高于常值，血液黏稠为中医一派血瘀之象；肌肤发热、面部红赤、口干、尿黄不畅等症表明患者血分有热；口黏、病变部位瘙痒难耐、苔黄腻又为湿热之征，且病位在臀以下的双下肢，符合湿性趋下的特点。因此，本证当是络热血瘀，湿热内蕴。治以凉血活血，清热祛湿为法。方用犀角地黄汤化裁。病证治疗之初，以水牛角片、赤芍、丹皮、大生地、炙水蛭、熟大黄、黑山栀、白薇凉血化瘀，清透血热；川石斛补肝肾；广地龙、炙僵蚕通络。处方中轻用了清利湿热药，患者肌肤发热、瘙痒症状缓解不明显，经加用苦参、地肤子、苍术、黄柏等清热祛湿之品后，临床症状得以很快消退，血象检查指标均有明显好转，有效阻止了本病病情的进一步发展。

痰证案

张某　男　48岁　初诊日期：2000年1月17日

初诊（2000-01-17）：患者从1998年11月起，咯痰色白量多，痰质黏稠成块，咯吐不利；两目时有昏花涩痛，口苦、口臭、口干，噫气较多，胃中嘈杂，泛吐酸水，胸闷，背寒背痛，背后有紧压感，手心灼热，手麻，晨起手不能握紧，足冷，大便酸臭，不成形。苔腻色黄，舌质暗，脉沉细滑。怪病多痰，信而有征。拟从痰饮久郁化热，肝胃不和治疗。

　　法半夏12g　陈　皮10g　茯　苓10g　炒白芥子9g

　　炒苏子10g　吴茱萸2g　乌　梅5g　炒子芩10g

　　黄　连3g　竹　茹6g　炙甘草3g　杏　仁10g

　　厚　朴6g　炒莱菔子10g　煅瓦楞子15g

28剂

　　二诊（2000-02-14）：药后口中痰涎减少，咯痰较前爽利，口苦口臭减轻。药既对证，守法再进。

　　上方去杏仁、乌梅、瓦楞子、竹茹，加炒苍白术15g，炙桂枝10g，泽漆10g、猪牙皂2.5g。7剂。

　　三诊（2000-02-21）：药后痰涎咯吐爽利，痰量较少，不咳，手麻好转，但仍觉下肢、脚尖冷，大便欠实，酸臭不著，苔腻黄质暗，脉细滑。

　　上方改猪牙皂为3g，加淡干姜3g，守法服用。

　　半月后诸症尽除，康复如初。

·点拨　咯痰是本案的主要症状，并且已经患病多年；痰的颜色白，质黏而量多，很明显属于痰证。患者虽然有很多症状，但都是由痰而成。因此，我选用二陈汤和三子养亲汤为主，以燥湿化痰，理气降逆。只要痰湿祛除，气机畅通了，就能获愈。在这里，辨证准确、用药得当，是取得效果的关键。有人说中医没有效果，或者说效果不稳定，或者说效果太慢……可能都与辨证不准、用药不精有关。

·**问难**　先生，痰所产生的许多症状，都是我们难以理解的，能不能结合本例，给我们分析一下？

·**解惑**　前面已经说了，这个病人咯痰多年，痰色白，质黏而量多，这是患者的主症，也是辨析痰证的主要线索。其他症状，也都是由痰所致的。比如，痰浊阻滞在胸部，胸部的阳气就不能舒展，所以见到胸闷背痛，有紧缩、压迫的感觉；痰浊往上走，上犯头目，所以头目不清爽，眼睛昏花，有时涩痛；痰浊内盛，土壅木郁，肝胃不和，所以嗳气泛酸，口苦嘈杂，大便溏薄而又酸臭；浊痰内窜，脉络受阻，则出现手麻，晨起不能握固；痰浊内聚，阳气不展，所以有背寒、足冷等症状；痰浊内郁，日久化热，则见口干，手心灼热。总之，痰可以随气的升降，无处不到，往往寒热错杂，内外交困，许多症状同时出现。《杂病源流犀烛》中有一段话，很值得学习。"人自初生，以至临死，皆有痰……而其为物，则流动不测，故其为害，上至巅顶，下至涌泉，随气升降，周身内外皆到，五脏六腑俱有。试罕譬之，正如云雾之在天壤，无根底，无归宿，来去无端，聚散靡定。火动则生，气滞则盛，风鼓则涌，变怪百端，故痰为诸病之源，怪病皆由痰成也。"对照这个案例，我们能否对中医痰证有较为深切的理解？

·**问难**　治疗痰证的中药很多，您在临床上是如何合理选配的？

·**解惑**　就拿本例来说，患者上下内外都有症状，并且有寒有热，治疗就必须全面兼顾，主次分明。我选用二陈汤、三子养亲汤为主，燥湿化痰，理气降逆，这是治痰的主旋律，不能有误。同时，配合炒子芩、黄连、厚朴、杏仁，这几味药主要用来降气化痰，兼清郁热；吴茱萸、瓦楞子、竹茹等等，主要作用是温肝和胃，而且降逆。服药之后，患者的症状减轻了，用药也就随着改变。二诊时去掉了杏仁、乌梅、瓦楞子和竹茹，加上苍术、白术，有平胃散的意思；加上桂枝就成为苓桂术甘汤。在这里，除了加强全方行气燥湿的力量之外，其实还含有"病痰饮者，当以温药和之"的意思。加泽漆、猪牙皂的目的，是增强化痰蠲浊开结的力量。第三次诊治时，加上干姜来帮助温化痰饮。

· **体悟** 在病理因素之中，痰是最为复杂的一种，外感、内伤等多种因素都可以引起痰。痰邪致病广泛多端，症状怪异，可出现眩晕、咳喘、心胸闷痛、痴呆、癫痫、狂躁、痰核等等。并且，痰与湿邪一样，具有重浊、黏滞、缠绵的特点，身体沉重，分泌物秽浊、黏滞不爽，病程缠绵而悠长。因此，中医历有"百病皆有痰作祟""怪病皆有痰作祟"之说。学会辨痰治痰，是中医攻克许多疑难病症的基本功。

悬饮案
（乳糜胸水）

　　王某　女　67岁　初诊：日期2000年12月8日

　　初诊（2000-12-08）：3月前因胸闷，呼吸不畅，检查发现左胸腔积液，先后住院70天，经常抽水，每次约700mL，累计约10000mL，排除肿瘤、结核，按结缔组织病试用强的松每日4.5g。

目前胸闷，气急，行走需他人搀扶，头晕，乏力，易汗，盗汗，两颧潮红，升火，时间不定，关节疼痛不显，口干欲饮，二便尚调，舌质紫有裂纹，苔薄，脉细数。胸水呈乳糜状。肺虚阴伤，饮停胸胁。

功劳叶 10g　炙桑皮 20g　地骨皮 15g　冬瓜皮 15g　瓜蒌皮 15g
通　草 6g　泽　兰 15g　泽　泻 15g　猪　苓 20g　茯　苓 20g
生白术 15g　车前子（包煎）15g　　泽　漆 12g　天仙藤 12g
路路通 10g　旋覆花（包煎）10g　　降　香 5g　炒苏子 10g
炙鳖甲（先煎）15g　　南北沙参各 10g

二诊（2000-12-15）：胸闷气急稍减，平卧不舒，盗汗减少，面部潮红，尿量较多，质暗紫有裂纹，苔黄，脉细数。守原法观察。

上方加阿胶（烊冲）10g，大生地 10g。7 剂。

三诊（2000-12-22）：听诊、叩诊提示胸水未增长，胸闷有减，食纳有增，面部潮红消减，盗汗亦减，腿酸乏力，舌质暗紫有裂纹，苔薄黄，脉细。养阴泻肺利水再进。

上方改炙桑白皮 15g。

四诊（2000-12-29）：胸闷不著，不咳，面部潮红已消失，盗汗亦减，腿酸乏力；因恐胸水吸收缓慢，抽水 1200mL，并注射庆大霉素 2 支，强的松 10mg，WBC 3.4×10^9/L。食纳良好，二便正常，舌质暗紫有裂纹，苔薄黄，脉小滑兼数。药治有效，守法再进。

上方改炙桑白皮 25g。

此后胸水未再增长，并缓慢减少，先后加用葶苈子、炮山甲、王不留行、水红花子、生黄芪等泻肺通络之品，乳糜胸水基本得以控制；2001 年 1 月 17 日又抽水一次，此后胸水渐消，胸闷气急亦随之消减，但肺阴耗伤之象尚难全复，方中又先后加入天麦冬、银柴胡、胡黄连、乌梅等以养肺阴，清虚热。

五诊（2001-07-26）：B 超提示左胸腔 0.6cm 包裹性积液；胸闷不著，但左侧卧位时左胸不适；口干，食纳正常，二便尚调，苔薄质润偏暗，脉细滑。仍予养阴通络、泻肺利水。

南沙参 12g　北沙参 12g　大麦冬 10g　炙桑皮 20g　葶苈子 12g

地骨皮 15g　冬瓜子 15g　冬瓜皮 15g　生白术 15g　猪茯苓 20g

泽　兰 15g　泽　泻 15g　生黄芪 20g　路路通 10g　降　香 5g

桃　仁 10g　泽　漆 12g　雷公藤 6g　皂角刺 6g

炙鳖甲（先煎）15g　　牡蛎（先煎）25g

阿胶（烊冲）10g　　旋覆花（包煎）10g

上药加减服用 2 月，病告临床治愈，惟左胸稍有疼痛，再予清养调理 2 月病瘥。2002 年 5 月 6 日因受凉感冒咳嗽来诊，告知"乳糜胸水"一直未发，身体稍弱。

· **点拨**　本案病属悬饮，迁延难愈，既有饮停胸胁之证，阴虚内热之象亦较显著，非峻下逐水、温阳化饮法所能治，须利水勿伤阴，滋阴勿助湿，故以沙参麦冬汤、泻白散、五苓散、旋覆花汤等复方加减以养阴清热，泻肺通络，终收佳效。

· **问难**　先生，雷公藤在本病治疗中起何作用？

· **解惑**　雷公藤，苦、辛、凉，有大毒，归肝经，具有祛风除湿、消肿止痛、通经活络、解毒杀虫的功效。这里取其祛风除湿、通经活络作用，使乳糜胸水得消。现代药理证实该药有抗炎镇痛、抑制免疫反应的作用。

·**问难** 先生，方中多次调整了炙桑皮的用量，请问是依据什么进行调整的？

·**解惑** 桑白皮甘寒，归肺经，具有泻肺平喘、利尿消肿的功效。本病中与地骨皮合用，有泻白散之意。用量在 15 ～ 25g 间调整，根据饮之多少增减，过用则恐伤正，故多次调整其用量。

·**问难** 先生，方中鳖甲起什么作用？

·**解惑** 鳖甲咸寒，功能滋阴潜阳、软坚散结。病人表现有两颧潮红、升火，属阴虚发热之症，同时病人又有口干、舌裂的阴伤表现，所以选用鳖甲滋阴潜阳，清虚火。此外，乳糜胸水是淋巴回流障碍导致的，大多伴有淋巴结肿大，鳖甲还有软坚散结的作用。

·**体悟** 胸水的病因较为复杂，癌性、结核性、心源性及肝脏、肾脏疾病均可导致胸水的产生；而"乳糜胸水"临床较为罕见。本案胸水来势猛，病情重，病因不明，西医叠用抗炎、抗痨、激素治疗等多种方法，难以取效。中医辨病当属"悬饮"无疑，但辨证用药却颇费思量。患者一副痛苦面容，胸闷气急，难以自主行走，细察病情，既有饮停胸胁，水气不归正化之候，又有颧红、潮热、盗汗、舌裂一派阴伤之象，治疗相当棘手，泻肺利水恐更加伤阴，滋阴补液又有助湿恋邪之虞，如何处理好两者间的关系，确需丰富的临床经验和对中药药性的熟知。先生以鳖甲、功劳叶、地骨皮、桑白皮、沙参、麦冬养阴清肺退虚热，甘寒清润；与葶苈子、冬瓜子、冬瓜皮、猪苓、茯苓、泽兰、泽泻等泻肺利水之剂的配伍，平和淡渗，利水而不伤正；更合旋覆花、降香、路路通、桃仁、皂角刺等行气化痰、活血通络，使肺脏得养，肺络得和，肺水得利，则痰饮水气无新生之源，而已聚之痰饮得以逐渐清利，邪去正复。

该案给人的启示在于：①饮停胸胁，自当疏利。但须视体质特点，不可过于峻猛，一味疏利。阴虚者当兼以养阴，阳虚者则当温阳化饮。因前人早有"病痰饮者当与温药和之"之训，故温阳化饮为医之熟知，而养阴利水则为变治，用药尤当考究，养不可过于滋腻，有碍湿运；利不可过于猛浪，耗气伤阴。②痰、瘀为人体津、血运化失常所致的病理产物，二者在病理上相互影响，痰饮停滞，阻碍气血运行，可致血脉瘀滞；而血行不畅，也可影响水液之输化，而致痰饮内停，故痰瘀同治对许多疑难病症的治疗具有十分重要的意义，运用适当常可取得事半功倍的效果。

消渴案
（糖尿病）

刘某　女　64岁　初诊：日期1999年11月8日

初诊（1999-11-08）：患者有糖尿病史多年。今年1月感冒后至今不欲饮食，口干苦涩，一遇饮食即有恶心感，泛酸，大便溏烂，日二三次；舌质暗红，苔黄腻，脉濡滑。证属脾虚胃弱，湿热中阻，津气两伤。治当清热化湿，健脾开胃，益气养阴。

藿　香 10g　佩　兰 10g　泽　兰 10g　川　连 4g　川石斛 10g

厚　朴 3g　太子参 10g　法半夏 10g　苏　叶 10g　橘　皮 6g

炒谷芽 10g　炒麦芽 10g　炙鸡金 10g　炒六曲 10g

砂仁（后下）3g

7 剂

二诊（1999-11-15）：药后病情改善，恶心厌食减轻，稍能进食，大便溏烂转实，日行一次，但仍感口干苦黏涩；苔黄薄腻，质暗红，脉细滑。守法继进。

上方加吴茱萸 2g，白蔻仁（后下）3g。再调理 2 周后，康复如初。

·**点拨**　患者虽宿有消渴病史，但目前以不欲食、恶心泛酸为其主症，苔黄腻，脉濡滑，故辨为脾虚胃弱，湿热中阻，兼津气两伤。治以藿朴夏苓汤化裁以清热化湿，健脾和胃，兼以益气养阴。

·**问难**　先生，清热化湿、益气养阴并用时如何能够清热化湿而不伤正，益气养阴而不恋邪？

·**解惑**　正虚、邪实并见时，要分清孰轻孰重，或是并重。邪盛者祛邪为主，佐以扶正；正虚较重者以扶正为主，辅以祛邪，待正气恢复再予攻邪；虚实并重者扶正祛邪并用。总之，祛邪不能伤正，补虚不能恋邪。湿邪久恋易伤脾胃之气，热邪易灼伤阴液。清热化湿不能伤正太过，滋阴不能助湿碍胃，补气不能助火。本案为阴虚燥热兼有气虚之证，临证当辨清邪正关系用药。按初诊主诉，辨证以湿热中阻为主，故宜祛邪为主，佐以太子参、石斛扶正之品。

· **问难**　先生，方中为何用黄连？

· **解惑**　病人恶心、泛酸，苔黄腻，脉濡滑，皆为湿热中阻的表现，黄连清热燥湿，降逆止呕，且与吴茱萸同用为左金丸，可治口苦、泛酸。

癌病案 1
（肺癌）

朱某　男　65 岁　初诊日期：2001 年 3 月 9 日

初诊（2001-03-09）：咳嗽间作 1 月余，活动后气急，咯痰不多，CT 等检查确诊为"右下肺原发性支气管肺癌"，后行手术；术后病理示："非角化性鳞状细胞癌，淋巴结转移（5/5）"。术后已放疗 6 次。目前仍时有咳嗽，气喘，痰少，口干，舌苔黄薄腻中有剥苔，舌质暗，脉细滑。证属肺肾交亏，气阴两伤，热毒痰瘀互结。治予补肾纳气平喘，化痰活血消癌。

炒苏子 10g　法半夏 10g　胡桃肉 15g　山萸肉 10g　生黄芪 15g
北沙参 12g　仙鹤草 15g　生苡仁 20g　山慈菇 15g　泽　漆 15g
猫爪草 20g　蛇舌草 20g　漏　芦 12g　露蜂房 10g　炙蜈蚣 3 条
海　藻 10g　制僵蚕 10g　天麦冬各 12g　炙鳖甲（先煎）15g
每日 1 剂，分 2 次煎服。

另服西洋参、冬虫夏草各 1g，炖服，每日 1 次。

二诊（2001-06-26）：气喘气急缓解，接受肺部放疗，共按计划完成放疗39次。放疗期间口苦口干，食纳不香，偶有咳嗽，咯痰色白或黄，舌苔中部剥脱，脉细滑。证属放疗伤正，气阴交亏，热毒痰瘀阻肺。治予养阴益气，润燥化痰消癌。

南沙参12g　北沙参12g　天　冬12g　麦　冬12g　天花粉12g

太子参12g　生黄芪12g　漏　芦10g　蛇舌草25g　露蜂房10g

炙僵蚕10g　山慈菇15g　猫爪草20g　鬼馒头15g　炙蜈蚣3条

泽　漆15g　生苡仁20g　仙鹤草15g　枸杞子10g　法半夏10g

陈　皮6g　炙鳖甲（先煎）15g

三诊（2002-09-06）：此前断续进行6个疗程化疗，恶心呕吐不重，疲劳明显，精神萎靡，面色浮黄，贫血貌，咳嗽，咯痰不多，舌苔薄黄，舌质淡紫，脉细。肺部CT及CEA等肿瘤标志物检查均未见复发依据。证属药毒伤正，脾胃运化失健，气血亏虚。治拟健脾和胃，益气养血消癌。

南沙参10g　北沙参10g　大麦冬10g　太子参10g　党　参12g

生黄芪15g　焦白术10g　枸杞子10g　鸡血藤20g　蛇舌草20g

仙鹤草15g　生苡仁15g　猫爪草20g　山慈菇15g　炙僵蚕10g

露蜂房10g　红豆杉20g　泽　漆12g　夏枯草10g　炙鸡金10g

陈　皮6g　炒六曲10g　法半夏10g　夜交藤20g

砂仁（后下）3g

30剂

药后病情稳定，继续服药，精神好转，疲劳改善，咳嗽轻，痰量不多，仍以上方出入调理。

·**点拨**　本案3次来诊有三个辨治特点：首诊见上实下虚，故取苏子、半夏降气化痰，山萸肉、胡桃肉、炙鳖甲、冬虫夏草补肾纳气；二诊时为配合放疗，针对放疗易消灼阴津的特点，加大养阴润燥药物的运用，药用炙鳖甲、南北沙参、天麦冬、天花粉、太子参、枸杞子、知母等；三诊时因为化疗产生的毒副反应，表现为骨髓抑制及消化道反应，宗脾胃为气血生化之源，而运用健脾和胃、益气养血之药，药用太子参、党参、生黄芪、焦白术、枸杞子、仙鹤草、生苡仁、炒六曲、陈皮、炙鸡金、砂仁等。整个过程，不忘癌毒阻肺为致病之源，而施以炙鳖甲、夏枯草、山慈菇、炙僵蚕软坚散结消癌，猫爪草、山豆根、半夏、海藻化痰散结消癌，漏芦、蛇舌草、红豆杉清热解毒消癌，泽漆、蟾皮、蜈蚣以毒攻毒消癌。

· **问难**　先生，你在本案及其他肿瘤病案中，描述证候时常提到"癌毒"，请您解释一下"癌毒"的致病特点？

· **解惑**　癌毒是恶性肿瘤发病的一个重要原因，癌毒伤正为病变之源，癌毒走注为传变之因。癌毒具有致病乖戾、正气难敌、恶化迅速、累及五脏、损伤气血阴阳、容易流窜走注、预后不良等特性。癌毒可进一步与痰浊、血瘀、热郁等胶结，导致多种不同临床证候。常规辨治难以奏效，而且病情顽固容易复发，所以包括肺癌在内的许多恶性肿瘤，都要重视消除癌毒药物的运用。

· **问难**　对肺癌疗效较好的中药有哪些？

· **解惑**　常用的有猫爪草、山慈菇、炙僵蚕、露蜂房、红豆杉、泽漆、猫爪草、鬼馒头。

· **问难**　鬼馒头是味什么药？

· **解惑**　鬼馒头又叫木馒头、木莲、鬼臼等，性味酸平，能补肾固精，通乳，活血消肿，解毒。也常配合墓头回、半枝莲等清热利湿解毒类药物治疗宫颈癌等，从中提取的鬼臼毒素具有抗癌作用，鬼臼甲叉苷、鬼臼乙叉苷为临床常用抗肿瘤药物。

· **体悟**　本案体现了先生治疗肺癌立足辨证，重视应用消癌药物，有机组合复法大方的治疗原则，注重病证结合，消补兼施，痰热瘀毒诸邪同清，用药主次分明。恶性肿瘤中晚期，多为虚实夹杂，本病也是如此。肺癌以阴虚、气阴两虚为主，兼有气滞、血瘀、痰凝、癌毒积聚等病理变化，治疗上攻不能过，补不能滞，也不可苦寒太过以免伤胃，时刻注意保护胃气。

癌病案 2
（肺癌）

计某　男　73岁　初诊日期：2005年6月16日

初诊（2005-06-16）：患者有长期吸烟史。今年3月痰中夹血，在省人民医院查为肺鳞癌；6月10日行 γ 刀治疗。目前稍有咳嗽，胸无闷痛，痰不多，偶有痰中带血，疲劳乏力，口干，食纳知味，寐尚可，二便正常；苔中后部黄腻，质暗紫，脉细滑。有高血压、糖尿病、高脂血症病史。CT提示：右上肺肿块放疗后，稍小，内部坏死明显，两肺感染，局灶性纤维化，局部支气管扩张，左下肺大泡。证属热毒痰瘀阻肺，气阴两伤。

南沙参12g　北沙参12g　太子参10g　大麦冬10g　天花粉10g

生苡仁15g　山慈菇12g　泽　漆15g　猫爪草20g　肿节风20g

漏　芦15g　仙鹤草15g　炙僵蚕10g　露蜂房10g　鱼腥草20g

蛇舌草20g　狗舌草20g　地骨皮15g

14剂

二诊（2005-06-23）：咳减，痰少，未见出血；口干不显，无胸闷胸痛，食纳尚可，二便正常；苔中部黄腻、质暗红，脉小滑。

上方加桑白皮12g，羊乳15g，平地木20g。21剂。

三诊（2005-07-14）：近况平稳，咯痰不多，呈白色泡沫状；无胸闷痛，纳可，大便稍干；舌苔薄黄，舌质暗有裂痕，脉小滑。

初诊方加生黄芪12g，羊乳12g，平地木20g，桑白皮10g，去白花蛇舌草。14剂。

四诊（2005-07-28）：近日军区总院CT复查，原右上肺病灶较前缩小。自觉症状不多，稍有痰，精神良好，大小便正常。苔中后部黄腻，舌质暗紫，脉细滑。

初诊原方去地骨皮、狗舌草，加桑白皮12g，羊乳15g，生黄芪15g，平地木20g，龙葵20g。

五诊（2005-08-11）：自觉症状不多，不咳，咯痰少，胸不痛，食纳知味；苔黄薄腻，脉细滑。查肝肾功能正常，血糖9.6mmol/L，癌胚抗原：19.9ng/L。仍从热毒痰瘀互结，气阴两伤立方。

炙鳖甲（先煎）12g　　南沙参12g　北沙参12g　天　冬10g

麦　冬10g　太子参12g　生黄芪15g　仙鹤草15g　生苡仁15g

泽　漆15g　山慈菇15g　蛇舌草20g　龙　葵20g　半枝莲20g

炙僵蚕 10g　漏　芦 15g　猫爪草 20g　羊　乳 15g　鬼馒头 15g

露蜂房 10g　肿节风 20g

·点拨　患者长期吸烟，烟毒灼肺，肺热气燥，酿生癌毒，癌毒阻肺，耗伤气血津液，加之放射治疗，进一步损伤肺之气阴。结合舌脉，辨证为热毒痰瘀阻肺，气阴两伤证。其病证特点为虚实夹杂，实者热毒痰浊瘀结，虚者气阴两亏，故治疗以益气养阴扶助正气，化痰祛瘀解毒抗癌。因脾胃运化功能尚正常，故治疗以解毒攻邪为重点。药用山慈菇、泽漆、猫爪草、肿节风、漏芦、炙僵蚕、露蜂房、鱼腥草、蛇舌草、狗舌草清热解毒、化痰祛瘀、散结消癌，配以南北沙参、太子参、大麦冬、天花粉、生苡仁、仙鹤草、地骨皮以清肺益气养阴，诸药合用，共奏扶正消癌之功。此后几诊，均以此为基础加减，并在诊治过程中随时根据病情的变化调整扶正与祛邪的比例。第五诊时患者正气渐复，遂进一步加大消癌力度，加用炙鳖甲、龙葵、鬼馒头等解毒抗癌，软坚散结，体现了"祛邪即是扶正""邪不祛，正更伤"的观点。药后患者自觉症状基本缓解，复查 CT 也显示肺病灶较前缩小。

·问难　中医治疗癌证是否考虑到不同的病期，比如在术前、术后及放化疗过程中等，是不是用药也有所侧重？

·解惑　有一定的参考价值。癌症细分起来大致可以分为癌前、术前、术后、放化疗（中）后、终末期，各期治疗的方法和目的也不尽相同。

对于癌前病变针对湿、热、痰、郁、瘀、毒等病理因素，正气不虚，而邪气方盛，可以祛邪抗癌为主，以修复异常增生的细胞，起到阻止病情发展的作用；对于术前病人以消瘤抗癌，缩小肿块为目的，并尽可能地创造条件进行手术。若机体全身状况良好，正气尚能耐受，应着重于祛邪，能攻则攻，或以攻为主；术后注重培补正气，提高机体免疫功能，减少复发；放化疗（中）后期的治疗侧重于益气养阴，健脾和胃等，以减轻放化疗的毒性反应，并提高机体对放化疗的敏感性，增强放化疗的效果，也可以适当配合消瘤抗癌；而对于一些晚期癌症患者，全身机能衰弱，或者已经广泛转移，甚至出现恶病质的，这时虽然肿瘤负荷很大，但正气已虚，邪气亦盛，攻补两难，此时的主要侧重点已不是消瘤抗癌，而应注重整体功能的维护，尽可能地提高患者的生活质量，延长其生存时间，如果这个时候仍一味追求肿块体积的缩小，往往适得其反。

· **问难** 药方中羊乳这味药很少使用，起什么作用？

· **解惑** 羊乳性味甘平，能养阴润肺，祛痰排脓，清热解毒。对肺阴不足的咳嗽，可配百部、功劳叶等；治疗痰热壅肺者，或配薏苡仁、芦根、桔梗等。在肺癌的治疗中，用其清热化痰解毒兼能补虚的功效，特别适合阴虚热结之虚实夹杂证。

癌病案3
（食道癌）

    黄某　男　74 岁　初诊日期：2006 年 4 月 20 日

初诊（2006-04-20）：前年夏天饮食吞咽不顺，并进行性加重；今年3月份查CT示"食道中部占位"，胃镜示"食道癌"，病理提示为"中分化腺状细胞癌"，已化疗18周期。目前吞咽梗阻，进干食明显，稀食尚可咽下，胸膈痞闷，恶心欲呕，泛吐痰涎，口干；舌苔薄黄腻，中部少苔，质暗红，脉细滑。证属痰气瘀阻，津气两伤，和降失司。治当和胃降气，化痰祛瘀，益气生津。

代赭石 25g　法半夏 10g　黄　连 3g　吴茱萸 3g　肿节风 20g
桃　仁 10g　南沙参 10g　北沙参 10g　大麦冬 10g　太子参 10g
丹　参 15g　公丁香 5g　威灵仙 15g　蜈蚣 3 条　蛇舌草 20g
红豆杉 15g　石打穿 20g　炙刺猬皮 15g　旋覆花（包煎）5g
独角蜣螂 2 只　失笑散（包煎）10g　煅瓦楞子 20g

14 剂

二诊（2006-05-04）：吞咽阻塞感较前略有好转，进干食明显，胸膈闷痛不著，口干；舌苔淡黄薄腻，质淡紫，脉弦滑。

上方加莪术 10g，半枝莲 20g。28 剂。

三诊（2006-06-01）：饮食顺畅，无阻塞感，嗳气泛酸能平，大便尚调，胸膈不痛，寐可；苔淡黄薄腻，质淡紫，脉小滑。

上方加山慈菇 12g，泽漆 15g。

· 点拨　噎膈为胃与食管的病变，病机多为气郁、痰阻、血瘀三者互见，兼有津亏、阴伤等虚候，治疗以开郁理气、化痰祛瘀、滋阴润燥为基本原则。本患者病史 3 年，虽经多疗程化疗，但仍有吞咽梗阻，恶心呕吐，胸膈痞闷，口干欲饮。辨证为痰气瘀阻，津气两伤，和降失司之证。治以和胃降气，化痰祛瘀，益气生津。药用旋覆代赭汤降逆化痰，和胃止呕；左金丸泄肝和胃；南北沙参、大麦冬、太子参益气生津；失笑散、桃仁、丹参祛瘀通络；肿节风、红豆杉、独角蜣螂、蜈蚣、威灵仙、白花蛇舌草、石打穿、炙刺猬皮解毒抗癌，全方共起扶正抗癌之效。复诊症减，患者无明显不良反应，遂增加化痰、祛瘀解毒抗癌药物，以期能获得更好疗效。

·**问难** 本病主要表现为进食梗阻，病变虽在食道，但归于胃，治疗这类病症是不是应注意恢复其通降功能？

·**解惑** 胃为六腑之一，以通为用，以降为顺。本例患者症状特点表现为进食梗阻、胸膈痞闷、泛吐痰涎的痰气郁阻证；有嗳气泛酸、恶心欲呕等肝胃不和、胃气上逆证；有咽干口燥、苔中剥脱的津气两伤证。治疗当以甘寒滋阴生津，以理气开郁，和胃降逆治疗痰气郁阻及胃气上逆证，再加上虫类通络，散结解毒，可加强通降之效。勿用过于辛燥之品，以免重伤阴津。

·**问难** 药物的服用方面有何注意之处？

·**解惑** 病人服药方法宜少量多次，频频而服，不可操之过急，以免壅胃不运，加之患者本身进食困难，梗塞难下，故不可强求。第三诊病人已能顺畅进食，胸膈部疼痛消失，诸症均获缓解。

·**体悟** 此例用意在于辨病与辨证并重，攻消之中寓以补益，虽以祛邪为先导，但攻不伤正，针对痰、郁、瘀、毒、阴伤气耗等多个环节综合治疗，缓解了症状，稳定了病情。本案用意还在于以通降之法贯穿于全方，以疏泄开郁、和胃降逆、化痰行瘀，配以虫类药物，强化通降，故见效明显。方中合以旋覆代赭汤降逆化痰、益气和胃，左金丸泄肝和胃，沙参麦冬汤养阴降逆和中，为复治之法。

癌病案4
（食道癌）

王某　男　69岁　初诊日期：2006年1月11日

初诊（2006-01-11）：近半年来，饮食吞咽有时困难，梗塞难下，胃镜、CT查为食道癌，未行手术及放化疗。目前进食干饭时梗阻明显，食半流及软食无妨，泛吐黏痰，量多，不吐酸，大便尚调，口稍干，偶有咳嗽，寐差，体重下降约10kg左右，时有心慌；舌质暗隐紫，苔薄黄腻，脉虚，脉来叁伍不调。证属痰气瘀阻，津气两伤。

太子参10g　南沙参12g　北沙参12g　麦　冬10g　法半夏12g
代赭石25g　丹　参15g　藿　香10g　苏　叶10g　黄　连3g
石打穿20g　公丁香5g　蛇舌草20g　桃　仁10g　莪　术9g
炙蜈蚣2条　威灵仙12g　急性子10g　旋覆花（包煎）5g
炙刺猬皮15g　　独角蜣螂2只　　煅瓦楞子20g

7剂

二诊（2006-01-19）：1周来恶心呕吐黏痰3次，饮食有时梗塞难下，矢气增多，噫气不多，大便日行，尿多，夜有心慌，左手臂麻，咽干；苔薄黄质暗红，脉小滑兼数。

上方加泽漆 15g，八月札 12g，肿节风 20g。14 剂。

另：飞朱砂 12g，西月石 18g，和匀分 20 份，每日早晚各服 1 份。

三诊（2006-02-25）：服药 2 周后，食道梗塞感减轻，饮食通过较顺，黏痰减少，矢气多，咽干，咳嗽不多，寐差，苔薄黄腻质暗红，舌下青筋显露，脉弦滑。

初诊方加天冬 10g，八月札 12g，半枝莲 20g，泽漆 15g，肿节风 20g。14 剂。

四诊（2006-02-09）：周前呕吐黏液 2 次，近日稳定，饮食顺畅，无梗阻感，晨晚稍咳，咯白痰，大便正常，矢气多，苔薄黄腻质暗红，脉细滑。

初诊方加泽漆 15g，肿节风 20g，八月札 15g，失笑散（包）10g，红豆杉 15g。7 剂。

五诊（2006-02-23）：近来呕吐未发，嗳气、矢气减轻，能食稀饭、烂面条；舌质暗苔黄腻，舌下青筋显露，脉细滑。效不更方，守法加减。

上方加陈皮 6g，竹茹 6g，山豆根 6g，山慈菇 12g，泽漆 12g，肿节风 15g，合欢皮 15g，夜交藤 25g。14 剂，水煎服。

·**点拨**　本案辨证为痰气瘀阻，故治以开郁化痰，行气降逆，活血散结。但热毒久郁，势必伤阴，因此始终以麦冬半夏汤合旋覆代赭汤意化裁出入。方中南北沙参、麦冬养阴润燥，桃仁、莪术、丹参、急性子、石打穿、瓦楞子、威灵仙活血化瘀散结，并配以连苏饮清胃和中，配公丁香理气降逆。本药虽然性温，但入于大队甘寒之剂中而不嫌其燥；加用虫类药独角蜣螂、炙刺猬皮、炙蜈蚣搜剔削坚，攻毒破瘀。

·问难 飞朱砂、西月石有何功效？

·解惑 西月石即硼砂，甘、咸，凉，能解毒，清热化痰，用于治疗咽喉肿痛及热痰咳嗽等。内服常用量为 0.6g ～ 0.9g，也可以适量外用。朱砂与西月石适量和匀分服，对于食道及胃部的肿瘤属痰气交阻、热毒壅盛者有效，可化痰解毒，消坚散结。

·问难 这个病人还有心慌、胸闷、脉来叁伍不调等心经的症状，辨证如何理解？治疗上如何用药？

·解惑 患者有心慌、胸闷、脉来叁伍不调的症状，属于气阴不足、心营不畅的表现，病变在心，但与胃有相关性。胃为水谷之海，气血生化之源，后天不健，则心失所养；另外，痰阻气滞，血行不畅，致心脉不利，出现胸闷、脉来不调的症状。治疗上仍以益气养阴，活血通脉为法。方中沙参、麦冬、黄连、丹参等均为心胃同治的药物。

·体悟 噎膈的病理基础是痰气瘀阻，为有形之邪阻塞通降之路，但久则耗损阴血，津伤气耗，致正气内衰。故当虚实并治，既重局部病变，又重整体维护，尤其在不适应手术及化疗的情况下，若能改善症状，延缓病情发展，亦不无裨益。因此，肿瘤的治疗必需将中西医有机结合，实现优势互补，充分发挥二者之长处，使抗癌而不伤正，扶正而不留邪，最终达到提高生活质量及延长生存期的目的。

癌病案 5
（胃癌）

尹某　男　67岁　初诊日期：1999年2月21日

初诊（1999-02-21）：1998年5月诊断为胃癌，于同年6月10日行剖腹探查，术中见癌肿位于远端胃，以胃体、胃窦后壁为主，并与横结肠系膜及胰头表面浸润融合成团块状，且已浸润包裹肠系膜上静脉，无法行根治术，病理结果为腺癌并有淋巴结转移。先行化疗，后因不耐化疗，改为营养支持治疗，现请先生诊治。症见：面色萎黄，口干欲饮，胃脘嘈杂，食后疼痛，腹有压痛，舌质紫暗有裂纹，苔薄黄，脉弦细。证属气阴两伤，热毒瘀积。治以清热生津，散瘀止痛，扶正抗癌。

鬼馒头15g　茜草根15g　枸杞子15g　八月札12g　川楝子12g

天　冬12g　石打穿25g　蛇舌草20g　仙鹤草20g　炙猬皮10g

山慈菇10g　当　归10g　漏　芦10g　失笑散（包煎）10g

炙乌贼骨15g　煅瓦楞子15g　生黄芪15g　炙鳖甲（先煎）15g

14剂

二诊（1999-03-06）：服药后腹痛缓解，便血渐止，舌有裂纹、苔薄，脉沉细。

上方去炙鳖甲、煅瓦楞子、川楝子；加太子参15g，焦白术10g，鸡内金10g，砂仁（后下）3g。20剂。

三诊（1999-03-27）：口干减轻，饥而思食，体力渐增。遂长期服用该方。现可自由活动，腹无疼痛，饮食如常。

· **点拨**　胃癌临床表现常见有升降失常，虚实夹杂，故处方用药多升降兼顾，补泻同施。胃癌病人腐熟水谷功能大减，脾胃易虚，忌滋腻及过分苦寒；禁肆意攻伐，以和为重。治疗以补为主，重在益气养血，健脾调胃，佐以活血化瘀，软坚散结。在治疗过程中注意扶正调理为主，化瘀抗癌为辅，切不可攻伐大过伤及正气。

· **问难**　本病二诊时见口干、舌苔见裂痕，属阴津不足之征，这时再加参、术，会不会有甘温助热之嫌？

· **解惑**　《内经》上讲"劳者温之""损者益之"。选用甘温之品补其中气，升其中阳，以治疗脾胃虚弱，中焦阳气下陷之证。气虚故懒言身疲；脾虚故少食肢倦；脾胃虚则肺气不足故气短；肺气不足，不能敷布津液故口渴。病属内伤。赵献可曾说："凡脾胃，喜甘而恶苦，喜补而恶攻，喜温而恶寒，喜通而恶滞，喜升而恶降，喜燥而恶湿。"本例病人脾胃气虚，气阴两伤为本，治疗当顾之。三诊时患者胃气渐见来复，食纳知味，饮食改善，精神转佳，口干减轻等，表明药合病机。

· **体悟**　本方中太子参、焦白术、生黄芪、天冬、当归、炙鳖甲、枸杞子益气生津，滋阴养血以顾护正气，增强患者自身抗病能力；八月札、失笑散、川楝子、砂仁、鸡内金、炙乌贼骨、煅瓦楞子、炙刺猬皮理气止痛，化瘀和胃；石打穿、山慈菇、鬼馒头、白花蛇舌草、漏芦清热解毒，消肿散结；仙鹤草、茜草根凉血散瘀以止血。全方共奏清热生津，散瘀止痛，扶正抗癌之效。

癌病案 6
（胰腺癌）

陈某　女　58 岁　初诊日期：2006 年 3 月 16 日

初诊（2006-03-16）：2005 年 9 月因腹痛查为胰腺部肿瘤，剖腹探查术中发现广泛转移，无法手术。目前化疗一个疗程，热疗 1 次；面色萎黄，形体瘦弱，两侧少腹疼痛，小腹有坠胀感，大便用导泻药能行，否则干结难下，口干，时有恶心欲吐，气短咳嗽，痰多，心慌，腿软无力；苔淡黄薄腻，质淡紫，脉小弦滑时有不调。湿热瘀毒互结，脾虚不健，化源匮乏，腑气不调，虚实夹杂。

熟大黄 6g　黄　连 4g　吴茱萸 3g　赤　芍 12g　藿　香 10g
苏　叶 10g　九香虫 5g　炒玄胡 10g　川楝子 10g　青　皮 10g
乌　药 10g　法半夏 12g　泽　漆 15g　潞党参 12g　北沙参 10g
肿节风 20g　仙鹤草 15g　炒六曲 10g　煅瓦楞子 20g
独角蜣螂 2 只　　砂　仁（后下）3g　　蔻仁（后下）3g

7 剂

二诊（2006-03-23）：腹痛减轻，偶或恶心，稍有吐酸，左侧胁肋气胀不舒，矢气较多，口干黏，苔薄黄腻，质紫有齿印，脉小滑数。

上方加陈皮 6g，竹茹 6g，路路通 10g，地枯萝 15g。14 剂。

三诊（2006-04-06）：近来左下腹隐痛，微胀，胸闷，左后腰痛；阴道出血，量不多，有小血块；食纳尚可，大便欠实，日行一二次；苔淡黄，质淡紫，脉小滑数。

初诊方加大麦冬 10g，旱莲草 15g，炙刺猬皮 12g，地枯萝 15g，路路通 10g，制乌贼骨 15g，去北沙参。35 剂。

四诊（2006-05-11）：两侧少腹疼痛基本稳定，大便时痛，食纳知味，精神好转，苔淡黄，质紫，脉小弦滑。

初诊方加太子参 10g，大麦冬 10g，丹参 10g。21 剂。

五诊（2006-05-31）：吸气时上腹微有痛感，手触不舒，痛感不重，脐周隐疼，嗳气不多，大便日 1～2 次、成形，每餐可食软饭一小碗。苔淡黄薄腻，质暗紫，脉小弦兼滑。

初诊方加白芍 10g，太子参 10g，麦冬 10g，丹参 10g，红豆杉 10g，晚蚕砂（包煎）10g，炒枳壳 10g，沉香片（后下）5g，炙刺猬皮 15g，炙乌贼骨 20g，路路通 10g，地枯萝 15g，大腹皮 10g。

· **点拨**　本案邪实正虚，虚者脾胃虚弱，化源匮乏，气血亏损；实者湿热瘀毒互结，腑气不通。六腑以通为用，因湿热瘀毒内结则腑气不通，故拟方首选大黄，清热解毒通腑，兼以理气化痰活血，清热解毒，和胃化湿，着力祛除瘀结之湿热痰浊。红豆杉提取物紫杉醇为目前临床应用非常广泛的化学药物，具有较好的抗癌作用；九香虫、独角蜣螂、刺猬皮等均为化瘀解毒、攻逐瘀结的常用药物。

· **问难**　本病虚实夹杂。实的方面表现在腹痛，腹胀，便干；虚的方面表现在面色萎黄，形体瘦弱，气短心慌、腿软无力，两者似乎都比较明显，治疗的重点应该如何把握？

· **解惑**　权衡邪正虚实之势，本病仍以邪实为主，表现为瘀毒内结，腑气不通，如点拨中所提到的，以理气通腑、清化湿热瘀毒为主，兼以扶正。

· **问难**　本病辨为肝胃不和，有何指征？

· **解惑**　胁胀、恶心泛酸等。

· **问难**　莱菔子与地枯萝功效有何异同？

· **解惑**　莱菔子辛、甘，平，入脾、胃、肺经，能消食化积，祛痰下气，用于食积停滞导致的胃脘痞满、腹痛泄泻、腹胀不舒等症。本品下气化痰作用甚为显著，常与白芥子、苏子等配伍应用，如三子养亲汤，所以也经常用于咳嗽痰多气喘等症。地枯萝是莱菔的根、老而枯者，能顺气利水消肿，适用于面黄肿胀、胸膈饱闷、食积腹泻、痢疾及痞块等症，一般用 10 ～ 15g。

· **体悟**　本例诊断明确，且已无法手术，邪气壅实，正气虚耗，攻邪则伤正，补正必壅邪。但六腑总以通为用，以降为和。今患者痛、呕、胀、秘，皆属不通之症，故治以苦辛和降，通腑泻浊，理气化瘀为主，祛邪以安正；佐以抗癌解毒，益气养阴。虽属对症之治，但缓解了痛苦，延缓了病情，体现了辨证的价值。

癌病案 7
（胰腺癌）

曹某　男　65 岁　初诊日期：1996 年 1 月 31 日

初诊（1996-01-31）：患者嗜酒数十年，1995年3月突发满腹剧烈疼痛，腹部CT等检查诊断为胰腺癌。行动脉灌注化疗，疼痛一度消失。1个月后腹痛又起，位在右胁及剑突下，初为隐痛，后转为阵发性剧痛，并放射到背部腰肾区，曾用多种中西医疗法，效果不著。同年12月8日作腹部CT复查提示：胰腺癌动脉灌注化疗后改变，胰头、肝右后叶（310cm×214cm）占位，考虑胰腺癌肝转移。刻诊：形体消瘦，面色萎黄，疲劳乏力，须家属扶持来诊；腹痛阵作，痛势有时甚剧，腰背疼痛；食纳不馨，腹部气胀，睡眠欠安，口干，舌质偏红、苔右部有块状黄腻，脉弦兼滑。证属肝经湿热郁毒，久病瘀结。治宜清化热毒，祛瘀散结，苦辛酸复合并用。

黄　连 3g　生甘草 3g　吴茱萸 2g　乌　梅 5g　赤　芍 12g
白　芍 12g　蛇舌草 20g　石打穿 20g　炒玄胡 10g　川楝子 10g
莪　术 10g　炙僵蚕 10g

14剂

二诊（1996-02-14）：药后，腹痛显减，发作次数亦少，右侧腰背部疼痛基本控制，但有束带感；二便调，口干较甚，舌暗红，苔薄黄腻，脉弦缓滑。证属湿热瘀阻，肝胃不和。

上方去甘草、白花蛇舌草（暂缺货），加姜黄 10g，石斛 10g，活血行气，滋阴养胃。

三诊（1996-03-16）：前次诊后，曾外出办事疲劳，右上腹疼痛一度发作，前来咨询，考虑病机同前，遂嘱原方加白花蛇舌草20g续服。现上腹部已半月未痛，背后有紧束感，纳寐均好转，可独自前来。口唇紫绀，舌质偏暗、苔右边浮腻，脉小弦缓。治宗原法再进。

黄　连3g　吴茱萸2g　乌　梅5g　炒玄胡10g　川楝子10g

莪　术10g　姜　黄10g　炙僵蚕10g　石　斛10g　天花粉10g

石打穿20g

四诊（1996-04-24）：因腹痛大减，平时基本不发作，遂思想麻痹，活动过多，近2日病情有反复，腹痛隐隐，矢气频频，舌质偏暗、苔黄薄腻，脉弦缓。证属肝脾不和，湿热毒蕴，瘀阻气滞，腑气不调。

初诊方去石斛，加白花蛇舌草20g，川楝子改为15g，加强行气活血、清热解毒之力。

五诊（1996-07-10）：前方一直服用至今，胁、腹、腰背疼痛完全缓解已2个半月，精神振作，生活自理，无明显不适。7月3日再次腹后CT平扫及增强复查提示：胰头、肝右叶（119mm×310mm）占位，腹后腔未见淋巴结肿大，病情无进展。病灶获得控制稳定，症状缓解。嘱原方继续服用，定期随访。

·**点拨**　胰腺癌确诊时病情多已至晚期，80%～90%的患者已有扩展和转移，其中以向肝部转移为多；因肿瘤压迫或侵犯腹腔神经丛，疼痛常较剧烈，化疗缓解率不高。因此，本病患者常较痛苦且生存期很短。本例患者经中药辨证治疗半年，胰头、肝后叶占位虽未消退，但病情得到控制，CT复查肝脏转移灶有缩小趋势；顽固性疼痛消失，精神振作，生活质量改善。从辨证角度看，胰腺癌多表现为肝脾（胃）不和、湿热瘀结、气滞血瘀，治疗宜以调和肝脾（胃）、清热化湿、消肿散结、理气活血为大法。因其病机表现为厥阴阳明木土不调，故取辛开苦降酸收复法并用，较快缓解了腹痛，获得比较满意的近期疗效。需要重视的是，本病是恶性肿瘤，发展迅速，因此，抗癌解毒之品，如川楝子、莪术、石见穿、白花蛇舌草等须重用，以加强治疗的针对性。

·**问难** 患者初诊时就有形瘦面黄，疲劳乏力，是正气虚弱的表现，为何不参以补法？

·**解惑** 患者第一次来诊时诊断为胰腺癌肝转移，已经是晚期，患者表现为虚实夹杂之证候，其主要症状是疼痛，所以治疗第一要义是能缓解疼痛，提高生活质量。病人既有虚的一面，又有实的一面，但以湿热瘀结、气机阻滞、腑气不调为主，治疗的重点也是清化湿热瘀毒，调畅气机。以苦泻之，以辛散之，以酸收之，使之有散有收，复以甘味之药和之，不致疏泄耗散太过。本方也可以加入一点补益的药物，如太子参等，但以轻平为主，以防止壅滞。

·**问难** 苦辛酸复法在临床上如何运用？

·**解惑** 味苦能泄，味辛能散，味酸能收。苦辛通降，开痞散结，苦酸涌泄，三法合用，有升有降，有散有收。适用于湿阻、气滞、痰凝、热郁等实邪停聚之病，临床多表现为胀（痞）、痛等症状。常用药物有苦的黄连、炒子芩、川楝子等，辛味的陈皮、半夏、吴茱萸等，酸味的乌梅、五味子、芍药等。若有热郁阴伤，可复以甘寒之药，取酸甘化阴之意。在癌症的治疗上，比较常用，但要注意在肿瘤晚期往往伴有正虚的一面，需补消兼顾。

·**体悟** 本案用药简洁，但收效甚佳，服药半月后腹痛显著减轻，关键是药合病机。胰腺癌为临床难治之症，但如果能通过中药改善症状，缓解病痛，提高生活质量，实现带瘤生存，也达到了治疗的目的。本病重在祛邪理气，通调腑气，通则不痛。

癌病案 8
（原发性肝癌）

　　钱某　男　44岁　初诊日期：2002年9月13日

　　初诊（2002-09-13）：乙肝史10年多，并有十二指肠球部溃疡史。近2周上腹胀痛，检查发现肝占位，并于1周前作介入化疗（TACE），药用阿霉素与顺铂。CT示："肝内多发性占位，肝动脉化疗栓塞术"，AFP大于1000μg/L，CEA为2.8μg/L；肝功能：ALT：97.6U/L，AST：87.1U/L，AKP：198U/L，GGT：142U/L，TBIL：23.4μmol/L，HBDH；287U/L，余生化正常。目前左胁肋胀塞不舒，右胁肋亦有不适感，隐痛，口淡食纳无味，疲劳乏力，大便日2～3次、欠实，尿黄，肌肤瘙痒，燥热，手足心热，夜寐常伸手足于被外，苔薄黄腻质红，有紫气，口干欲饮，脉小弦。湿热毒瘀互结，肝脾两伤。

　　银柴胡10g　白　薇15g　丹　皮10g　丹参10g　地骨皮12g
　　川楝子10g　炒玄胡12g　九香虫5g　莪　术10g　土鳖虫5g
　　八月札12g　蛇舌草15g　石打穿20g　半枝莲20g　龙　葵20g
　　青　皮10g　漏　芦12g　枸杞子10g　仙鹤草10g　生白术10g
　　太子参10g　炙鸡金10g　焦楂曲各10g　砂仁（后下）3g

炙鳖甲（先煎）15g　　煅瓦楞子20g　　沉香（后下）3g

7剂

二诊（2002-09-20）：1周来上腹疼痛减轻，精神稍好，手足心热多汗，口干，睡眠尚可，皮肤瘙痒，尿黄，大便有时欠实，手掌鱼际红赤，脉左滑右小弦，苔中部黄腻前剥质红。

初诊方加山慈菇15g，天麦冬各12g，天花粉10g。7剂

三诊（2002-09-27）：肝区右上腹疼痛、发作次数均好转，口干略减，食纳佳，手足心热略减，小便淡黄，大便日行2次、成形，苔薄黄中部剥脱，苔质隐紫，脉细。

初诊方加白薇15g，山慈菇15g，天麦冬各10g，天花粉10g。21剂。

四诊（2002-10-18）：复查血象示：PLT：69×10^9/L，余正常，AFP大于1000μg/L。肝功能：ALT：143U/L，AST：109.6U/L，AKP：142U/L，GGT：131.6U/L，LDH：319U/L，HDBH：241U/L，余正常。心胸部时有绞痛感，肝区疼痛不显，口淡无味，食纳一般，最近脱发明显；苔黄薄腻质红，中部仍有抽芯，脉细滑。

初诊方去丹皮、莪术；加山慈菇15g，天麦冬各12g，红豆杉20g。35剂。

五诊（2002-11-22）：手足燥热汗多有明显缓解，11月7日进行第二次介入手术。目前右胁背部隐痛，肩痛，食纳尚可，二便正常，苔黄薄腻质红，中部抽芯，脉细。复查：ALT：80U/L，AST：70U/L，GGT：100U/L。

初诊方去丹皮、莪术；加白毛夏枯草10g，垂盆草30g，山慈菇15g，红豆杉20g，天麦冬各10g。60剂。

六诊（2003-02-21）：近住院检查，做第三次介入治疗（碘油

加顺铂栓塞），2 月 17 日复查示肝损仍然明显：TBIL 为 116.9μmol/L，DBIL：82.5μmol/L，IBIL：34.4μmol/L，AST：83.8U/L，ALT：35.9U/L，GGT：109.3U/L，ALB：22.8g/L，g：37.7g/L，A/G：0.6；B 超示："多发性肝占位，病灶与前类似，肝内胆管扩张，脾大，门脉内血栓形成"。目前上腹部隐痛，胀感不重，食纳开始好转，肌肤曾见瘙痒，尿黄、量尚可，大便成形、日二三次、量不多；苔黄质红，中部大块剥脱，目黄面黄。湿热瘀毒互结，肝胆疏泄失司，津气两伤。

茵　陈 15g　鸡骨草 15g　田基黄 15g　白鲜皮 15g　广郁金 10g
垂盆草 30g　蛇舌草 20g　半枝莲 20g　北沙参 12g　大麦冬 10g
大生地 10g　太子参 10g　炙鸡金 10g　炒六曲 10g　青　皮 6g
陈　皮 6g　白茅根 15g　山慈菇 15g　石打穿 20g　八月札 12g
仙鹤草 15g　炙鳖甲（先煎）10g

1 个月后随访，复查肝功示：ALT：73.3U/L，AST：67.1U/L，已有所改善。肝区不痛，肌肤瘙痒有所缓解，食纳尚好，效不更方，仍以上方调治。

·点拨　患者乙肝病史 10 余年，发现"多发性肝癌"而就诊，诊前 1 周及治疗过程中行多次介入治疗。纵观病者诊疗过程，尿黄、肌肤瘙痒，大便日二三次、欠实，及苔黄腻质红等表明湿热壅盛；左胁肋胀塞不舒、隐痛、舌有紫气说明气滞血瘀；从燥热、手足心热，夜寐常伸手足于被外，手掌鱼际红赤，苔中部大块剥脱，表明热毒阴伤；疲劳乏力、口干欲饮示气血亏虚，阴伤气耗。尤其介入手术之后，患者多种不适症状突出，肝损严重。在本病中以实邪壅积为主，有热毒、湿热、气滞、血瘀等，故治疗以祛邪为主，兼顾阴伤证。

·问难　先生，您在证治的叙述中常提到复法大方，怎么理解？

·解惑　肿瘤疾患往往具有多因素致病、多证候集成、多症状并存的特点，采用复合多种治法的大方是治疗的有效途径。复法大方是指药味多，熔多种治法于一体进行组方，起到综合调治的作用。恶性肿瘤往往虚实相兼，实邪有气滞、痰阻、血瘀、湿聚、热郁等，虚证又有气阴两伤、气血不足、阳虚气弱、阴阳两虚等兼夹证。因此，治疗就不能只针对其中的一个方面。如在本例肝癌患者中就用了活血化瘀、清热解毒、化痰散结、疏肝理脾、益气养阴、健胃助运等治法。如此多的治法组合在一起，也不是盲目的，而是有层次的，多方位地有机地组合，既有针对主证的主方、主药，又有针对兼证或协助主方发挥治疗作用的辅方、辅药，同时伍以佐方、佐药，则是减轻主方、主药的毒副作用，协同一起发挥治疗作用。

·体悟　目前肝癌的有效治疗手段仍然为手术，但大多数病例在发现时已经处于晚期，失去了手术的机会。相对而言，肝动脉介入栓塞化疗（TACE）是一种常用的较为有效的治疗方法，但也是有一定的适应证的，同时因为介入后部分病人可出现胁痛、发热、纳差、肝功能减退等栓塞后综合征，且由于化疗药物的运用，不可避免地出现化疗后毒副反应。中药从辨证入手，一方面扶正固本，抗癌解毒；另一方面可缓解 TACE 所致的栓塞后综合征，从而提高了患者的生活质量。

　　本病初诊时湿热毒瘀互结，肝脾两伤，表现为肝郁脾虚、气滞血瘀、湿热内蕴的证候；二诊时内热伤阴；三诊时则热盛伤络。统观本病肝郁脾虚，湿热瘀结，气阴两伤为本病的主要证候特点，在不同的的时期主次略有不同，故以疏肝健脾、清热解毒、活血利湿，兼以益气养阴为大法，综合了一贯煎、鳖甲煎丸、二至丸、犀角地黄汤等方化裁出入。

　　总之本病的治疗原则在于养正与消积并施。养正不壅邪，气阴并顾；消积不伤正，清消解毒为主。复法大方，多环节增效，使病情得到稳定控制。

癌病案 9
（鼻咽癌）

　　吴某　男　64 岁　初诊日期：1995 年 5 月 10 日

　　初诊（1995-05-10）：1994 年 3 月发现鼻咽癌后开始接受放疗，5 月结束；同年 11 月起两侧腮部肿胀；今年 3 月出现面瘫，先左后右，难以咀嚼吞咽，耳部时有液体分泌；近月来口腔两次大量出血，口干欲饮，面色黄滞无华。苔薄质红，脉小弦滑数。拟从热毒内蕴，痰瘀互结治疗。

水牛角片（先煎）15g　　大生地 12g　蛇舌草 30g　漏　芦 12g
蚤　休 15g　天葵子 10g　炙蟾皮 5g　　山慈菇 10g　制南星 10g
天　冬 12g　生黄芪 20g　天花粉 15g　炙蜈蚣 3 条
炙鳖甲（先煎）15g

14 剂

　　另：犀黄丸每次 1 支，日服 2 次。

二诊（1995-05-24）：服上药后，耳部肿胀明显消退，痛减，牙关开合好转，口腔未见出血，耳道仍有液体分泌，微咳痰黏，大便通畅；苔少质红，脉小弦滑数。前方即效，守法进退。

上方加紫草10g。7剂。

三诊（1995-05-31）：近周来身热起伏不定，热无定时，最高体温达38.5℃，汗出热退，旋又复起；左耳下腮部肿胀疼痛，两耳道常分泌黄水。舌红少津，脉弦滑数。热毒蕴结，仍当清消。

蛇舌草30g　漏　芦12g　蚤　休12g　野菊花25g　天葵子10g
半边莲30g　紫　草10g　炙僵蚕10g　玄　参10g　天花粉15g
银　花15g　紫花地丁20g

7剂

另：六神丸10粒，每日3次。

四诊（1995-09-27）：前药服后身热渐平，未再复起；腮肿有所消减，耳道流水亦少，但左腮溃破未敛，时渗脓液，期间断续服用中药。近来右肋疼痛明显，身疲，口干，苔黄腐腻花裂，质红，脉小滑数。热毒壅结，久病防伤。

漏　芦12g　升　麻6g　紫　草15g　山慈菇10g
陈胆星10g　川楝子10g　蚤　休20g　天花粉15g
玄　参10g　天　冬12g　生黄芪20g　炙乳香5g
炙没药5g　炙鳖甲（先煎）15g　　牡蛎（先煎）25g

48剂

五诊（1996-04-10）：上方加减治疗半年，两腮肿胀疼痛基本消退，耳后窦道疮口时愈时溃。益气养阴，解毒散结再进。

天　冬12g　麦　冬12g　玄　参12g　天花粉15g　露蜂房10g
炙蟾皮6g　漏　芦12g　生黄芪20g　蜈　蚣3条　川楝子10g

生　地15g　山慈菇10g　炙鳖甲（先煎）15g

炮山甲（先煎）10g

六诊（1997-01-15）：经益气养阴，解毒散结调治后，左侧耳后窦道愈合，腮肿疼痛缓解，已半年不服止痛药，但两耳道仍时有渗液或血水；口干，食纳尚可，二便正常，苔浮黄花腻，质暗紫中部多裂，脉弦滑数。热毒壅结，痰瘀凝聚，气阴两伤。

上方去炮山甲，加升麻6g，龙葵20g，菝葜20g，炙僵蚕10g，乌梅5g，制南星10g。

目前患者一般情况良好，仍以上方加减巩固治疗。

· **点拨**　本案初起热毒内盛，加之放疗重伤阴津，迫血妄行，因见口腔反复出血，故仿犀角地黄汤意立方清热解毒，凉血止血。以水牛角易犀角，配以生地清热凉血，合白花蛇舌草、漏芦、蚤休、天葵子、炙蟾皮清热解毒抗癌，配山慈菇、制南星化痰散结，以天冬、生黄芪、天花粉益气养阴。另加犀黄丸解毒活血消痈。之后腮部肿胀疼痛，两耳道分泌黄水不消，为热毒内盛，加用五味消毒饮以加强清热解毒之力，症状逐渐缓解。但耳后窦道疮口时愈时溃，缠绵不尽，为热毒内蕴，兼有气阴两伤，故久不收口，加升麻、菝葜等散火解毒之品，升麻犹善解头面之肿毒。通方为清热解毒、活血消痈为主，兼顾益气养阴。

· **问难**　犀角地黄汤本是治疗热入营血的方子，临床上如何运用？

· **解惑**　犀角地黄汤的主治功效是清热凉血，在临床上遇到了瘀热互结的病人都可以应用。我用这方子范围也比较广，如曾经用本方治疗血小板增多症、慢性肾炎的长期尿血、胶质细胞瘤术后、慢性肝炎等等，只要是见有血分有热，或瘀血内著，与热互结的证候都可以考虑应用本方化裁。

· **问难**　本例病人先是表现以毒邪壅盛的实证为主，后渐见气阴两伤的虚证，治疗时两者之间的权重如何把握？

· **解惑**　这恰恰是临床疗效的关键所在。总体而言，这完全依据患者的临床症状，辨证施治。正虚为主者，当扶正兼以祛邪；邪实为甚者，则重在祛邪不忘扶正。在疾病早期多正盛邪亦盛，体质尚强，正气充足，耐受攻伐，可以攻邪为主；病至中期，正气渐消，邪气壅实，攻补相当则正虚邪结，当补多攻少。有的病人甚至出现恶病质，形体羸瘦，正气大衰，攻补两难，则应视何虚何邪予以平调。本案因患者病程较久，气阴耗伤明显，故祛邪同时，加强益气养阴。

· **体悟**　中医药治疗癌症究竟疗效如何，囿于多数医家的传统观念及客观条件，目前我们尚难对此进行严格、系统的观察。近年来，先生在临床上诊治了为数不少的癌症病例，结论是十分肯定的，上述案例即是如此。

癌病案 10
（悬雍垂肿瘤）

　　沈某　女　64 岁　初诊日期：1991 年 2 月 21 日

初诊（1991-02-21）：悬雍垂肿痛溃疡反复发作40余年，1991年1月经省人民医院病理检查确诊为"乳头状肿瘤"。经治疗溃疡仍持续不愈，疼痛不适，连及喉鼻，口干咽燥，声音嘶哑，经常渗出大量黏液；大便干结。苔薄黄，质暗红，脉细弦。检查：咽部见悬雍垂及左右两侧咽穹隆部有溃疡，咽后壁滤泡增生。证属虚火上炎，热毒壅结。治法以滋阴清热，解毒散结。

南沙参10g　北沙参10g　玄　参10g　土牛膝5g　天花粉10g

大生地10g　天　冬10g　麦　冬10g　山慈菇10g　漏　芦10g

马　勃3g　甘中黄10g　山豆根6g　金果榄6g　黛衣灯芯1g

30剂

二诊（1991-03-24）：上方连服1月，悬雍垂溃疡愈合，疼痛减轻，分泌物减少，右颌下淋巴结稍有肿大；苔黄质红，脉细弦缓。药已取效，治守原意。

南沙参12g　北沙参12g　天　冬10g　麦　冬10g　玄　参10g

山慈菇10g　土牛膝5g　漏　芦10g　猫爪草10g　甘中黄10g

山豆根6g　金果榄6g　黛衣灯芯1g

· **点拨**　本例患者经过6年治疗，基本维持原方，病情大体得到控制，未见肿瘤复发。该患者以咽喉溃疡、疼痛不适、口咽干燥、喉中痰黏为主症，参之苔脉，辨证当属阴虚火炎，热毒蕴结咽喉，治疗施以滋阴清热解毒散结法。取南北沙参、天麦冬、大生地、天花粉滋阴生津以清热，山慈菇、漏芦、山豆根、土牛膝、甘中黄、马勃等清热解毒而散结。治疗过程中根据兼杂症状加以化裁，如感冒加重咽部病变，加蚤休、一枝黄花；咽中痰多而黏，选用炙射干、黛蛤散、泽漆；心烦不宁，夜寐不安，加川连、熟枣仁等。

·问难　治疗咽喉部肿瘤用药有何特点？

·解惑　除常规辨证以外，尚需加一些有针对性的药物，如土牛膝、甘中黄、马勃、山豆根、金果榄等都是常用有效的药物，土牛膝与川牛膝及怀牛膝不同，具有较好的清热解毒作用，甘中黄、马勃、山豆根、金果榄，另如人中白等有较好的解毒利咽功能。

癌病案 11
（腰骶椎占位）

王某　男　56 岁　初诊日期：2000 年 10 月 27 日

初诊（2000-10-27）：3 月前突然发热，最高达 39.8℃，反复难平，到南京市第一医院检查 MRI 示：第 5 腰椎、第 1 骶椎病变，累及椎体周围软组织及硬膜外；CT 示：S1～2 椎体前后缘见局限性骨质缺损区，周围骨质硬化。肿瘤医院行同位素核素检查见骶椎 1～2 病灶，有异常象。刻下纳差，口苦，二便尚可，但仍面浮色黄；关节疼痛，尤以腰骶关节为主，手指多个小关节肿痛，两膝疼痛；易汗出，口干不明显，苔中黄腻质暗紫中裂，脉细滑兼数；腰椎两侧压痛明显。热毒痰瘀互结，肾督受损，正气亏虚。

太子参 12g　生黄芪 12g　南沙参 12g　北沙参 12g　天　冬 10g
泽　漆 12g　漏　芦 10g　土鳖虫 6g　露蜂房 10g　川　断 15g
炙僵蚕 10g　制南星 10g　威灵仙 15g　炙全蝎 5g　骨碎补 10g
炙鸡金 10g　炙蜈蚣 3 条　炒六曲 10g　砂仁（后下）3g

炮山甲片（先煎）10g

14 剂

另：复方马钱子胶囊，每次 0.25g，日服 2 次。

二诊（2000-11-14）：腰痛减轻，手指僵硬疼痛亦减，活动较前灵活；咳嗽咯痰，质黏量少，汗出不多，苔腻已化，质红脉细滑。

上方改生黄芪 15g，泽漆 15g，加白芥子 6g，法半夏 10g，山慈菇 15g。另服复方马钱子胶囊，每次 0.25g，日服 2 次。

三诊（2000-12-08）：腰痛基本缓解，但久坐酸楚，左手指屈伸正常；纳佳，脉小弦滑，苔黄薄腻质紫中裂。

太子参 12g　生黄芪 15g　天　冬 10g　泽　漆 15g　漏　芦 10g
土鳖虫 6g　　露蜂房 10g　炙蜈蚣 3 条　炙僵蚕 10g　川　断 15g
制南星 10g　威灵仙 15g　炙全蝎 5g　骨碎补 10g　炒六曲 10g
炙鸡金 10g　山慈菇 15g　砂仁（后下）3g
制白附子 10g　　　　　　金毛狗脊 15g
炮山甲片（先煎）10g

四诊（2001-05-15）：近日查肿瘤标志物示 AFP：1.8μg/L，CEA：5.1μg/L，CA19-9：6.7U/L。患者腰酸逐渐减轻，但未全部消失，左手背肿胀已消；口苦，大便时溏，苔薄黄腻质暗紫中裂，脉细滑。治守原义巩固。

太子参 12g　焦白术 15g　白附子 10g　天花粉 12g　泽　漆 15g
天　冬 12g　熟地黄 12g　怀山药 15g　土鳖虫 6g　漏　芦 10g
生黄芪 25g　炙僵蚕 10g　露蜂房 10g　炮山甲片（先煎）10g
炒杜仲 15g　川　断 20g　蜈蚣 3 条　炙全蝎 5g　制南星 10g
炙鸡金 10g　骨碎补 10g　威灵仙 15g　金毛狗脊 15g

以上方加减继续服用，至 2002 年 9 月 10 日再次就诊，第五腰椎实质性病变经治 2 年余，疼痛消失，偶有酸楚感。仍当培补肝肾，化痰祛瘀，强壮肾督。原意继用，治疗效果良好，生活质量有明显改善。

· **点拨**　患者虽确诊为腰骶椎占位，但临床症状以腰骶部疼痛及指关节、膝关节疼痛为主诉，故治疗可参照"腰痛""痹证"。患者年近六旬，肝肾渐亏，气阴暗耗；热病之后，阴液耗伤；痰瘀痹阻关节、腰府，气血运行不畅，不通则痛。病理特征为本虚标实，故标本同治。以太子参、生地黄、天冬、麦冬、南沙参、北沙参益气养阴；制白附子、制南星、炙僵蚕、炙全蝎、蜈蚣化痰祛瘀，搜风通络；以川断、杜仲、金毛狗脊、骨碎补、威灵仙壮腰补肾，通利关节；以砂仁、鸡内金、炒六曲调和脾胃；以山慈菇、泽漆、露蜂房抗癌解毒。

· **问难**　肾督如何理解？

· **解惑**　肾与督脉均"贯脊"而相联，督脉"督一身之阳""贯脊属肾"，肾督阳虚，寒湿深侵肾督，督脉伤而气血痹阻，筋骨失养，脊膂乏荣，故脊柱僵曲；督脉还"合少阴上股内后廉"，故病情重则可致骶髂关节受损而腰、骶、大腿皆痛，甚至僵化。特点是不仅肾虚，而且督脉也虚。本方除补肾壮骨外，还要突出强督助阳之特点，以治病之本。方中以熟地味甘性温，质重而沉，能补肾肝二经，生血填精，长骨中、脑中之髓；金狗脊补肾健骨，坚脊利俯仰，益血滋督脉，强脚壮腰；骨碎补补肾行血，壮骨接骨，善祛肾风；怀牛膝引药入肾，治腰膝骨痛；炮山甲散瘀通络，引药力直达病所，合为使药。

· **体悟** 本病病位在腰骶椎，在脏为肾，在脉为督，故从强壮肾督入手。考虑到本病为恶性肿瘤，仍伍以解毒抗癌之药。全方注重通络之法，通络之法有化痰通络，行瘀通络，解毒通络，补肾通络等。

癌病案 12
（多发性骨髓瘤）

韩某　男　72岁　初诊日期：2002年8月1日

初诊（2002-08-01）：患者由省人民医院经过CT、核磁共振、骨髓活检证实为多发性骨髓瘤，已将近2年，曾化疗4个疗程，因难以完成全程化疗，转而求治于中医。目前腰脊酸冷，腰痛连及两胁，两下肢无力麻木，难以直立，可以勉强慢步；大便时干时溏，小便偶有失控，口干，苔淡黄薄腻质淡紫，脉小弦滑数。证属风痰瘀阻，肾督受损。

制白附10g　制南星15g　炙全蝎5g　地鳖虫6g　露蜂房10g

炙僵蚕10g　炙蜈蚣3条　川　断20g　制川乌6g　制草乌6g

炒玄胡15g　九香虫5g　当　归10g　川楝子12g　巴戟肉10g

金毛狗脊20g

7 剂

另：复方马钱子胶囊0.3g　日服2次。

二诊（2002-08-08）：服药7剂，腰痛显减，但仍腿软，手足麻木，大便日行、质偏烂，苔淡黄腻。

上方改制南星20g；加生甘草3g，生黄芪15g，片姜黄10g。14剂。

三诊（2002-08-22）：服药后腰部疼痛明显缓解，但晨起腿有麻痛，食纳尚可，二便正常，苔薄腻质紫，脉细弦。效不更方。

上方去生甘草、片姜黄；加细辛4g，骨碎补10g。21剂。

四诊（2002-09-12）：背脊痛意偶有感觉，腰不能挺直，左胯酸痛，起步时明显；食纳好，二便正常，苔淡黄腻质暗，脉细滑。

上方去川楝子，加威灵仙10g，千年健15g。28剂。

五诊（2002-10-10）：腰背痛势不尽，不耐久坐，背后凉感，临晚足浮；苔薄腻质暗，脉细弦。

上方，改威灵仙15g，加仙灵脾10g，鹿角霜10g。

六诊（2002-11-07）：腰部疼痛，凉感症状已完全缓解，无任何不适主诉。原法继进，效不更方，继以上方调治。

· **点拨**　多发性骨髓瘤骨质损害患者，多以腰背疼痛、腰膝酸软、行走乏力、体倦神疲、面色萎黄为主要临床表现，故当属中医"腰痛""骨痹""虚劳"等范畴。《素问·长刺节论篇》云："病在骨，骨重不可举，骨髓酸痛，寒气至，名曰骨痹。"对于病机，中医认为肾主骨、藏精、生髓，腰为肾府，腰背为督脉循行之所。多发性骨髓瘤病骨质损害多因先天禀赋不足、后天失养，或久病体虚，肾之精气亏虚，督脉虚损，风寒湿毒之邪或风湿热毒之邪侵袭机体，导致气血运行不畅，痰瘀内生，痰瘀邪毒相互搏结，痹阻经络，经脉筋骨失于濡养而发病。本病病位似在经脉筋骨，实质上与肝肾密切相关。

· **问难**　本案辨证为风痰瘀阻，肾督受损。先生您是如何入手的？

· **解惑**　本病病位在腰，腰为肾之府；痛及两胁，与肝有关，"两胁为肝之分野"；酸冷感主阳虚、寒凝；两下肢无力麻木为痰瘀阻络；难以直立为肾督虚损；大便时干时溏、口干为肾虚失于温煦；小便失控主肾虚气化不行。病机的关键在于肾精亏虚，痰瘀痹阻，经脉筋骨失于濡养。

· **问难**　为何加用露蜂房、蜈蚣、马钱子等解毒散结类药物？

· **解惑**　这是辨证加辨病的临床实例。本例病人明确为恶性骨髓瘤，属于恶性肿瘤，辨证决定治疗的原则和方向，是取得疗效的关键所在，在此基础上，适当加入一些具有抗癌作用，同时又能化瘀解毒通络散结作用的药物，往往能在临床上收到较好的疗效。如在本例中我们加入了具有化痰散结作用的药物露蜂房、蜈蚣，收效较为明显，同时加用了马钱子等药解毒，以毒攻毒，且马钱子有很好的通络止痛作用。结合现代中药药理学知识，补肾强脊药多具有提高机体免疫功能、促进骨髓造血功能恢复、升高白细胞的作用；而化痰通络、活血化瘀药多具有抗凝、抑制血小板粘附及聚集、改善血液黏稠度、防止血栓形成的作用；而抗癌解毒之品多具有抗肿瘤、抑癌作用。

· **体悟**　多发性骨髓瘤（MM）是较为常见的造血系统恶性肿瘤，是浆细胞恶性增生，大量恶性浆细胞浸润骨髓和髓外组织，临床表现为骨痛、骨质破坏和骨折、贫血、高钙血症、反复感染、高黏滞综合征及肾功能不全等。目前临床除对症治疗外，主要是化疗、放疗、自体外周血干细胞移植及生物治疗等，生存期虽延长，但仍难达到彻底治愈之目的。

中药方由三部分组成：①根据肾亏的阴阳偏属，选用偏于温肾祛寒之品，如仙灵脾、鹿角霜、巴戟天、杜仲、当归、制川草乌、细辛等，或选用偏于滋养肾阴泻热之生熟地、山萸肉、炙龟板、川石斛、枸杞子、白薇等药。两类药物皆可配合千年健、川断、桑寄生、金毛狗脊以强腰壮脊。②选用化痰通络、活血化瘀的白附子、制南星、炙僵蚕、炙全蝎、炙蜈蚣、地鳖虫、炮山甲、片姜黄、骨碎补等。③选取抗癌解毒之品，如露蜂房、山慈菇、漏芦、菝葜、白花蛇舌草、蜀羊泉等。

癌病案 13
（脊索瘤）

蒋某　男　63岁　初诊日期：1994年4月30日

初诊（1994-04-30）：患者于1980年突发头痛，呕吐，诊断为脱髓鞘病。用激素治疗，控制向愈。此次3月初，突然头痛，左侧瞳孔放大，眼睑下垂，不能睁开，伴有呕吐。1994年4月9日某军区总医院头颅MRI及CT报告提示：脊索瘤可能。患者因体虚，畏惧手术，现来就诊。刻诊：头痛，左侧瞳孔放大，眼睑下垂，复视；时有恶心呕吐，面色少华，神疲乏力，苔黄薄腻质红，脉细滑。证属痰瘀上蒙，清阳不展。

赤　芍10g　天　麻10g　僵　蚕10g　制南星10g　炮山甲10g

广地龙 10g　枸杞子 10g　石菖蒲 10g　泽　兰 10g　泽　泻 10g
生黄芪 20g　葛　根 15g　炙全蝎 5g　　制马钱子（另吞）0.25g
制白附 3g

14 剂

二诊（1994-05-14）：上药服用半月，头痛明显缓解，瞳孔恢复正常，眼睑狭窄有所改善，仍有复视；神疲乏力，口干，苔黄腻，质红，有裂纹，脉细。痰郁化热，阴液耗伤。

上方去南星、石菖蒲、泽兰泻，加陈胆星 10g，川石斛 10g，天花粉 10g。21 剂。

三诊（1994-06-05）：复视、眼睑下垂进一步改善，稍有头昏，左目视糊，苔脉同前。转从标本同治，加用补益肝肾之品。

上方改黄芪 30g，加制首乌 10g，石决明（先煎）30g。40 剂。

四诊（1994-07-15）：连续服药 40 剂，左眼睑闭合基本恢复正常，多视目糊，畏光，复视，右耳鸣响，苔黄薄腻，质暗红，脉细。从肝肾亏虚，精气不能上承，痰瘀上蒙清窍，清阳不展治疗。

川石斛 10g　大生地 12g　枸杞子 12g　生黄芪 30g　葛　根 15g
炮山甲 10g　陈胆星 10g　炙僵蚕 10g　天　麻 10g　炙蜈蚣 5g
制白附子 5g　马钱子（另吞）0.25g　　炙鳖甲（先煎）10g
生石决明（先煎）30g

120 剂

五诊（1994-10-13）：患者自觉体力恢复，精神转佳，仅有畏光，右耳鸣响。再服原方 15 剂，以巩固之。

患者准备按原计划接受西医手术治疗，以图根治。11 月 2 日住上海某医院准备手术。11 月 12 日复查头颅 MRI 提示：肿瘤缩小了 1/3。该医院认为半年内肿块缩小如此明显，且症状改善，实在不可思议，劝患者暂不手术，用原法继观。

六诊（1994-12-07）：因停药月余，加之疲劳，患者头昏，口干明显，仍感畏光，耳鸣，苔薄腻，舌有裂纹，脉细。治拟滋养肝肾，益气升阳为主，配以化痰消瘀，解毒抗癌法。

大生地 12g　枸杞子 12g　天　冬 10g　天花粉 10g　天　麻 10g

陈胆星 10g　炙僵蚕 10g　山慈菇 10g　生黄芪 30g　葛　根 15g

炙蜈蚣 5g　制白附子 5g　制马钱子 0.25g　炙鳖甲（先煎）10g

炮山甲（先煎）10g

服药半年余，畏光、头昏等症消失，惟感有时耳鸣。1995年5月27日某军区总医院第三次检查头颅 MRI 并与 1994 年 4 月 9 日 MRI 片比较，肿块明显缩小 2/3。原方加炙水蛭 5g，路路通 10g，灵磁石 30g，调治 1 月，诸症皆除。目前继续服药，巩固疗效。2003 年 12 月复查 MRI 提示肿物与 1995 年片大致相似。

·**点拨**　该患者恙逾十载，坚持来诊。临证抓住风、痰、瘀、虚的病理特点，以虫类药物搜风化瘀通络，以南星、法半夏、白附子化痰散结解毒，以抵当汤、山甲破血逐瘀，以杞菊地黄丸等培补肝肾、明目，标本同治，攻补兼施，药证合拍，最终肿瘤消散。在本病例中还应用了复方马钱子粉，功能通络散结，消肿定痛，《医学衷中参西录》称其"开通经络，透达关节之力远胜于它药"。因其有大毒，使用时以唇麻或肌肉有跳动感为度，中病即止，不可过量。

·**问难**　您对脑瘤的发病是怎么认识的？

跟周仲瑛抄方

· 解惑　由于内外因素致脏腑功能失调，影响及气、血、津液的正常运行敷布，致湿、痰、瘀邪内生，日久化热，积久酿毒，毒邪盘踞，与病理产物瘀血、痰湿等互结，结滞不化，并与内生风邪兼夹，上犯脑腑。本病尤与肾肝关系密切，因肾与脑密切相关，肾主骨生髓，肾精充则脑海足。由于先天不足，或房劳，或惊恐伤肾、久病及肾，致肾脏亏虚，脑失所养。"脑为髓之海……髓海不足，则脑转耳鸣，胫酸眩冒，目无所见，懈怠安卧"（《灵枢·海论》），且肝肾不足则水不涵木，虚风内生，与痰瘀相搏，上扰清空，格阻脑络，脑部清阳之气失用，久而久之，发为癌肿。

· 问难　脑瘤的用药有什么特点？

· 解惑　治疗常以培补肝肾，祛风化痰，行瘀解毒，急则治标，缓则标本同治，治标重于治本。因为脑瘤最常见的症状是颅内高压，也是临床上需要解决的首要问题。尤其要注重风邪在本病中的发病地位，其与痰、瘀、毒邪结聚，上扰巅顶，阻塞清窍，故常用虫类搜风走窜，化痰解毒，通络定痛，兼以活血消癥。缓解期则不忘扶正，以滋肾填髓。常用药物有蜈蚣、炙全蝎、露蜂房、牡蛎、炙僵蚕、土鳖虫、制白附子、制南星、山慈菇、天麻、钩藤、潼白蒺藜、枸杞子、川石斛、鳖甲、泽兰、泽泻、川芎等。

· 体悟　高年罹患癌肿，肝肾气血不足，复加癌毒伤正，虚实夹杂，病情多变。故诊治肿瘤，不可滥用大剂解毒抗癌之品而忽视中医辨证，应结合个体差异，明确肿块部位、病理特点，权衡标本先后，随证治之。本案颅内肿瘤，其病位在上，经云"巅顶之上，唯风可到"，故用祛风化痰之药，配升举清阳之品，使药物直达病所；用虫类息风搜剔之药，配化痰软坚之品引药上行，疏通络脉，消肿散结；用益肾养肝之药，配解毒抗癌之品，扶正祛邪，标本兼顾。只要审证精确，用药恰当，守方守法，坚持治疗，常可收到满意疗效。

癌病案 14
（脑瘤）

周某　男　56 岁　初诊日期：2003 年 11 月 26 日

初诊（2003-11-26）：脑胶质瘤术后至今 6 年，4 年前复发，已在我门诊服用中药至今。头痛已经不显，头昏不尽，头颈左侧歪斜已轻，发作减少，视物模糊，纳佳，大便不爽，苔黄薄腻，质暗红，脉小弦滑。肝肾亏虚，风痰瘀阻，清阳失用。

制白附 10g　制南星 15g　炙僵蚕 10g　炙全蝎 5g　川　芎 10g
葛　根 20g　炙蜈蚣 3 条　土鳖虫 6g　泽　漆 15g　山慈菇 10g
漏　芦 15g　蛇舌草 20g　太子参 12g　大麦冬 10g　石菖蒲 9g
制大黄 5g　桃　仁 10g　枸杞子 10g　泽　兰 15g　泻　泽 15g

二诊（2004-11-24）：脑胶质瘤，经治病情减轻，但仍有头颈向左侧不自主歪斜，胃中冷，嗳气，大便正常，夜晚口中流涎，苔薄黄腻，质暗红隐紫，脉小滑。肝肾亏虚，风痰瘀阻，肝胃不和。

上方改制大黄 6g，加九香虫 5g，法半夏 10g，赤芍 12g，高良姜 6g，制香附 10g，制附片 5g，肿节风 20g。

三诊（2005-04-08）：右侧头部隐痛不尽，痛在头角、后脑，头昏不清，头颈不自主左侧歪斜发作基本少见，右大腿外侧时有麻木，尿黄不畅，大便偏烂，两目视糊，嗳气，胃部怕冷，苔黄薄腻，质暗红，脉小弦滑。风痰瘀阻，肝肾不足，气阴两伤。

制白附10g　制南星15g　炙僵蚕10g　炙全蝎5g　川　芎10g
葛　根20g　炙蜈蚣3条　土鳖虫6g　泽漆15g　山慈菇12g
漏　芦15g　熟大黄5g　桃　仁10g　炙水蛭3g　蛇舌草20g
石　斛10g　太子参12g　大麦冬10g　泽　兰15g　泽　泻15g
枸杞子10g　白　薇15g　石菖蒲9g　法半夏10g　制香附10g
高良姜6g　吴茱萸3g

14剂

四诊（2005-04-12）：药后病情尚属稳定，头昏有减轻，右侧头角疼痛亦减轻，头颈向左歪斜现象发作较少，间隔时间较长，视糊，右腿足麻，苔薄黄腻，质红隐紫中剥脱，脉小滑。风痰瘀阻，肝肾阴虚。

上方去高良姜，改熟大黄9g，炙水蛭4g，加黄连4g，煅瓦楞子20g，红豆杉15g，露蜂房10g，炒牛蒡子25g。

另：复方马钱子胶囊，0.3g，日服2次。

五诊（2005-10-21）：近来头昏不痛，头颈不自主左歪现象发作极少，行路稍有左偏，目花，右腿麻木，大便日行不畅、偏烂，尿有分叉、不爽，口干欲饮，苔黄薄腻，质偏暗，脉细滑。B超示膀胱壁稍糊、前列腺肥大。

上方去红豆杉、露蜂房、牛蒡子、黄连，改熟大黄8g，煅瓦楞子15g。

另：马钱子胶囊0.3g，日服2次。

· **点拨**　患者脑胶质瘤术后复发，从风痰瘀阻、清阳失用、肝胃不和进治。方用白附子、制南星、泽漆、山慈菇等祛风化痰，炙僵蚕、炙全蝎、蜈蚣、九香虫等虫类药搜风通络，漏芦、白花蛇舌草等解毒散结，大黄、桃仁等活血散瘀，兼以太子参、麦冬等益气养阴。因有胃冷、嗳气，故在治疗本病的基础上佐以高良姜、制附子、吴茱萸温中和胃。

· **问难**　在第四诊中为何加用牛蒡子？

· **解惑**　经验表明，牛蒡子对于脑水肿引起的颅内高压所致头痛有较好的缓解作用，用量宜大，20～25g。如果脾虚便溏的不适合，因为本药性寒质润。

· **问难**　先生，马钱子毒性很大，临床使用时应该注意什么？

· **解惑**　马钱子因其苦寒有大毒，现在临床上除有些成药中使用外，作为饮片已经较少应用。但本药有较好的抗肿瘤作用，尤其是治疗脑部肿瘤，有通经络、消结肿功效，对于风痰阻络所致偏瘫、语謇等疗效较好。另外，本药还有较好的止痛作用。不入汤剂，炮制后装胶囊，每服0.3g为宜，以舌麻为度。

· **体悟**　脑胶质瘤，病在颅脑、高巅之上，唯风可到，而头痛头晕又多因痰瘀上蒙所致。故风痰瘀阻，清阳失用，当属主要的病理因素，而肝肾亏虚是其病理基础，气阴两伤是其病理演变结果。至于兼症又当随加佐药。此例用中药后一是头痛缓解；二是头颈不自主向左侧扭歪十去七八；三是病情获得长期控制稳定。

癌病案 15
（膀胱癌）

赵某　女　52 岁　初诊日期：1996 年 4 月 5 日

初诊（1996-04-05）：患者于 1 年前因血尿行膀胱镜检查，诊为膀胱癌；遂行手术，术后体力一直未复；近查 B 超提示为双肾积水，血生化示肾功能减退。刻诊：疲劳乏力，头昏、背冷、恶心纳差，腰部时有灼热感，入夜足踝部酸胀，大便略溏、量少不畅，小便夹有泡沫，面色少华，舌质淡暗隐紫，苔白略厚，脉细无力。此乃久病正损，肾气亏虚，水湿不化，脉络瘀阻所致。治当温补肾阳，化瘀行水，方选金匮肾气丸合五苓散加减。

制附片 5g　猪　苓 20g　茯　苓 20g　山萸肉 10g 丹　皮 10g
熟地黄 10g　淡苁蓉 10g　白　术 10g　生黄芪 20g 乌　药 10g
仙灵脾 10g　怀牛膝 10g　肉桂（后下）5g

7 剂

二诊（1996-04-12）：服药后，头昏恶心减轻，饮食好转，大便通畅，小便正常。两足酸胀感明显，苔薄白，舌质淡，脉细无力。原法续进。

上方加炒杜仲 12g。7 剂。

三诊（1996-04-19）：精神好转，恶心减少，食纳转旺，背冷不著，大便有时溏泄，舌质淡暗隐紫，苔薄，脉细。药已中的，治守原法。

四诊（1996-04-26）：服药7剂后，病情稳定，晨起偶有恶心，食纳知味，大便偏烂，两足酸胀，舌质淡隐紫，苔薄脉细。

初诊方去怀牛膝，加补骨脂。

此后，以温阳益肾、化气行水为主法，随症加减进退，到9月23日服药已150剂，复查肾功能已恢复正常，B超提示双肾积液较前有明显改善。仍从肾虚气化失司，水湿潴留治疗，以巩固疗效。

· **点拨** 本病诊断明确，治疗获效却不容易。诊治此类病证，临床应仔细审查病机，抓住主要矛盾。本例患者，临床表现比较复杂，寒、热、湿、瘀、虚等，然结合病因、病程、症状、舌脉综合分析，以肾阳亏虚为本病之根本，肾阳虚则温煦失职，水湿难化，潴留局部而为积水；肾阳虚则血行迟滞，水湿停则经隧难通，因而导致瘀阻脉络，水瘀久结，郁而发热，故有热象之标。治疗自当温阳益肾，化气行水。病机的关键在于肾阳亏虚，气化不行。主方选金匮肾气丸合五苓散，方证合拍。

· **问难** 先生，此患者症见腰部时有灼热感，小便稍有沫，热象已显，再用金匮肾气丸是否有助热之虞？

· **解惑** 首先，本病肾阳本虚，余症为标，临证要抓住主要矛盾入手。其次，要密切观察药后反应，分析用药是否确当。处方用药是否恰合病机，应以疗效为首要依据。本例患者来诊之时，头昏、恶心、纳差均有减轻，并无助热生温之反应，说明药已合证，可守法治疗。

· **问难**　便溏如何辨证选药？

· **解惑**　便溏有寒湿、湿热之分，脾虚、肾虚之别，方有理中汤、芍药汤、七味白术散、五苓散、三仁汤、补中益气汤、四神汤等。本例患者四诊之时，大便时有溏烂，究其原因，乃由于肾阳亏虚，火不暖土，脾气不升之故，宜适当调整方药，去牛膝趋下之性，加温肾暖土之补骨脂，增强方药的对应性。

· **体悟**　本例患者为膀胱癌术后，体虚未复，见症多端，据脉症辨证为肾阳亏虚，气化不行，水湿内停，以温阳化气行水为主法，病情渐见改善。中病之后，注意守方，许多难治之症，邪结日久伤正，难以短期收功。因此，医患双方都要有耐心，应守方守法，不能毫无定见，频换方药。有些患者，药服数剂，毫无反应，遂改弦更张，此时应具体情况具体分析，有些是处于量变的阶段，只要守方守法，终可获效，这也是"不效不更方"之真实涵义。

肢体经络病证

痿证、睑废案
（重症肌无力）

钟某　男　57 岁　教师　初诊日期：1997 年 4 月 30 日

初诊（1997-04-30）：左侧眼睑下垂至今 8 个月，在南京某医院住院诊治，CT、核磁共振检查无异常发现，经"疲劳试验""抗胆碱脂酶药物试验"、肌电图检查确诊为"重症肌无力"，治疗 2 周后一度好转出院。今年 3 月中旬又见复发。刻诊：左侧眼睑下垂，舌体不利，语言不清，咀嚼困难，口唇周边肌肉有乏力感；头昏，舌苔两侧花剥、境界明显，舌质紫暗，脉细。查见语声低微，语言不清，呼吸平稳，心肺正常，睁眼无力，咽反射良好，左上肢握力 V 级，右上肢握力 IV 级。证属脾气虚弱，肝肾亏虚，清气不能上承。治当益气升清，培补肝肾。

生黄芪 20g　党　参 15g　葛　根 15g　当　归 10g　炙甘草 3g
石　斛 12g　黄　精 12g　枸杞子 10g　陈　皮 10g　石菖蒲 6g
升　麻 5g　炙僵蚕 10g　炮山甲 6g

7 剂

二诊（1997-05-07）：初投 7 剂，眼睑下垂稍复，语言清晰，咀嚼功能改善，但不耐劳累，舌苔能化，质光红好转，但尚暗紫，脉细滑。治守原法。

上方改生黄芪 30g。继服 30 剂。

三诊（1997-06-07）：月后续诊，眼睑下垂复常，语言清晰，咀嚼功能恢复，精神改善，舌苔薄腻，质暗紫，脉细有力。效不更方，持续服用，以资巩固。半年后随访未见复发。

- **点拨** 脾为后天之本，主运化，为气血生化之源，主四肢、肌肉；五脏六腑之精气皆赖其供养，四肢肌肉均为其主持。脾虚则运化失常，气血生化乏源，四肢肌肉失于濡养，故痿而不用；气不运血，或痰湿阻滞，可见肌肤麻木不仁等症。《素问·痿论》指出："治痿独取阳明。"亦即补益后天之法。故治疗常以益气健脾升清为主，方用补中益气汤之类。因临床上不仅脾虚，且常有兼证，其中最常见者为肾虚，即《脾胃论》中指出的"脾病则下流乘肾，土克水则骨乏无力"。治疗当在健脾益气升清的基础上加补肾之品，辨其阴阳化裁。久病痰瘀阻络者又当兼顾。

- **问难** 本病脾胃气虚易辨，肝肾亏虚从何而识？

- **解惑** 《内经》有云："年五十而阴自半。"本案患者年近花甲，头昏，舌苔两侧有花剥，不能不考虑其肝肾阴亏；且病延已近一年，当记"脾病则下流乘肾，土克水则骨乏无力"之训。故辨治当以益气健脾升清为主，兼以培补肝肾。

- **问难** 补益肝肾之品众多，师选石斛、黄精、枸杞有何用意？

- **解惑** 组方用药当重"七情和合"。本案立法之重点在于益气健脾升清，培补肾肝为辅，且当偏于养阴。石斛味甘、淡，性寒，归胃、肺、肾经，有养胃生津、滋阴除热、润肺益肾之功；黄精味甘，性平，归肺、脾、肾经，具补脾益气、清肺生津、补肾填精之功；枸杞亦味甘，性平，以滋阴补血、益肾填精为长，合入补益中气方药之中，脾肾兼顾，药性相合，相得益彰。

再则，从药物配伍的阴阳之性考虑，前人有言"阳无阴则无以生，阴无阳则无以化"。在益气升阳的方药中酌合养阴之品更有助于生化。正如张景岳所云："善补阳者，必于阴中求阳，则阳得阴助而生化无穷；善补阴者，必于阳中求阴，则阴得阳升而泉源不竭。"

痹证案
（类风湿关节炎）

孙某　女　61岁　初诊日期：2001年2月8日

初诊（2001-02-08）：患者有类风湿关节炎病史，去年11月以来两膝关节疼痛发作，天阴加重，怕冷恶风，颈部酸胀，手指关节疼痛不明显，口稍干，小便微黄，出汗不多，舌质暗红，苔薄黄腻，脉细滑数。抗O、ESR正常。证属肝肾亏虚，风湿久痹。治宜标本兼顾，祛风散寒，宣痹通络，温养肝肾。

秦　艽10g　炙桂枝10g　白　芍10g　葛　根15g　油松节12g
木防己12g　威灵仙15g　青风藤15g　生　地10g　仙灵脾10g
鹿衔草15g　炙全蝎5g　千年健15g　露蜂房10g

7剂

二诊（2001-02-15）：天阴关节疼痛加重，怕风，右膝关节为著，膝关节局部肿胀；两膝关节X线摄片检查示有骨质增生；尿黄，舌质暗红，苔薄黄腻，脉细滑，左脉小弦滑。痹证顽痼，难求速效，守原方加味再求。

上方加细辛 3g，骨碎补 10g，制南星 10g。7 剂。

三诊（2001-02-22）：两膝关节肿胀疼痛减轻，怕风乏力，疲劳无力，尿黄，口干欲饮，舌质暗红，苔薄黄腻，脉濡滑。风湿久痹，痰瘀互结，肝肾亏虚。

上方去葛根、千年健、鹿衔草，加川断 15g，生黄芪 12g。7 剂。

四诊（2001-03-01）：关节疼痛基本缓解，行走活动自如，天阴时稍有不适，颈部酸胀，口稍干，尿黄稍淡，舌质暗，苔黄，脉细滑。效不更方。

上方继用。7 剂。

五诊（2001-03-08）：两膝关节肿胀基本消退，疼痛缓解，可以蹲、起、行走；精神改善，颈部稍有不适，鼻干，舌质暗红有裂纹，苔薄黄腻，脉小滑数。

初诊方加川断 15g，生黄芪 12g，骨碎补 10g，改生地 15g。7 剂。

·**点拨**　本案虚实夹杂，寒热交错，既有怕冷恶风之寒象，亦有口干、尿黄、脉数等邪郁化热之征，但总以寒象为主，以温通为大法，稍加清热通络之品。

·**问难**　先生，在二诊时右膝关节疼痛，天阴加重，未见显效，您为何不改换方药？

· **解惑** 临证辨证有误无效，当改变治法，更换方药；亦有辨证准确，但药力不够，病程长，病情顽固，难求速效的情况。本案患者两膝关节疼痛发作，天阴加重，怕冷恶风，风寒湿痹诊断已明，祛风、散寒、除湿和化痰活血治法对证，守原方加味再求。加入细辛3g，骨碎补10g，制南星10g，增强温通、祛痰之力。

· **问难** 本例风寒湿痹，既有阳虚寒凝的表现，又有口干、脉细滑数等阴虚热郁现象，您如何把握补肝肾的？

· **解惑** 风寒湿痹以温通为要，培补肝肾重在温补，以川断、骨碎补、鹿衔草、仙灵脾温养精气，兼顾阴津。我常以生地黄、仙灵脾配对使用，阴阳双补。

· **问难** 方中蜂房有何作用？

· **解惑** 蜂房甘平有毒，有祛风攻毒、消肿止痛的作用，这里起到入络搜风止痛的功效。我常用于风湿病、肿瘤的治疗。

· **体悟** 《素问·痹论》说："风寒湿三气杂至，合而为痹也。其风气胜者为行痹，寒气胜者为痛痹，湿气胜者为着痹。"痹证总由外受风寒湿邪而引发，但外邪作用于人体发病后，在其久延不愈、反复消长过程中，外入之邪未必始终羁留不去，每因内外相引，同气相招，进而导致风寒湿邪内生而成为久痹的病理基础。因此，风寒湿邪既是致病原因，更是重要的病理因素。风寒湿邪痹阻经络、肌骨之间，影响气血运行，津液布散失常，痰瘀内生而为病。痹证日久，累及筋骨、肌肉、关节，日久耗伤气血，损及肝肾，虚实夹杂。因此，培补肝肾，祛风、散寒、除湿和化痰活血为痹证治疗之大法。

本案孙某，两膝关节疼痛多年，膝关节局部肿胀，天阴关节疼痛加重，怕冷恶风，辨证当属肝肾不足、风寒湿痹、痰瘀阻络之虚实夹杂证。故治疗以秦艽、桂枝、细辛、葛根、威灵仙祛风散寒；木防己、青风藤、油松节、千年健祛湿消肿；制南星化痰通络；全蝎、蜂房等虫类药搜风止痛，深入隧络，攻剔痼结之痰瘀，以通经达络止痛；川断、骨碎补、鹿衔草、白芍、生地黄、仙灵脾温养精气，平补阴阳，强壮肾督。气为血帅，予生黄芪益气以行血活血，使"气血流畅，痹痛自已"。诸药合用，共奏补肝肾、益气血、祛风湿、止寒痛、散痰结、活瘀血之功。

雷诺病案

陈某　61 岁　初诊日期：2002 年 9 月 24 日

初诊（2002-09-24）：去冬以来两手清冷，肤色苍白，接触冷水加重，锻炼后身体虽热而两手清冷更甚。上海某医院检查示：IgA 升高，抗核抗体 1:1000，抗 SSA（＋）。多家医院确诊为"雷诺病"，多方治疗无效。舌质淡隐紫，苔少，脉细。证属寒凝血瘀，气血失调。治当温经通脉，益气活血。

炙桂枝 10g　当　归 10g　赤　芍 15g　细　辛 5g　炙甘草 5g

红　花10g　川　芎10g　路路通10g　炙水蛭3g　　生黄芪20g

14剂

二诊（2002-10-08）：天气转凉，肢端青紫反复，接触冷水加重，肤色苍白，时有麻感，舌质暗，苔薄黄，脉细。同气相求，内外相引，寒凝血瘀。仍当温经益气通络。

上方加鸡血藤15g，丹参15g，青皮6g。7剂。

三诊（2002-10-15）：局部皮肤转红转温，舌质红，苔薄黄腻，脉细。

上方加片姜黄10g。14剂。

四诊（2002-10-29）：天凉，肢端青紫又见明显，清冷不温，指端苍白，舌质暗，苔黄，脉细弦。内阳难御外寒，宜温肾阳。

上方去片姜黄，加淡干姜5g，制附片6g。14剂。

五诊（2002-11-12）：双手苍白清冷有减轻，手指色红不白，凉感不著，双手时有发胀晨显，舌质暗，苔薄，脉细。药已中的。

上方加大熟地10g。28剂。

六诊（2002-12-10）：两手食指苍白麻木虽有改善，但仍有发作，目前虽值冬季，亦无明显手冷，舌质红偏暗，苔黄，脉细。

上方加鹿角片（先煎）10g。14剂。

七诊（2002-12-24）：两手苍白怕冷现象显减，虽寒冷亦肢端温暖，接触冷水亦不明显发白，舌质暗红，苔薄黄，脉细弦。补通兼施，药终获效，当守方善后，巩固疗效。

炙桂枝10g　赤　芍15g　当　归12g　生黄芪25g　细　辛5g

干　姜6g　　制附片6g　　炙甘草5g　　大熟地10g　鹿角片10g

炙水蛭5g　　鸡血藤15g　青　皮10g　红　花10g　川　芎10g

14剂

次年冬随访，手足厥冷未发。

· **点拨**　两手清冷，辨为寒凝血瘀，气血失调，以当归四逆汤治疗，药证合拍，然药轻病重，故后加入姜附、熟地、鹿角片等，是仿阳和汤之意以加强温阳散寒通脉之力，补通兼施，终而获效。

· **问难**　先生，熟地黄在五诊时才加入，为何前方不用?

· **解惑**　初诊证属寒凝血瘀，气血失调，治当温经通脉，益气活血，方用当归四逆汤、黄芪桂枝五物汤为主加减治疗。虽有好转，但天气转凉，肢端青紫反复发作，内阳难御外寒，加入干姜、附片温补肾阳得效，手指色红不白，凉感不著，药已中的。此时方须加补血滋阴之品，一以补血滋阴，与前方中芍药、当归、川芎组成四物汤；二以防姜、附温燥太过伤阴血。

· **问难**　先生，方中您为何用青皮，不用陈皮?

· **解惑**　陈皮归脾、肺经，重在理气调中，燥湿化痰，偏于中焦；青皮归肝胆、胃经，能消散中焦食积气滞，还能疏肝理气，破气散结。方中加入青皮既可防止补益碍胃，又可行气以畅血脉，所以我用青皮不用陈皮。

· **体悟**　雷诺病似属中医学的"血痹""厥逆"等证范畴。《伤寒论·辨厥阴病脉证并治》曰："手足厥寒，脉细欲绝者，当归四逆汤主之。"故先生以当归四逆汤合红花、川芎、路路通、水蛭温经散寒、活血化瘀通络。在三诊疗效不显情况下，又合四逆汤、阳和汤方义，用附片、干姜温补肾阳，熟地黄温补营血；鹿角胶温肾助阳，填精补髓，强壮筋骨，并藉血肉有情之品以助熟地养血。

本案一诊、二诊、三诊未用附片、干姜而无显效，四诊、五诊加附片、干姜，六诊又加鹿角片，层层加码，稳中求进，补而不燥，用药须大胆而又谨慎，犹如将帅用兵，果断而不孟浪，"重剂不能孟浪太过，清灵不能隔靴搔痒"，攻防兼备，步步为营，运筹帷幄。

痿证案 1
（运动神经元病）

周某　男　65 岁　初诊日期：1999 年 8 月 4 日

初诊（1999-08-04）：右肩臂上举困难 10 月，左肩臂上举受限 8 月，脑科医院诊为运动神经元病。近期肌肉明显萎缩，两手臂酸木不麻，两腿乏力，肩颈困累无力，气短；舌苔薄腻，脉细。为脾虚气弱，痰瘀阻络，气血不能灌注。

潞党参 20g　生黄芪 30g　炒苍术 15g　炒白术 15g　生苡仁 15g

葛　根 15g　鸡血藤 15g　当　归 10g　片姜黄 10g　制南星 10g

石　斛 10g　广防己 12g　炮穿山甲 10g

晚蚕砂（包煎）10g

7 剂

二诊（1999-08-18）：患者两手抬举明显改善，颈肩酸困与腿足乏力轻重交替，余症无明显变化。遂再进利湿活血通络之品。

上方改生苡仁 20g，葛根 20g，加续断 25g。

复诊时，视标本轻重，在原方基础上随症加减，渐加生黄芪至 50g；再进全蝎、蜈蚣等通络之品；虚热之象明显时，加白薇、瘰桃干等。经仅 6 个月治疗，患者诸症明显改善，身体渐胖，精神好转，已向康复之途。

· **问难** 先生，治疗本例痿证时，石斛起何作用？

· **解惑** 石斛味甘，性微寒，归胃、肾经，具有养阴清热、益胃生津的功效。石斛归肾经，还有补养肝肾、强壮筋骨的作用。痿证以脾肾两虚为本，多有下肢痿软无力，加入石斛既可养肾阴、壮筋骨，又能防清利太过伤阴。

· **问难** 先生，方中薏苡仁有何作用？

· **解惑** 《素问·痿论》云"治痿独取阳明"。薏苡仁有健脾渗湿之功，可调治脾胃，又能舒筋除痹，缓和挛急，临床每多用于痿证、痹证。

· **体悟** 痿证指肢体筋脉弛缓、软弱无力、不能随意运动而致肌肉萎缩的一种病证。先生通过长期的临床实践认为，该病以脾肾亏虚为本，湿热瘀阻为标，临证重在辨标本虚实主次。本案患者年过花甲，周身肌肉萎缩，本虚标实，但以本虚为主，故重用党参、生黄芪再合当归以补养气血，并加重行气活血之力，药证相合，7剂即能起效。先生治疗痿证常用三妙丸、四妙丸、广防己、独活、蚕砂、萆薢、五加皮等祛风清热化湿；黄芪、党参、白术、茯苓、薏苡仁健脾益气；续断、桑寄生、淫羊藿等补益肝肾；石斛、知母、当归、鸡血藤等养阴补血；土鳖虫、穿山甲、天仙藤、鸡血藤等行气活血通络。

痿证案 2（格林巴利综合征）

包某　女　43岁　初诊日期：2005年7月4日

初诊（2005-07-04）：春节始觉手指发麻，心慌胸闷，下肢无力，行走不利，在南京军区总医院、上海瑞金医院诊断为格林巴利综合征，正在用激素治疗。刻诊：两下肢不能自主行走，腿膝伛偻进入诊室，四肢感觉迟钝，口干，多食即有饱胀，胸闷、心慌、气喘，口干严重，大便干结，有火灼感，舌质暗，苔黄腻，脉小滑。风痰湿热痹阻，气血不能外荣，久病肝肾亏虚。

炮山甲9g　　白　薇15g　泽　兰15g　鬼箭羽15g　制南星10g
炙僵蚕10g　炙全蝎5g　　川石斛12g　大生地15g　知　母10g
汉防己12g　黄　柏6g　　炒苍术6g　生苡仁15g　赤　芍15g
怀牛膝12g

7剂

二诊（2005-07-11）：药后尚无明显改善，周身仍觉捆绑不舒，麻木，紧胀，胃中有气上顶，饱胀不舒，大便干结、数日一行，须用泻药，口干苦，目干难睁，足冷，舌质暗，苔黄腻，脉小弦。湿热痰瘀痹阻络脉，标实为急。

上方去苍术，加晚蚕砂（包煎）15g，木瓜15g，熟大黄9g，桃仁10g，土鳖虫5g，制白附子10g。7剂。

三诊（2005-07-18）：膝以下重滞无力发胀　仍有麻木，胸闷、心慌均减，食纳增加，腹胀，舌质暗，苔黄腻，脉小弦。

初诊方改黄柏9g，加晚蚕砂（包煎）15g，木瓜15g，熟大黄10g，桃仁10g，土鳖虫5g，制白附子10g，槟榔15g。10剂。

四诊（2005-07-28）：药后行走基本复常，食纳尚可，筋脉仍有拘急感，足踝浮肿减轻，大便三日1次，排便尚可，目胀，口干；舌质暗红，苔黄薄腻，脉小弦。

初诊方改黄柏10g，制南星15g，加木瓜15g，晚蚕砂（包煎）15g，熟大黄10g，桃仁10g，土鳖虫6g，制白附子10g，槟榔10g，片姜黄10g，大腹皮12g。10剂。

五诊（2005-08-12）：行走基本正常，两膝以下酸胀，微麻，足底麻，足胫有拘急感；大便日行，纳食知味，腹胀，尿黄转淡，两目难以睁开；舌质暗红，苔浊黄腻，脉小滑。

上方加千年健15g。14剂。

六诊（2005-09-09）：身体基本康复，行走灵活正常，右足趾外侧稍麻，膝、腘酸胀不舒，常有偏半出汗；纳食良好，面部稍痒，目胀，强的松已递减停用3天；舌质红，苔黄，脉细弦。守法巩固。

初诊方加煅牡蛎（先煎）25g。

· **点拨**　此案症情较为复杂，临证应抓住下肢不能自主行走、四肢感觉迟钝的主症，从痿证治疗。本例虽属虚实夹杂，但重点在于风痰湿热瘀阻经络，故以治标为主。二三诊加大药力后，遂即扭转病势。取效的关键在于祛邪通络，风痰湿热瘀合治。

· **问难**　先生，二诊为何加用熟大黄、桃仁两味药物？

· **解惑**　因初诊药后尚无明显改善，且胃中有气上顶、饱胀不舒，大便干结、数日一行，故须用泻药大黄泻热通腑，桃仁润肠通便，腑气一通，胃气得降，邪有去路，气机调畅，诸症缓解。另外，二药还有活血化瘀通络之功，故选用较为恰当。

· **问难**　先生，开方时大黄的用量怎么掌握？

· **解惑**　这要根据病人的体质、病情来考虑，体质壮实、热结腑实严重的用量就大一些，体质虚弱、腑实轻的病人用量小一点，稳妥的话，可以先用小量 5g，然后根据病人药后反应逐渐加大用量。

· **体悟**　格林巴利综合征是一种病因未明的神经系统自身免疫性疾病，临床表现以四肢肌张力降低、肌力减退、腱反射消失为主。西医学主要以激素、免疫球蛋白、输血浆等治疗为主。本案患者病程 5 个月，西医激素治疗效果不显，且仍有进展。观其脉证，当属"痿证"范畴，既有肝肾不足之本，又有风痰湿热瘀阻经络之标，且以标证为急。故治以清利湿热、祛风化痰、活血通络，兼补益肝肾为法，方选四妙丸、防己清热利湿，生地、石斛、知母滋肝肾，牵正散、南星祛风化痰通络，白薇煎、赤芍、鬼箭羽清热凉血、化瘀通络。药后下肢无力尚无明显好转，继用前法，加蚕砂、木瓜增强化湿疏筋活络之力，大黄、桃仁、地鳖虫增强活血通络、祛风化痰之功。此后稍事增损，得收良效。

虫类药药性峻烈，起效迅速，疗效显著，备受历代医家推崇。先生临证亦喜用虫类药，他认为，痹证、痿证日久，邪伏较深，气血失调，风痰瘀混处络中，绝非一般祛风散寒、除湿通络等草木之品所能奏效，必须藉搜风剔络之虫类药，以搜风化痰、祛瘀通络，前人谓"风邪深入骨骱，如油入面，非因虫蚁搜剔不克为功"。本案中先生用炮山甲、地鳖虫活血化瘀通络，僵蚕祛风化痰通络，全蝎搜风通络止痛。

颤证案 1
（肝豆状核变性）

范某　男　19 岁　初诊日期：1996 年 5 月 24 日

初诊（1996-05-24）：1 年来，患者经常两手不自主抖动，并有身体晃动，经西医确诊为"肝豆状核变性"。症状在紧张后加重，经常头昏，后脑时痛，语音不清，步履困难，饮食、咀嚼不利，情绪易于激动，口稍干，手心热，苔薄黄，质偏红，唇红，脉细数。肝肾阴虚，内风暗动。

大生地 15g　大麦冬 10g　赤　芍 20g　白　芍 20g　川石斛 15g

白　薇 15g　炙甘草 5g　丹　皮 10g　广地龙 10g　炙全虫 6g

炙僵蚕 10g　炙鳖甲（先煎）15g　　炙龟板（先煎）15g

阿胶（烊化）10g　　牡蛎（先煎）30g

7 剂

另：羚羊角粉 1 支 日服 2 次（必要时）。

二诊（1996-05-30）：投滋液息风、育阴潜阳剂后，手足抖动较前减轻，口干不著，手心发热，语言欠爽，苔薄质暗，唇红，脉细弦滑。继守原法。

上方加炙水蛭 5g。30 剂。

三诊（1996-08-12）：上方服用 1 月，手抖晃动已不明显，但蹲后起立比较困难；头晕，构音困难，手心灼热，苔薄中黄腻，质红，脉细弦。肾虚肝旺，内风暗动。仍当育阴潜阳，滋液息风。

上方加陈胆星 6g，熟枣仁 15g。80 剂。

四诊（1996-11-02）：前从肝肾亏虚、内风暗动治疗，病情基本稳定，抖动不著，语言转清，口干减轻，汗出减少。苔薄黄腻，舌尖边红，脉细弦滑。拟滋肾养肝，育阴潜阳，息风和络再进。

上方去丹皮、全虫，改陈胆星 10g，熟枣仁 20g。

· **点拨**　肝豆状核变性是一种临床罕见病，现代医学对本病也缺乏有效的治疗方法，中医里面也没有直接针对本病的治疗经验可供借鉴。但我们仍然可以根据患者的主要症状，结合舌脉，进行辨证。我们常说，辨证论治是中医的特色所在，是中医处理一切临床问题的原则，也是法宝。不管什么病，我们都可以审症求因，凭脉辨证。就本例而言，西医的病名"肝豆状核变性"我们可以暂且不管，注意分析手抖身晃、头昏头痛、手心热、易激动等症状，就可以知道本例病机关键是肝肾阴虚，内风暗动。病机清楚了，治疗也就不成问题了。本例我们用滋阴息风、育阴潜阳的方法，处方是三甲复脉汤加减，可以看出，效果还是不错的。

·**问难** 先生，像这样的患者，我们一看西医的诊断"肝豆状核变性"，从来都没有见过，古医书中有记载吗？这样的病中医也能治吗？我们总是心存疑虑，信心不足。

·**解惑** 古医籍中是不可能有"肝豆状核变性"这种疾病的。但不要忘记，中医强调的是辨证论治。怎么辨证？抓住主症、审查病机就是关键。《素问·至真要大论》所谈的病机十九条大家应该记得吧？第一条就是"诸风掉眩，皆属于肝"！这个病人的主要症状呢？不由自主的手抖、身晃，不就是"风""掉"的表现吗？由此我们可以判断，本例主病就在肝！头昏头痛、容易激动、紧张时病情加重等等，不也支持这样的判断吗？根据我的经验，肝和肾的亏虚往往可以同时并见，为什么呢？因为肝肾同源，水能生木呀！因此，我们运用中医的知识和方法，就可以得知本病的病机，那就是肝肾阴虚，内风暗动。病机清楚了，治疗自然就有了思路。这就是我经常强调的审机论治。

·**问难** 那是不是西医的诊断对我们中医治病就没有什么价值了？

·**解惑** 也不能这样说。中医强调辨证，也不忽视辨病。比如说，慢性支气管炎和肺癌晚期，都可以出现肺气亏虚证，但这两种病的证候特点、病情轻重、预后的情况等，都有很大不同，我们在选择具体方药时也是有差别的。应该这样说，明确了西医的诊断，对我们确定治则、选方用药、判断预后，都有一定价值。

· **问难**　先生，这个病人的主要病机是肝肾阴虚、内风暗动，其中肝肾阴虚是本，只要滋补肝肾之阴不就可以治本了吗？但您的处方很大，不容易看出配伍的原则呀？

· **解惑**　临床上许多复杂疑难病例，是需要标本同治的。我所强调的复法，就是针对这些病机复合、症情复杂的疾病而设的。复法可以主次兼顾，少走弯路，能缩短治疗时间，最快地缓解病人的痛苦。患者看病不容易啊，能一次解决的问题，就不要分两次、三次。

　　具体到本病来说，我实际上用了三组药物：生地、麦冬、白芍、石斛，这些都是滋阴生津之品；阿胶、鳖甲、龟板、牡蛎，属于血肉有情之品，两类药配合使用，能够大补阴液，潜阳熄风，这是为治本而设。地龙、全蝎、僵蚕、水蛭等，属于虫类药，能走窜入络，搜风活血，这是为治标而设。这样，我们从滋阴、潜阳、息风三方面理解，药味虽多，但治法不乱，是有规律可循的。

· **体悟**　肝豆状核变性是一种常染色体隐性遗传性疾病，以铜代谢障碍引起的肝硬化和脑变性为病理特征，临床表现为进行性加剧的肢体震颤、肌强直、构音困难等，伴有精神症状、肝硬化和角膜色素环。有的患者病程可延续30～40年，有的则发展迅速，可因肝功能衰竭或并发感染而死亡。目前，西医对本病的治疗主要用青霉胺，需要终身用药，并且在用药过程中，可能发生白细胞减少、血小板减少、肾病，以及系统性红斑狼疮等，治疗颇为棘手。

中医治疗本病，仍宗辨证论治的基本原则，据其主症，辨为"颤证"，病机多责之于肝肾阴亏，内风暗动。治疗宜滋阴熄息风，育阴潜阳。用药时应根据患者的具体表现，综合分析，复法立方，主次兼顾，随证治之。

颤证案 2
（高血压病）

肖某　女　72岁　初诊日期：1995年10月11日

初诊（1995-10-11）：两手震颤，伴心悸5年余，加重1月。5年来一直有心动过速，心慌动悸，夜寐不佳，两手震颤时作时休，每因悸甚而震颤加著，服西药虽可控制但不能停药。诊见两手颤抖不休，紧张尤著，伴有胸闷气憋，心慌动悸，烦躁寐差，胃嘈似饥，头昏、口干；苔黄薄腻、质红，脉小滑数。血压160/95mmHg。肾阴不足，心肝火旺，心神失宁，内风暗动。治以滋阴泻火，宁神息风。

功劳叶10g　太子参10g　天　麻12g　麦　冬12g　大生地12g
川百合12g　莲子心3g　黄　连5g　夏枯草12g　知　母10g
生龙骨（先煎）20g　生牡蛎（先煎）20g　珍珠母（先煎）30g
熟枣仁12g　竹沥半夏10g

14剂

二诊（1995-10-25）：头昏手抖减轻，心慌间作，口干亦减，心胸不畅，夜半为甚。苔黄，舌红，脉细弦滑。血压155/100

mmHg。前法酌加平肝息风之品。

上方去竹沥、半夏、太子参，加罗布麻15g，钩藤15g。28剂。

三诊（1995-11-22）：前药服之近月，效果较著，头昏心慌仅偶发，手抖也已不著，夜寐转酣，口干消失；苔黄薄腻、舌质暗红，脉来细弦稍数。心肾阴虚，水不济火，木失滋涵。

功劳叶10g　麦　冬10g　北沙参10g　大生地15g　玄　参10g
枸　杞10g　豆　衣10g　黄　连5g　夏枯草12g　罗布麻15g
钩　藤15g　珍珠母（先煎）30g　　煅龙骨（先煎）20g
煅牡蛎（先煎）25g

28剂

四诊（1995-12-27）：药服70余剂，诸症基本消失，心悸、手抖基本未发；睡眠亦好，口干不著，血压140/80mmHg。嘱服杞菊地黄丸、天王补心丹巩固善后。

1996年3月9日随访，震颤、心悸等完全消失。

· 点拨　本案证情复杂，集颤证和心悸于一身，且两者相互影响，交杂缠绵。辨病虽为二，辨证则属一。肝肾阴虚，内风暗动；阴虚无以制火，则心肝火旺，火旺则心神不宁，故颤证和心悸悉俱。治疗紧抓肾阴不足，心肝火旺，心神失宁，内风暗动的病机特点，治以滋阴泻火、宁神息风。药服2月余，症状基本消失，但紧张劳累时仍偶发，此时则以心肝肾虚为主，予以杞菊地黄丸补益肝肾之阴，天王补心丹补益心阴而善后。调理3月余，诸症悉去，未有再发，疗效明显，无需再服西药。

· 问难　先生，本案患者证情较为复杂，辨病包括颤证、心悸等，您是如何从中辨清其病机关键的？病变涉及脏腑较多，该当如何分清主次呢？在治疗上又当如何兼顾呢？

· **解惑** 关于"病"和"证""辨病"和"辨证"的关系，亦是当前中医学者争论的核心问题之一。它们的关系有：一病一证、一病多证、多病一证、多病多证。临床上当注重"病"和"证"的关系，看何者为先，从而决定病证从舍；若两者并重，则可两者兼顾，病证同治。治疗上对多证者可兼顾，采用复法大方治疗，多选用能兼顾诸证的多功效药物。

· **体悟** 初诊此患者，学生一头雾水。该患者既有颤证，又有心悸，两者兼夹，相互影响，治当何者为先？何者为主呢？遣方用药又当如何着手呢？正当学生还在六神无主之际，先生却早已辨治了当，下药成方，且疗效确切。事后回味，先生处理此患者的高明之处在于舍病从证，去辨病之繁，取辨证之简。治疗上紧紧围绕"肾阴不足，心肝火旺，心神失宁，内风暗动"的病机关键，以功劳叶、麦冬、北沙参、大生地、玄参、枸杞等滋养心肝肾之阴，以夏枯草、罗布麻、钩藤等平肝息风潜阳，以珍珠母、煅龙骨、煅牡蛎等重镇之品潜阳息风、安神宁心。标证消失后，紧抓本虚，予以杞菊地黄丸和天王补心丹补益心肝肾之阴。辨证精当，用药面面俱到而条理井然。

颤证案 3

张某　男　73 岁　初诊日期：1991 年 6 月 15 日

初诊（1991-06-15）：右手震颤2年余，伴反应迟钝半年。患者来诊时右手不停震颤，平时不能持筷拿物，经常打碎碗碟，行走不稳，起步维艰，两年来逐渐加重，精神不振，反应迟钝，近事过目即忘；兼有腰软足麻，小便淋沥，夜尿频多，面色暗红而枯槁；舌质暗红、苔薄黄，脉细滑。脑CT提示：脑萎缩，腔隙性脑梗死；脑血流图示：两侧供血不平衡，左侧血流速度及流量下降，脑血管外周阻力增大。有高血压病、高脂血症、糖尿病、腰椎病史多年。证属肝肾亏虚，风痰瘀阻。

生石决明（先煎）30g　生牡蛎（先煎）25g　炮山甲（先煎）10g
炙水蛭5g　赤　芍12g　白　芍12g　炙僵蚕10g　广地龙10g
制首乌12g　大生地12g　制黄精12g　川石斛10g　怀牛膝12g
炙鳖甲（先煎）15g

7剂

二诊（1991-06-22）：诉精神较前振作，腰膝酸软亦略好转。遂嘱原方连服2月。

三诊（1991-09-01）：右手震颤较往昔减轻，但仍难控制。病情不再进展，且有好转之势。

上方去炮山甲，加枸杞子10g。连续服药2个月。

四诊（1991-10-27）：服药约2个月来，精神良好，反应灵敏，舌色改善，面容亦稍丰泽，右手震颤明显减轻，有时已不发抖，生活也已自理，唯有时下肢麻；二便正常，苔薄，舌淡红，脉细滑。

大生地15g　制首乌15g　制黄精10g　枸杞子10g　赤　芍12g
白　芍12g　潼蒺藜10g　白蒺藜10g　黄　芪15g　水　蛭5g
生石决明（先煎）30g　制南星10g　川　芎10g　丹　参12g

炙鳖甲（先煎）15g

又服 2 月，右手震颤基本消失，唯激动或紧张时仍抖，遂以本方稍事加减，予以巩固。连续服药近 5 年，震颤已完全不发，其他自觉症状也均消失，血压平稳，糖尿病等兼病也得到控制。

·**点拨**　本案患者年事较高，已过七旬，颤证病发 2 年有余，当以肝肾亏虚为本。怪病多痰，久病多瘀，久病入络，故辨证为肝肾下虚，风痰瘀阻。

·**问难**　本案患者以震颤为主症，且患高血压病、高脂血症、糖尿病、腰椎病多年。先生您针对颤证辨证施治后，不仅颤证得以控制，而且其他兼病亦得到良好控制，请问是因为这些兼病和颤证辨证相同所致吗？还是有其他原因？对这样的老年患者补益肝肾治疗具有共性吗？

·**解惑**　本案患者集多病于一身，如主病震颤，次病高血压病、高脂血症、糖尿病、腰椎病等，但纵观诸病，其"证"之实质存在肝肾下虚，故治疗紧抓"虚"即可获效。虚之成因，共有两途：一为生理性虚衰，中年之后肝肾自亏，更兼劳顿、色欲之消耗，而致阴精虚少，形体衰败，即《内经》所谓"年四十而阴气自半也，起居衰矣；年五十体重，耳目不聪明矣"；二是病理性肝肾虚损，高年多病重叠，或久病及肾，致使肝肾交亏。脑为髓海，肾虚则髓减，脑髓不充。对老年患者或生理性或病理性，均可见虚衰之象，俱可予以补益肝肾之法。当然，亦当具体情况具体分析，若有他证甚于虚证者，应先治他证，再补其虚，或两者兼顾。

·问难 先生，方中用到潼白蒺藜，请问它们有何不同？

·解惑 潼白蒺藜，虽同名蒺藜，实则相差甚远。白蒺藜，又名刺蒺藜，为蒺藜科草本蒺藜的果实，味苦、辛，性平，归肝经，功效重在平肝息风；潼蒺藜又名沙苑子，为豆科多年生草本植物扁茎黄芪的成熟种子，味甘，性温，归肝、肾二经，功效补肾养肝固涩。肾虚肝旺为一个常见复合病机，故潼白蒺藜往往合用，补肾平肝，标本合治。

·问难 先生，您在处理颤证患者时，初诊处方7～14剂，此后复诊时不管效果是否明显，往往治守原方，或略作加减，为什么？

·解惑 颤证属疑难杂病，病程迁延，缠绵难愈，中医治疗难取速效。初诊时当详加分析，确立病机和主法、主方，试投1～2周，以观察用药反应。有效则效不更方，击鼓再进；无效，当分析其原因，仔细分析临床表现，审察用药法度，若无误则大胆地谨守原方，静候转机。

·体悟 本案患者年已七十有三，且病颤证亦已2年有余，久病必虚，肝肾亏虚为其根本；久病多痰，久病入络，病机关键当为肝肾下虚，风痰瘀阻。且患者素患高血压、糖尿病、高脂血症、腰椎病多年，都不离此病机根本。遣方用药紧抓病机，以制首乌、大生地、赤白芍、制黄精、川石斛、怀牛膝等补益肝肾，伍以血肉有情之品如炙鳖甲、牡蛎、炮山甲等大补阴液，潜阳息风；加用炙水蛭、炙僵蚕、广地龙等搜风活血通络。获效后守法微调，不离补益之旨，服药 5 年缓图之后诸症俱消。

肢麻案

尚某　65 岁　初诊日期：1981 年 5 月 16 日

初诊（1981-05-16）：左侧上肢麻木 2 月，下肢发胀，头昏，口干，舌质红，脉细。肝肾素虚，阴血不足，内风入络。

当　归 10g　白　芍 12g　大生地 15g　鸡血藤 10g　天仙藤 10g
豨莶草 15g　桑　枝 12g　桑寄生 12g　炙僵蚕 10g　广地龙 5g
红　花 5g　炙全蝎 3g　阿胶（烊冲）1g

14 剂

二诊（1981-06-13）：左侧肢体麻木显著改善，转为局限性短暂阵发，舌质红，脉小弦。养血祛风通络，守原方再进。

上方加乌梢蛇 10g。14 剂。

三诊（1981-06-27）：左侧肢体麻木续有减轻，舌苔少、中空质红。守原法再进。

当　归 10g　白　芍 12g　川　芎 5g　生　地 10g　熟　地 10g
豨莶草 15g　炙僵蚕 10g　广地龙 10g　乌梢蛇 10g　鸡血藤 10g
红　花 10g　炮山甲（先煎）5g　阿胶（烊冲）10g

14 剂

另：决明子 30g 泡茶。

四诊（1981-07-11）：左侧肢体麻木减而不尽，脘宇有闷塞感，口干，苔薄，中空质红。养血祛风通络。守原方出入。

上方乌梢蛇改白花蛇6g，加瓜蒌皮12g。30剂。

五诊（1981-08-22）：肢体麻木未再发作，舌苔中空好转，脉小弦。守原方再进以资巩固。

· **点拨**　本案患者为老年女性，以肢麻为主症，系内风入络，络脉不利所致。可知其病机关键在于肝肾亏虚，阴血不足，血虚生风。根据其伴有头昏，下肢发胀，口干，脉细，治疗以滋补肝肾阴血为主，辅以搜风通络之品。选方以桃红四物汤为主，养血活血；加入寄生以补肝肾；鸡血藤、天仙藤、桑枝等藤类药引经入络，祛风活血通络；全蝎、僵蚕、地龙、乌梢蛇等虫类药以搜风通络，诸药合用，以达滋养阴血、搜风通络、濡养筋脉之功。

· **问难**　本案肢麻，并无瘀血表现，治疗为何用红花、炮山甲等活血化瘀药？

· **解惑**　从临床表现而言，确实并无瘀血征象，但从肢麻的病机分析，病在肢体、经络，必有经脉不利，络脉不和，故酌加活血化瘀之品以化瘀通络。

· **问难**　先生，四诊为何将乌梢蛇改为白花蛇，二者有何不同？

· **解惑**　两者都有祛风通络、定惊止痉的作用，但药力以白花蛇为著。本案从二诊加入祛风通络的乌梢蛇，左侧肢体麻木虽然逐渐减轻，但减而未尽，故用祛风通络作用更为显著的白花蛇以搜风通络。因而，五诊时肢体麻木未再发作。

· **体悟**　本案肢麻，无器质性病变，而为病人感觉异常，多发于中老年，以运动减少、肌张力强直、震颤和体位不稳为主要症状，西医无特殊治疗方法。中医辨证分析认为本病一是生理虚衰，中老年之后，肝肾自亏，更兼劳顿色欲之消耗，而致阴虚精少；二是病理性肝肾虚损，高年多病重叠，或久病及肾，以致肝肾交亏，肾虚则脑髓不充故发病。本病病机属于本虚标实，肝肾不足、气血两虚为本，气滞血瘀、风痰阻络为标。本病主要以震颤为主症，震颤属风，"风气内动"是病机关键，故治疗以息风止颤为主，再配以补益肝肾，补血和血，标本同治，筋脉得以濡养则风静麻自止。

肢麻属经络之病，多因内风入络，络脉不利所为，虚者多见阴血不足，内风暗动入络；实者多见肝阳上亢，化风生痰，风痰入络，或久病痰瘀阻络。本案患者下肢发胀，头昏，口干，脉细，故辨证为肝肾下虚，阴血不足，虚风内生，风入经络。以阴血不足为主，选方四物汤合桃仁、红花、炮山甲、鸡血藤养血活血通络；加桑寄生补益肝肾；制僵蚕、广地龙、制全蝎、乌梢蛇、白花蛇等虫类搜风化痰入络，对肢麻顽症尤为适宜。桑枝药性向上，常用于上肢病症。

其他病证

8

气短案

刘某　女　60岁　初诊日期：2005年5月6日

初诊（2005-05-06）：呼吸憋气、吸气困难2年。极度疲劳，厌食，懒言，咽喉有痰，但无咯出，不咳，晨起腹痛，大便不实，久治难效，查无异常。中气不足，肾虚不纳。治予补中益气，脾肾兼顾。

柴　胡5g　党　参12g　生黄芪15g　当　归10g　焦白术10g
陈　皮6g　炒枳壳10g　桔　梗4g　山萸肉10g　炙甘草3g
炒苏子10g　半　夏10g　沉香（后下）3g

7剂

二诊（2005-05-13）：疲劳明显改善，吸气尚未好转，寐差，入睡难，早醒，晨起腹痛缓解，大便正常；苔薄黄腻，质暗红，脉细。

上方改生黄芪20g，加五味子3g，熟枣仁20g。14剂。

三诊（2005-06-17）：憋气，吸气困难显减，心慌亦轻，仍有胸闷，不耐劳累，食纳平平，大便已成形，苔黄，质红偏暗，脉细。中气不足，肾气下虚。

上方加怀山药12g。14剂。

药后胸闷亦缓，呼吸顺畅。停药。

·**点拨**　本例以吸气困难为特点，并见脾气虚弱征象，显属中气不足之征，然呼吸出多入少，又与肾虚不能纳气有关，故在补中益气的基础上，配伍山萸肉、五味子、怀山药以纳肾，苏子、半夏、沉香以降气。

· **问难** 方中用枳壳、桔梗为何意？

· **解惑** 因气虚可致气滞，而使升降窒塞，故用枳壳配桔梗以调其升降。药后病情渐缓，说明补中寓行，升降相因的组方用药思路非常切合病情。

恶风畏寒案

张某　男　45岁　初诊日期：2006年6月19日

初诊（2006-06-19）：怕冷7～8年，畏风，吹冷风有寒战感，颈以下脊柱冷甚，背后如置冰块，出汗稍多，大便有时不实；苔薄黄腻、质暗，脉细。查有结肠炎，既往有高血压病、高脂血症、脂肪肝、糖尿病史，经调治均在正常范围。追溯以往治疗，屡用温肾补火、助阳消阴之剂无效，故从痰瘀阻络、气血涩滞、表虚卫弱试治。

法半夏10g　陈　皮10g　茯　苓10g　炙甘草3g　制南星10g
炒芥子10g　炙桂枝10g　炒白芍10g　生黄芪20g　防　风6g
生白术10g　生　姜3片　红　枣4枚　炮山甲（先煎）10g

7剂

二诊（2006-06-26）：药后怕冷趋向缓解，畏风不著，可以耐受空调，易汗，食纳知味，二便正常，苔薄黄、质暗红，脉小滑。守法巩固善后。

上方加炮姜3g，制附片5g，煅龙牡（先煎）各15g。14剂。

· **点拨** 本案以恶风怕冷、背后如置冰块、汗多为苦，常规辨治，或从火不足而治，或从营卫不和入手，然患者却久治乏效。观患者体型偏胖，又有高脂血症、糖尿病等多种宿病疾，故痰瘀为本案关键之病理因素。痰瘀阻络，郁遏阳气，卫阳不能达于外，而致营卫不和，表虚卫弱。

· **问难**　先生，您从哪些症状考虑到本病辨证存在痰瘀阻络之候？

· **解惑**　患者体型偏胖，既往有高血压病、高脂血症、脂肪肝、糖尿病史，有痰瘀阻络的病理基础。舌质暗提示有瘀象，苔薄黄腻提示痰湿内蕴。虽患者有怕冷、畏风、背后如置冰块的表现，但以往治疗屡用温肾补火、助阳消阴之剂无效，说明药不对证，故从"怪病属痰""肥人多痰""久病多瘀"、营卫不和、表虚卫弱考虑，获得奇效。

· **问难**　先生，您为何选用炮山甲活血化瘀通络而不用桃仁、红花，用法有何不同？

· **解惑**　炮山甲咸、微寒，归肝、胃经。《医学衷中参西录》云："穿山甲，气腥而窜，其走窜之性，无微不至，故能宣通脏腑，透达关窍，凡血凝血聚为病，皆能开之。"桃仁、红花能活血通经、祛瘀止痛，其走窜通经之力较穿山甲弱。本病久病经络瘀滞重，非穿山甲之走窜而不能达。

· **问难**　先生，方中为何用制南星、白芥子治疗？

· 解惑　前面讲过，该病是痰瘀阻络所致，制南星专走经络，祛风化痰，常用于治疗风痰留滞经络之证。《本草经疏》曰："白芥子味极辛，气温，能搜剔内外痰结及胸膈寒痰，冷涩壅塞者殊效。"病人有高脂血症、脂肪肝等病史，结合舌质、舌苔征象判断，属无形之痰为患，是辨病与辨证相结合的诊治思路。

· 体悟　本案8年痼疾，药服7剂，霍然而解，可见慢性久病若能辨证中的，亦可覆杯而愈。为何辨证着眼以痰瘀阻络、气血涩滞为主？一因，从中医理论分析，符合"怪病属痰""久病多瘀"之证，痰瘀互结势必阻滞气血，以致营卫不和，卫气不能行于外，而致阳虚卫弱；二因，病者体型偏胖，且有高脂血症、脂肪肝、糖尿病等病史，与痰瘀病理因素有一定的相关性，故用治痰之基础方二陈汤为主，合白芥子辛散行气祛络道之痰，借南星善走搜风之力祛经隧之痰，山甲活血通络直达病所，起到瘀化痰消、气血自和的目的。同时鉴于患者怕冷而畏风易汗，审是病由气血涩滞，卫阳不能外达，而致阳气虚弱，并非内在之真阳不足。故虽屡投温肾补火、助阳消阴之药无效，而用桂枝汤合玉屏风散调和营卫，补气固表，反而切中病机。二诊加炮姜温脾化痰，制附片助桂枝汤以治恶风漏汗，龙牡以固涩，进一步巩固疗效。全方治实顾虚，标本兼施，发人深思。

风湿在表案

耿某　男　50岁　初诊日期：1996年11月9日

初诊（1996-11-09）：近4月来上午11时、下午5时明显形寒，周身肌肉酸重，稍有低烧，大便偏烂，胸闷，口干黏，无汗，苔薄腻，脉细濡。表实湿困，拟从湿困卫表治疗。

羌　活10g　独　活10g　防　风10g　川　芎10g　藁　本6g

蔓荆子10g　炒苍术10g　葛　根10g　生苡仁12g　秦　艽10g

7剂

二诊（1996-11-16）：周来仍有阵发性形寒怕冷，周身肌肉酸痛，低热不显，大便溏烂，日行一次，食后脘宇稍有胀感，口干黏，苔腻，脉濡。湿困卫表治疗。

羌　活10g　独　活10g　川　芎10g　藁　本10g　防　风10g

苍　术10g　厚　朴5g　陈　皮6g　秦　艽10g　葛　根10g

生苡仁12g　法半夏10g

7剂

三诊（1996-11-23）：宣表祛湿，发作性形寒怕冷显减，大便溏薄转实，但周身肌肉尚有酸胀感，食后脘胀，苔薄腻微黄，脉濡。湿困表里，原法巩固。

上方加生姜衣3g。

·**点拨**　临床上有症状而无体征及检查异常者，并不少见。因该患者定时形寒怕冷、身体困倦，辨为风湿在表，治宜宣表祛湿，用羌活胜湿汤加减颇为贴切，因风能胜湿故也。便溏、胸闷、口黏、脘胀、苔腻为湿困脾胃之证，故配用平胃散燥湿运脾，表里同治，则表湿能宣，里湿能化而诸症自消。

·**问难**　先生，本案形寒发热时作，为何辨为湿困卫表？

· 解惑　患者形寒发热为有表证之象；风湿相搏，着于肌表，则周身肌肉酸重，故从湿困卫表治疗。

· 问难　先生，湿困卫表为何选用羌活、独活、防风、蔓荆子、藁本、秦艽等祛风药？

· 解惑　本案辨证为湿困卫表证，选用了羌活、独活、防风、蔓荆子、藁本、秦艽，以上诸药一来能祛风湿、解表、舒筋止痛，二来风能胜湿，选用祛风药物能化卫表湿邪而起效。

· 问难　先生，方中葛根有何作用？

· 解惑　葛根性虽凉，但味辛，患者形寒，稍有低烧，周身肌肉酸重，配伍祛风湿药物，能发表解肌。另外，伴有大便溏烂，日行一次，食后脘宇稍有胀感等湿蕴脾胃，清阳受困之症，葛根还能升发清阳，鼓舞脾胃清阳之气上升。

· 体悟　本案病已4月，一日发作2次，形寒怕冷定时，周身肌肉酸重，稍有低烧，伴口黏、便溏等湿困脾胃之症，我等辨证，易将形寒怕冷时作辨为少阳病，用柴平汤和解少阳，运脾祛湿，而先生根据丰富的临床经验辨为湿邪尚在表，故以羌活胜湿汤祛在表之湿邪，平胃散解脾胃之湿困，表里同治而获效。此案从一个侧面反映了先生精湛的辨证功底，不愧为中医大家。

发热案 1

丁某　女　45 岁　初诊日期：1992 年 4 月 30 日

初诊（1992-04-30）：患者主诉低热，上半身出汗一年余。1990 年 7 月在无明显诱因情况下出现低热，上半身出汗。曾在某医院门诊就医，用黄柏、知母、山栀、青蒿、炒子芩、碧玉散等中药，间断用扑热息痛、速效、感冒清等，只能暂时退热。在劳累后又发热，波动在 38℃左右，午后出现上半身冒汗，某医院门诊医师予养阴清热法，用生地、山萸肉和当归六黄汤加减反复治疗。症状虽然减轻，但发热、上半身汗出仍然存在。到门诊先生处求治。当时患者晨起自觉烘热面赤，汗出多在上半身，汗出湿衣，口干饮水较多，纳食一般，大便干结，舌红，苔黄，脉细弦。T37.9℃，查尿常规正常，血常规：RBC3.17×10^{12}/L，WBC3.8×10^9/L，Hb9.6g/L，N 76%，L 24%。胸透心肺无异常，既往体健。从阴虚热郁、津液外泄治疗。

太子参 15g　大生地 12g　功劳叶 10g　冬桑叶 10g　白　薇 12g
瘪桃干 10g　糯稻根 15g　黄　连 3g　黑山栀 10g　丹　皮 10g
煅龙骨（先煎）20g　　　煅牡蛎（先煎）30g

14 剂

二诊（1992-05-15）：病人烘热有减而汗出仍多，尤以上半身及头额部为多，夜寐欠佳，舌质红，苔薄黄，脉细弦。以养阴清热，解郁敛汗治疗。

上方加生石膏（先煎）25g，知母 10g。14 剂三诊（1992-05-25）：症状大减，T37.2℃左右，出汗减少。再守原法，服药12剂，热退汗止，体温正常。

四个月后随访，患者饮食正常，夜寐尚佳，未见低热，头额及上半身汗出已止，症状未出现反复。

·**点拨** 本案以低热、上半身汗出为主要疾苦，前医亦曾用养阴清热等法，何以无效？审证求机，脏腑重在肝、胃，因肝经郁火、阳明火热迫津外泄而致汗出，伤阴耗液而致阴虚内热，故应标本同治。

·**问难** 先生，冬桑叶在方中有何作用？

·**解惑** 桑叶苦甘寒，归肺、肝经，具有疏风清热、清肝明目的功效。本品轻清凉散，能清散肝经郁热，有"火郁发之"之意。

·**问难** 先生，本病病机为阴虚热郁、津液外泄，为何选用太子参？

·**解惑** 患者病程长达一年余，劳累后易发热，可见气分亦伤。气虚则不能摄津，津液外泄不固，故用一味太子参补气。

·**问难** 先生，二诊方中为何加上石膏、知母后体温就下降？

·**解惑** 病人额头部汗多，为阳明郁热上蒸所致，故仿白虎汤意，加入石膏、知母两药清阳明郁热，用药切中病机，自然体温下降。

· **体悟**　本案属内伤发热及汗症范畴，患者低热，汗出一年余，病变时间较长，阴津亏虚，阳亢于上，热迫津液外泄，故头额及上半身汗出不止。肝经郁热，虚火内生，因而发热。发热耗津，汗出损阴，肝郁阳亢，形成恶性循环，病情缠绵难愈。《素问·调经论》提出："阴虚则内热。"《丹溪心法·六郁》则说："人身诸病，多生于郁。"从肝郁阳亢、郁火冲激阳明而立论治疗，既用功劳叶、白薇、生地、太子参益气养阴清热，瘪桃干、龙骨、牡蛎、糯稻根收敛止汗，又用桑叶、白薇、丹皮、山栀等清肝经郁火，生石膏、知母以清阳明上蒸之热。如是虚实兼顾，肝胃同治，热退汗止，效验如神。

发热案 2

孙某　男　79 岁　初诊日期：2002 年 9 月 9 日

初诊（2002-09-09）：2002 年 8 月 19 日开始发烧，高达 39.7℃。2 天后住南京市某医院，用抗生素无效，9 天后住省人民医院治疗，经 CT、B 超、X 片、痰血培养等检查发现"肺部轻度感染，少量腹水，脾稍大"。既往胃镜查有萎缩性胃炎。目前用泰能、白蛋白治疗，并用激素降温，体温持续不退，午后高热，热前寒战，半小时后发热，身热持续至夜晚 9 时，用激素方退，上午一般体温在 38℃左右；用药热降时汗多，口干明显，须饮而不能多饮；热高则恶心，食少，饮荤汤、流汁易于腹泻，日 4 次；形体消瘦，精神萎靡，脘宇痞胀如堵，嗳气较多，脉细弦兼数，苔少质光红隐紫欠津。辨证为湿热中阻，枢机不和，脾虚胃弱，津气两伤，高热久延，正气虚败。

柴　胡 10g	炒子芩 10g	青蒿（后下）25g		法半夏 10g
橘　皮 6g	竹　茹 6g	芦　根 15g	太子参 10g	大麦冬 10g
川石斛 10g	北沙参 10g	藿　香 10g	苏　叶 10g	黄　连 3g
厚朴花 5g	鸭跖草 20g	炒谷芽 10g	炒麦芽 10g	白残花 5g
炒六曲 10g	前　胡 10g	乌梅肉 6g		

3 剂

二诊（2002-09-13）：自 9 月 11 日晚 9 时开始发热未起，亦不恶寒，精神好转，尿量增多，口干减轻，汗出亦少，偶咳；昨日开始食纳复苏，三餐稀饭，昨晚至今大便 3 次，质烂，腹中欠和，苔少色黄质隐紫，脉小滑数。

上方加焦楂曲各 12g，炙鸡金 10g，广郁金 10g。3 剂。

三诊（2002-09-17）：代诉：昨已从医院出院，体温已不再复升，未见形寒，食纳尚差，口干好转，精神好转，大便正常，日食三餐为稀饭、面条，寐差易汗。

上方改青蒿 15g，鸭跖草 15g，焦楂曲各 10g，加砂仁（后下）3g。3 剂。

四诊（2002-09-20）：体温正常已 9 天，自觉神疲乏力，口干，心慌，夜尿频多，大便日 1～2 次，尿前小腹有胀感，或有分叉，既往有前列腺增生史，苔中后部黄腻上罩黑，质暗红，脉小弦滑。高年热病之后，脾虚胃弱，津气两伤，湿热尚未尽化。

太子参 10g	大麦冬 10g	北沙参 10g	川石斛 10g	厚朴花 5g
炒子芩 10g	炒枳壳 10g	佩　兰 10g	芦　根 15g	郁　金 10g
车前子（包）10g	焦楂曲各 10g	砂仁（后下）3g		

青蒿（后下）12g

·点拨 患者年近八旬，形体消瘦，精神萎靡，高热约20余日，津气两伤。午后发热，脘宇痞胀，渴不欲饮，当属湿热中阻。故治疗当清化湿热，益气养阴生津，方选蒿芩清胆汤、连苏饮合麦门冬汤互参。临证须辨明标本虚实缓急，灵活处理。

·问难 先生，请问患者高热持续不退，致津气两伤，临证使用退热透邪的药物，如何使邪祛而不伤正？

·解惑 患者脾胃虚弱，津气两伤、湿热中阻并见时，应分析症情以实为主，还是以虚为主，标证急不急，再考虑用药。本案年事虽高，但患者高热不退，脘宇痞胀如堵，标证较急，故先从标治，标去后治本。处方用药时仍需顾护正气，辅以太子参、大麦冬、芦根补益气阴，使邪祛而不伤正；热退邪渐去，而以脾虚胃弱、津气两伤为主时，转予扶正，稍佐清化之品而获效。

·问难 先生，请问临证用药要做到苦燥清热化湿而不伤阴，养阴生津而不碍脾生湿，如何把握？

·解惑 当湿热与阴虚并见时，用药应化湿而不伤阴，养阴而不助湿，在处方时要考虑湿热与阴伤之孰重孰轻，有是证用是药，配伍恰当，方能取效。如可用半夏、厚朴、黄连配沙参、麦冬、石斛。

·问难　先生，方中鸭跖草起什么作用？

·解惑　鸭跖草归肺、胃、膀胱经，具有清热解毒、利尿的功能。我常用于治疗湿热稽留的热病发热，通过利湿透热，起到退热的作用。

·体悟　本案患者高龄，高热 20 余日，经西医系统检查不能明确诊断，多种抗菌素治疗无效，靠激素降温，究竟是何原因？查患者口干欲饮而不能多饮，脘宇痞胀，至此，综合脉证，可以认定患者发热之主因系湿热中阻，邪伏少阳，枢机不和，故而发热有时，寒热交作；又由于高龄体弱，病延日久，正气大伤，尤其是津气损伤更为明显，是以口干欲饮，形瘦神萎，舌质光红，脉细数。湿热阻滞中焦，脾胃受损，既不能纳又不能运，更加剧了病情，也使病情显得复杂化，治疗用药，颇为为难。单清湿热，苦燥必然愈伤气阴；养阴增液，又恐滋腻助湿碍胃。方选蒿芩清胆汤、连苏饮合麦门冬汤化裁以清热化湿，和解枢机，益气养阴。用柴胡、炒子芩、郁金和解少阳，透热外出；藿香、佩兰芳香化湿；黄连、炒子芩清化湿热；用法半夏、橘皮、竹茹和胃止呕，炙鸡金、焦楂曲、谷麦芽消食助运；砂仁、厚朴花、炒枳壳理气调中；太子参、芦根、大麦冬、川石斛、北沙参、乌梅肉益气生津；青蒿、鸭跖草、前胡透热达邪。二诊、三诊因邪热渐退，故减青蒿、鸭跖草用量加用调和脾胃药，四诊病情稳定，转予益气养阴，调和脾胃，兼以清化。

方中鸭跖草为治疗湿热稽留所致发热之验药。前胡、乌梅两味合柴胡、黄连为柴前梅连散，此方源于《杨氏家藏方》，原名前胡散，明·吴昆言其能治"风劳骨蒸，柴胡解不表不里之风，胡连清入肌附骨之热，前胡主脾肺表里之邪，褚澄氏曰：酸能入骨，则乌梅之用，亦可以收敛骨蒸"。此处用之，一以加强清热透邪之功，一取《温病条辨》连梅煎意，合麦冬、石斛等以养阴护胃。

发热案3

高某　女　36岁　初诊日期：1999年10月21日

初诊（1999-10-21）：患者于1993年曾患渗出性胸膜炎，去年因月经紊乱取环，后发现盆腔炎，即用多量抗生素，月经一度正常。后又复紊乱，先期，旬余一潮。近旬低烧持续，测体温37.8℃左右，午后明显；咳嗽有痰不多，胸片未见异常；性情急躁，腰酸，小腹胀痛，带下量多，质暗红，苔薄黄腻，脉弦。拟从肝经郁热，肺虚阴伤治疗。

银柴胡6g　功劳叶10g　白　薇12g　前　胡10g　炙桑皮10g
南沙参12g　北沙参12g　地骨皮10g　炙百部12g　麦　冬10g
红　藤20g　土茯苓20g　制香附10g　乌贼骨12g　白　芍10g

7剂

二诊（1999-10-29）：低热已平，测温正常，咳减，痰少，腹痛好转，大便偏烂，白带减少，舌质红，苔薄黄，脉小弦。肺虚阴伤，肝经郁热。

上方加旋覆花（包煎）6g，降香3g。12剂。

三诊（1999-11-11）：低烧平降，咳嗽减而不已，胸仍有胀塞不适，腹痛，带下量多已好转，口干不显，大便正常，舌质暗，苔淡黄，脉弦。

功劳叶 12g　地骨皮 12g　南沙参 12g　北沙参 12g　麦　冬 10g

炙百部 12g　瓜蒌皮 10g　炙桑皮 10g　前　胡 10g　降　香 3g

丝瓜络 10g　旋覆花（包煎）6g

40 剂

四诊（1999-12-21）：低热虽平，未见反复，但咳嗽迟迟不愈，胸闷胸痛，有痰不多，口不干，月经先期、量少，舌质偏红，苔薄黄腻，脉小弦数。证属肺虚阴伤，肝经郁热。

南沙参 12g　北沙参 12g　麦　冬 12g　地骨皮 12g　丹　皮 10g

知　母 10g　百　合 12g　功劳叶 10g　炙桑皮 10g　炙百部 12g

瓜蒌皮 10g　广郁金 10g　降　香 3g　炙乌贼骨 15g

旋覆花（包煎）10g

五诊（2000-02-24）：近来病情稳定，咳嗽已平，唯感胸部闷痛，月经先期，半月一潮，食纳尚可，舌质暗红，苔黄薄腻，脉弦。再予养阴清肺，理气解郁。

南沙参 12g　北沙参 12g　大麦冬 10g　川百合 12g　知　母 10g

桑白皮 10g　功劳叶 10g　瓜蒌皮 10g　郁　金 10g　百　部 10g

降　香 3g　乌贼骨 12g　茜草根 10g　旋覆花（包）10g

· **点拨**　本案患者为中年女性，宿病悬饮，近旬低热反复，咳嗽不已，故有肺虚阴亏。平素性情急躁，月经不调，白带量多，小腹胀痛，苔黄薄腻，脉弦。由肝郁化火，湿热偏甚所致。故证属本虚标实，当标本同治。重在滋阴清肺退热，化瘀通络，兼以疏泄清化。

· **问难**　先生，处方中乌贼骨起何作用？

·解惑 乌贼骨咸涩，微温，归肝、肾经，具有收敛止血、固经止带、制酸止痛、收湿敛疮之功。本案带下量多，月经先期，取其固经止带之效。《素问·腹中论》载有乌鲗骨蘆茹丸，治女子赤白漏下、血枯经闭。

·问难 先生，初诊您是如何辨证为肝经郁热、肺虚阴伤的？

·解惑 患者月经紊乱，先期，性情急躁，苔薄黄腻，脉弦，为肝经郁热之象；近旬低烧持续，测体温 37.8℃左右，午后明显，有痰不多，肺有虚热，故当先予滋阴清肺退热，兼以疏泄清化。

·问难 先生，方中为何用土茯苓？

·解惑 土茯苓性味甘、淡、平，归肝、胃经，有清热解毒、除湿通络的作用，常用于湿热疮毒、梅毒及筋骨拘挛疼痛。我常用这味药治疗妇科炎症，乃取其清利下焦湿热之功。

·体悟 内伤发热临床较为常见，一般起病较缓，病程较长，多表现为低热，但有时亦可表现为高热。诸种内伤病因，如久病体虚、饮食劳倦、情志失调及外伤出血等均可致内伤发热。临证须细询病史，详察症状，审证求机，方能取得良效。此案宿病悬饮，低热反复，咳嗽不已，平素性情急躁，月经不调，病情错杂，辨为肺虚阴伤，肝经郁热所致之发热。对阴虚发热，先生喜用银柴胡、功劳叶、白薇、地骨皮等以清退虚热。

发热案 4

姚某　女　80 岁　初诊日期：1999 年 10 月 14 日

初诊（1999-10-14）：因发热不退两旬就诊。病人无明显原因，开始恶寒，后来身热，不恶寒，汗出虽多，但身热不降，体温最高 39.8℃，热势高峰多在午后，伴有脘痞不适，恶心纳差，饮水欲吐，大便偏少。昨日腹泻日四五次，小便少，色黄，口干；舌质暗红少津，苔薄黄，脉濡数。湿热中阻，化燥伤津，枢机不和。

柴　胡 10g　炒子芩 10g　法半夏 10g　陈　皮 6g　藿　香 10g
佩　兰 10g　厚　朴 5g　茯　苓 10g　石　斛 10g　芦　根 20g
青　蒿 20g　淡竹叶 15g　鸭跖草 20g

3 剂

二诊（1999-10-18）：药服 1 剂，体温即下降至正常，未复发。疲劳乏力，二便正常，心下不胀，口稍干；苔薄黄，微黄质红，脉濡。湿热虽化，气阴两虚未复。

太子参 10g　石　斛 10g　炒子芩 10g　青　蒿 15g　法半夏 10g
陈　皮 6g　芦　根 20g　厚　朴 5g　车前草 10g　炒谷芽 10g
麦　芽 10g　竹　茹 6g　焦楂曲各 10g　六一散（包煎）10g

7 剂

·**点拨**　患者发烧已经 20 余日，西医各项检查都没有发现明显异常。也用了抗菌消炎药，但没有效果，属于无名发热。从她的临床症状来看，身热 20 日不能缓解，伴有胃脘部不适，食欲不振，恶心欲吐，结合她的舌苔、脉象，应能辨出属于湿热中阻，枢机不和。但要注意，这种热性病时间一长，很容易伤阴；汗多更会伤阴。所以，除了注意其有明显的湿热特征外，还必须考虑有否阴伤的问题。患者说她口干、小便少而色黄，正是化燥伤津的征象。患者年龄很大，正气是亏虚的，但从临床表现来看，仍然以标实为主。综合起来看，本病的病理因素，主要是湿热，病位处于中焦半表半里之间。因此，治疗就应当和解清化，兼顾养阴。大家应该能看出来，我用的是小柴胡汤和藿朴夏苓汤加减。

· **问难**　先生，我们在学习中医诊断时，知道分析热型对于发热的辨析非常重要。比如，往来寒热就是邪在半表半里的特征，也是小柴胡汤证的主症。而本例患者并没有这样的特点，您为何还选小柴胡汤进行治疗？

· **解惑**　书本教我们的，都是一些基本的知识和基本的方法，而临床则是丰富而复杂的，一定要善于分析。比如小柴胡汤证，典型的应当具有往来寒热、胸胁苦满、心烦喜呕、默默不欲饮食，以及口苦、咽干、目眩等等症状。但你如果这样按图索骥，去理解小柴胡汤证，就没有几个病人能用小柴胡汤了。正因为如此，张仲景才郑重地告诫人们，应用小柴胡汤，但见一症便是，不必悉具。回头来看看本例，口苦、脘痞、纳差、恶心欲吐，具备了四症，当然可以从枢机不和辨析，用小柴胡汤治疗了。

· **问难**　先生，我注意到，本例患者舌象是暗红舌，薄黄苔，不是湿热证应有的又黄又厚腻的舌苔，为什么仍从湿热论治呢？

·**解惑**　湿热有多种表现，比如午后发热，身热不扬，肢体困重，关节肿痛，脘闷腹满，口苦口黏，恶心欲吐，便下脓血，里急后重，尿频尿热，白带黄浊等等。如果湿热熏蒸于舌面，则会出现典型的黄腻苔。但不是所有的湿热症状都会出现在一个患者身上，我们要四诊合参，综合分析，有时候需要舍脉从症，有时候需要舍症从脉，本例则是舍舌而从症从脉。我平时所说的审机论治，实际上就是强调，辨证一定要从分析病机入手，而不是死记硬背一些症候群去对号入座。

·**体悟**　湿热中阻，枢机不和，是本病的基本病机；和解清化，是正治之法。但患者年高，必有正虚；病程日久，也会伤正；口干，尿少，也提示化燥伤津。因此，治疗时必须兼顾养阴。如何处理好湿热中阻和阴津亏虚的矛盾，就显得特别重要。单纯清化更伤阴津，纯粹养阴有恋邪之弊。分析本例方药，用小柴胡汤合藿朴夏苓汤清化湿热，和解枢机，更加青蒿、鸭跖草、淡竹叶，增强轻清透解之力，解决了湿热这一矛盾的主要方面；再合石斛，芦根甘寒养阴，其与法半夏、厚朴配伍，能达到养阴而不滋腻、燥湿而不伤阴的目的。这是先生的独特经验。

　　二诊之时，湿热已解，而气阴未复，所以减去清透退热之藿香、佩兰、鸭跖草、淡竹叶等，加入太子参，合石斛、芦根益气养阴；用炒谷麦芽、焦楂曲以复脾胃升降之职。

发热案5

梁某　男　53岁　2000年6月14日初诊

1999年8月因发热住院治疗4个月，诊断为"肺门淋巴结结核"，用抗痨药9个月热退。今年3月体温复升，在38.5℃上下波动，午后热甚，黎明盗汗，夜间咳嗽，咳痰不多，口干口苦，舌苔黄厚腻，脉濡。病机为湿热内蕴、枢机不和。治法为和解枢机，清化湿热。

柴胡10g　炒黄芩10g　法半夏10g　藿香10g　佩兰10g
青蒿20　白薇15g　功劳叶10g　萹草20g　鸭跖草20g
厚朴5g　杏仁10g　薏苡仁15g　茯苓10g　芦根20g

7剂

常法煎服。

二诊（2000-06-22）：仍发热，发于午后，夜半热退，热退时有汗，不怕冷，热时咳嗽；鼓楼医院会诊，排除肿瘤，肺门淋巴结核可疑，疑为免疫系统疾病；大便通畅。舌苔黄厚腻，脉濡数。

柴胡10g　炒黄芩10g　青蒿25g　法半夏10g　藿香10g
厚朴5g　萹草20g　杏仁10g　苡仁10g　茯苓10g
知母10g　鸭跖草20g　炙僵蚕10g　蝉蜕5g
豆蔻（后下）3g

14剂

三诊（2000-07-07）：身热不退，食纳尚可，口干欲饮，二便正常，苔黄腻，舌质红、边有齿印，脉濡滑。体温升高则咳。身热迁延 4 个月，即非外感，而内伤劳热之象亦不显。

　　前　胡 10g　柴　胡 10g　胡黄连 5g　乌　梅 6g　知　母 10g
白　薇 15g　萆　草 20g　地骨皮 15g　炒黄芩 10g　南沙参 12g
锦灯笼 5g　炙桑白皮 10g　青蒿（后下）25g

7 剂

　　四诊（2000-07-14）：前予柴芩连梅汤加味，病情好转，自测体温 6 次正常，病程中曾服用强的松 10 天，每日 6 片，咽干，兼闷咳，无痰，汗多。苔黄薄腻，舌质红，脉细滑。原方加北沙参12g。

　　五诊（2000-07-21）：身热未再起，原消炎药自停一周，自觉咽干，汗多，纳可，二便正常。苔黄薄腻，质暗红，脉细稍数。2000 年 7 月 7 日方加北沙参 12g，太子参 10g，炙甘草 10g。

　　六诊（2000-07-28）：体温不再上升，已稳定 18 天，汗多，动则明显，面孔潮红，夜间有阵发性烘热潮红，咽干，二便正常。苔黄薄腻，质红暗，脉细兼滑。守原方参入育阴潜阳。

　　前　胡 10g　柴　胡 10g　胡黄连 5g　乌　梅 6g　知　母 10g
草　薢 20g　白　薇 15g　地骨皮 15g　黄　芩 10g　挂金灯 5g
南沙参 12g　北沙参 12g　大麦冬 10g　太子参 12g　炙桑白皮 10g
炙鳖甲（先煎）12g　　牡蛎（先煎）25g　　青蒿（后下）25g

14 剂

　　七诊（2000-08-11）：发烧已平一月半，自觉内热明显，夜晚目赤，口干，面部冒火，二便正常，食纳知味，夜寐出汗减少。苔薄黄，质红，脉细兼数。属于发热日久，阴虚未复。处方为：

前　胡 10g　柴　胡 10g　胡黄连 5g　乌梅肉 6g　丹　皮 10g

知　母 10g　大生地 12g　南沙参 12g　北沙参 12g　地骨皮 12g

大麦冬 10g　挂金灯 5g　炙鳖甲（先煎）12g　青蒿（后下）15g

7 剂

八诊：2000 年 8 月 18 日。病情尚稳定，但脸部仍有潮红，动后易汗，不疲劳。未再处方，嘱避免劳累，谨防食复。

· **点拨**　本案最初因"肺门淋巴结结核"出现发热，从病因来看属于瘵虫犯肺，然而经过抗痨药治疗后，发热虽平，不久复燃。自 3 月复发至 6 月初诊，已经延及 3 月，难以缓解。西医诊断排除肺门肿瘤，淋巴结结核可疑，并疑为免疫系统疾病，病因不能明确。结合病史及临床表现，病因为余邪未透，病位在肝胆少阳，病性以实为主，病势缠绵，故将病机确定为湿热内蕴、枢机不和。初诊选方小柴胡汤、蒿芩清胆汤及藿朴夏苓汤加减，用以清化湿热，调达枢机。

· **问难**　您在前边两诊从湿热内蕴、枢机不和治疗，以清化湿热为主，治疗三诊开始湿热证候缓解，但发热未退，这是为什么？

· **解惑**　中医治病强调治本，但孰标孰本不知胶着看待。本案前边三诊发热为主症，但其余诸症皆属湿热之象，因此，清化湿热为主自是正治之法，这为后边育阴潜阳法的应用带来佳机，其实以后数诊清化湿热之品始终都酌情使用，体现出湿热缠绵之理，也不能理解为前边三诊的治疗对于消退发热本身没有意义。

· **问难** 从病因而言，本案究竟属于外感发热还是内伤发热？

· **解惑** 本案初似外感，但诊治之后其热已经迁延 4 个月，则即非外感也非内伤劳热，可见中医将发热分为外感、内伤两个方面对临床辨证具有重要指导意义的同时，还应看到一部分发热患者很难将之绝对归属于外感或内伤发热之中，此时正是采用柴前连梅煎为主方加味而获效根本原因。

· **问难** 我们对柴前连梅煎比较陌生，请您介绍一下这张方剂好不好？

· **解惑** 柴前连梅煎一方，清代名医柳宝怡认为"仅见于吴鹤皋《医方考》"。方由柴胡、前胡、乌梅、黄连、葱白、童便、猪胆汁、猪脊髓八味药组成，主治留邪滞气、寒热错杂、郁火伤阴所引致的病证。前贤以之治疗劳风咳嗽居多，我主要将其用于看似外感实则内伤之类的久病见有风、热、咳并见之类的情况。

· **问难** 您从六诊开始以育阴潜阳法为主，用意为何？

· **解惑** 其实，在三诊开始就有滋阴药物的逐渐使用，如地骨皮、沙参、白薇之类，到了六诊更加麦冬、鳖甲、牡蛎等，暗合育阴潜阳法，体现出中医治病的次第性。无论外感还是内伤，有一分发热就有一分阴伤，因此外感热病后期顾阴是常法，内伤热病及早育阴也是基本思路。

· **体悟** 本案发热日久，整个治疗过程无非是把握虚实寒热主次问题，即使到了后期发热虽退，余邪未尽，气阴两伤，仍然既要清化余邪，又要益气养阴，有时还要对症用药，这样自然形成一张复法制方的处方来。

阴阳毒案
（系统性红斑狼疮）

李某　27岁　初诊日期：2005年12月28日

初诊（2005-12-28）：颜面两颧部大片蝶形红斑一年余，鼻梁亦有褐斑，病初曾见齿衄，持续48天，晨起口干，服用激素1年，舌质暗红，苔黄，脉细滑。现住院复检：ANA阳性，SSA/SSB弱阳性。热毒血瘀，肝肾阴伤。治法：清热解毒，凉血化瘀，滋养肝肾。方拟犀角地黄汤合二至丸加味。

水牛角片（先煎）20g　赤　芍10g　丹　皮10g　生　地20g
紫　草10g　漏　芦15g　狗舌草20g　玄　参10g　炙女贞10g
旱莲草12g　土茯苓25g　地肤子15g　苦　参10g　雷公藤5g

7剂

二诊（2006-01-05）：服药1周后色斑明显消减，齿衄未作，但足跟胀，腰酸，凌晨口干，舌质红有裂，苔黄，脉细滑。治法解毒化瘀，滋养肝肾。守原意，加用清热凉血通络之品。

水牛角片（先煎）20g　赤　芍10g　丹　皮10g　生　地20g
紫　草10g　漏　芦15g　狗舌草20g　玄　参10g　炙女贞10g

旱莲草 12g　土茯苓 25g　地肤子 15g　苦　参 10g　雷公藤 5g

　　地锦草 15g　大黄炭 5g　蛇舌草 20g　甘中黄 5g

7 剂

·点拨　据症分析，本案病机主要表现为血热血瘀，瘀热酿毒，耗伤肝肾之阴，尤以热毒血瘀为重，故用犀角地黄汤加味凉血消瘀、清热解毒，颇为对证。方中紫草、漏芦、狗舌草为治疗狼疮热毒证的经验用药，结合辨病佐入少量雷公藤，取效更捷。

·问难　先生，大黄炭在这里的作用是什么？

·解惑　熟大黄苦寒，能清热泻火，解毒，祛瘀热；炒炭能止血，方中起到凉血化瘀止血的作用。

·问难　先生，处方中为何加入甘中黄？

·解惑　甘中黄为甘草末置竹筒内，于人粪坑中浸渍后的制成品，性甘、寒，入心、胃经。《本草汇言》云："味苦微甘，气大寒，无毒。"具有清热、凉血、解毒的功效，善治血热毒盛发斑。

·问难　先生，方中为何用漏芦治疗系统性红斑狼疮？

·解惑　系统性红斑狼疮往往表现为面部或皮肤红斑，究其原因为血热毒盛所致，而漏芦具有清热解毒、消散痈肿的作用，《本经》曰该药"主皮肤热毒"，所以我常用漏芦治系统性红斑狼疮，取效明显。

·体悟 系统性红斑狼疮为一疑难病证，先生认为，难病多毒。本案风毒、湿毒、热毒、瘀热之毒并存，尤以瘀热为著，故以凉血散瘀、清热解毒之犀角地黄汤加味，配以紫草、漏芦、狗舌草、玄参清热解毒，凉血消斑；土茯苓、地肤子、苦参、雷公藤以祛风毒、湿热之毒；女贞子、旱莲草滋养肝肾，作为培本之用，旱莲草兼有凉血止血作用。二诊色斑消减，但足跟胀，腰酸，凌晨口干，舌红有裂，仍属肝肾阴虚，继以解毒化瘀，滋养肝肾为法，且加强清热解毒凉血之品，尽收良效。

泛吐涎唾案

卢某　男　8岁　初诊日期：2001年1月8日

初诊（2001-01-08）：患儿半年来口中经常泛吐涎唾，间有腹痛，余无所苦，大便尚调，眠食均可；苔薄腻，脉细滑。拟从脾不摄津治疗。

太子参10g　炒苍术6g　陈　皮6g　茯　苓10g　法半夏12g
厚　朴4g　乌　药6g　益智仁10g　怀山药10g　藿　香10g
佩　兰10g　吴茱萸1.5g

14剂

二诊（200-01-22）：口泛涎唾已减大半，腹痛未再发作；苔薄黄，脉细滑。守运脾化湿原法继进。

上方改苍术9g，加石菖蒲6g。14剂。

· 点拨　临床上，有些患者症状特别多，难以抓住主次，影响辨证；也有些患者，症状很少，似乎也不容易辨证。就像本例，只有泛吐涎唾一个症状，辨证有些棘手。这时候，我们就要根据中医理论，按照中医的方法来进行分析。涎唾属于五液，涎唾的摄纳能反映津液的运化状态。泛吐涎唾，是由于津液运化失常，不能敷布所导致，主要责之于脾胃。脾虚不能统摄津液，津液就会上泛，表现出来就是涎唾。《内经》说"脾在液为唾"，对本病有所启发。

· 问难　先生，本例从运脾摄津，理气化湿立法，二陈平胃散是其主方，但为什么用吴茱萸？

· 解惑　在这里用吴茱萸，和太子参配合，实际上寓有吴茱萸汤的意思。吴茱萸汤是主治肝胃阴寒、浊阴上泛的方子。"干呕，头痛，吐涎沫"，是选用吴茱萸汤的辨证要点，本例的泛吐涎唾就是它的主治症之一。

· 问难　先生，本例患者的处方中还用到了乌药、益智仁和怀山药，这不是缩泉丸吗？为什么要用到这里呢？

· 解惑　缩泉丸本来是治疗肾虚遗尿的方子，用在这里确实会使人迷惑。但是我们仔细分析就会发现，遗尿和泛吐涎唾都是由于津液代谢障碍引起的，都和津液的失摄有关；脾气失摄则唾涎，肾气失约则遗尿。脾与肾，一为先天，一为后天，关系极为密切，病理上常相互感应，相互影响。用缩泉丸治疗泛吐涎唾，应当属于异病同治吧。

·**体悟** 临床处理疑难病症，一方面要善于运用中医理论，深入分析病因病机，病机即明，则治疗有法。如本例对于脾胃和泛吐涎沫关系的辨析，就颇有示范意义；其二，要牢记并灵活应用中医的名言警句，如"脾胃为津液之本"（《注解伤寒论》）"脾在液为唾"（《内经》）"干呕头痛吐涎沫，吴茱萸汤主之"（《伤寒论》）。若能熟记并理解这些经典条文，本病辨析和治疗的疑难问题便迎刃而解。

口干涩案

崔某　女　74岁　初诊日期：2000年4月11日

初诊（2000-04-11）：患者口涩干燥二十余载，加重半年。在美国多家医院检查，排除干燥综合征。既往有高血压病史10余年，长期服用西药降压。目前，病人自觉口腔黏膜有粗糙感，食纳不香，饮水不多，目干不显，口黏，尿黄，夜晚咽痛，舌光红无苔、质暗紫、有裂纹，脉细。证属肝肾阴虚，津不上承，久病络瘀，湿热内郁。

生　地12g　玄　参10g　麦　冬10g　天花粉12g　知　母10g
佩　兰10g　泽　兰10g　川石斛10g　枸杞子10g　南沙参10g
北沙参10g　炒谷芽10g　炒麦芽10g　黄　连2g　炙鸡金10g
生甘草3g　生蒲黄（布包）10g

7剂

二诊（2000-04-18）：药后口涩干燥显减，食纳尚可。近停服降压西药，血压亦意外稳定。但口有时仍黏，口腔有粗糙感，舌质光红，脉细。治守原意。

上方去南沙参、生甘草，加天冬 10 g，乌梅肉 3g。续服 14 剂。

服药之后反馈，诸症均已消失。

· 点拨 本例患者的主要症状是口涩而干燥，经现代医学检查未明病因，因而无从治疗。中医则可以从症状、舌脉入手，结合病史、年龄、体质等因素，综合分析，进行辨证治疗。不难看出，本例的基本病机是肝肾阴虚，阴津亏虚，不能上承，因而出现口干口涩。打个比方，井里的水不够了，甚至枯竭了，当然打不到水，周围的庄稼就会干燥而不润。同时还要注意，本病虽不算重，却长达 20 余年，中医说久病络瘀，就像年久失修的管道，堵塞在所难免；还要考虑湿热的问题，湿热内郁，才会有口黏、尿黄、咽痛等症。因此，治疗以滋补肝肾为主，兼顾化瘀通络，清热化湿。这样才能标本兼治，取得良好效果。同学们可以看到，二诊时患者不但口涩干燥明显减轻，连血压也在不服西药的前提下趋向稳定，由此可见中医整体治疗的优势。

· 问难 先生，像这样的病人，我们能够想到肝肾阴虚的一面，但如何全面分析其病理机制，却不得要领，能结合本例给我们说一说吗？

· 解惑 中医辨证主要是根据患者的症状、体征和舌脉等临床表现，但也需要结合患者的年龄、性别、病史、体质等因素，综合分析。我们看本例患者，是一个年届七旬的老人，体质处于肝肾下虚、阴精渐衰之中；再看他的舌象，舌质光红而没有舌苔，舌头上还有纵横长短不一的裂纹，这些都是阴虚的征象；病人以口涩而干燥为主症，脉象很细，进一步证实了肝肾阴亏、津不上承的客观存在。注意他的病史，长达二十余载，就有可能形成络脉的瘀滞，但单凭这一点还不能确定，还必须有临床实据。有没有呢？有的！我们注意到，他的舌质是暗紫的，正是久病络瘀的征象！另外，还有一组症状需要注意，就是口黏、食纳不香、饮水不多、夜间咽痛、尿黄等，这些症状提示湿热的内蕴。为什么呢？口黏、饮食不香，往往是中焦脾胃出了问题，被湿热困住了；再者，如果单纯属于阴津亏虚，患者应喜欢喝水，"渴故饮水自救"嘛，为什么饮水不多？是因为有湿热作祟；咽痛、尿黄也提示有热。综合起来分析，本例的病机就是，在肝肾阴亏、久病络瘀的基础上，兼有湿热内郁。这是本例的细微之处，需要注意。

·**问难**　先生，我仔细分析了本例的用药，基本上都是围绕着滋补肝肾、化瘀通络、清热化湿而进行的。但为什么要用甘草呢？甘草既不能滋阴，又不利于化湿，用在这里是否不妥？

·**解惑**　本例配用生甘草，除了大家知道的调和诸药的作用外，还有"甘守津回"的寓意，这也是本例取得稳固疗效的关键之一。具体来讲，酸甘可以化阴，甘草与滋阴药配伍，方义类似于芍药甘草汤，可以使滋阴的功效强大而持久。另外，五行中甘味属土，能补中健脾，在本例中与黄连、佩兰、鸡内金、谷麦芽等配合，既能够清热化湿，又能够健脾开胃。脾胃为后天之本嘛，脾胃健运了，阴津气血的生化就有了源泉。因此，甘草是必用的一味药。

·**体悟**　本例患者，以口涩干燥为主症，由于病因未明，长期得不到有效治疗，竟迁延二十余载。先生在辨明其病机的基础上，选用生地、玄参、麦冬、花粉、知母、石斛、枸杞子、沙参等，大补肝肾之阴；又用生蒲黄、泽兰活血化瘀而通络；还用黄连、佩兰、鸡内金、谷麦芽等清热化湿，健脾开胃。诸药合用，先后天并调，静中有动，标本兼治。由于辨证准确，选药精当，因而效果显著而迅速。

口干案
（糖尿病、高脂血症、脂肪肝）

赵某　男　35岁　初诊日期：2002年7月13日

初诊（2002-07-13）：患者既往有脂肪肝病史及家族性糖尿病史。现症：口干，喜凉饮，右胁肋时作胀满隐痛，汗多色黄，烦躁，手心灼热，纳食不香，体倦乏力，周身困重，尿黄，大便偏干，日行1次，苔黄厚腻，舌质暗，脉弦滑数。1月内体重减轻5kg。B超示：肝内脂肪浸润，胆囊壁粗糙；血生化示：ALT：78U/L；TG：5.09mmol/L，空腹血糖7.8mmol/L。湿热毒瘀互结，肝脾不调。

醋柴胡 5g　赤　芍 10g　丹　皮 12g　丹　参 12g　制香附 10g
枳　壳 10g　广郁金 10g　虎　杖 12g　夏枯草 10g　垂盆草 30g
苦　参 10g　炒黄柏 10g　生楂肉 10g　泽　泻 15g　决明子 15g

泽　兰 10g　天花粉 15g　知　母 8g

14 剂

二诊（2002-07-27）：药后症状缓解，口干减轻，右胁肋胀痛不甚，出汗有所减少，大便正常，纳食欠香，苔黄腻，舌质暗红，脉弦滑。前方有效，稍事加味。

上方加藿佩兰各 12g，炙鸡金 10g。48 剂。

三诊（2002-09-02）：上方服用 1 月余，症状基本消失，但近来前列腺炎发作，尿程延长，双目时糊，苔薄腻，质暗，脉弦滑数。

上方加炮山甲（先煎）6g，石韦 12g，杞子 10g。48 剂。

四诊（2002-10-17）：复查 ALT：41U/L；TG：2.09mmol/L，空腹血糖 5.8mmol/L。B 超示：轻度脂肪肝。患者肝区无不适，口不干，无黄汗，尿稍混，手心不热，烦躁消失，大便正常，自觉良好，苔薄腻，质暗，脉弦滑。治疗有效，守原法继进。

上方去垂盆草、苦参，加石菖蒲 15g，海藻 10g。

·**点拨**　该患者集糖尿病、高脂血症、脂肪肝于一身，临床表现为湿困脾胃证，如纳食不香、体倦乏力、周身困重；又有肝脾湿热的表现，如汗多色黄、烦躁、手心灼热、尿黄、大便偏干；更有湿热蕴毒成瘀的症候，如舌质暗及肝功能损害。治拟清化湿热瘀毒，调和肝脾。

·**问难**　请周师谈谈本案组方用药的特点？

·**解惑**　本案所用方药主要由三组药物组成：一为疏肝理气活血

药，如醋柴胡、赤芍、丹参、制香附、枳壳、泽兰、广郁金；二为清热解毒药，如虎杖、夏枯草、垂盆草、苦参、知柏；三为泄浊祛脂药，如生山楂、泽泻、决明子。

· **问难**　先生，该脂肪肝患者的用药基本都是您用于治疗高脂血症的常用药物，它们的治疗侧重点有何差异？

· **解惑**　两者用药相似，此乃异病同治之理，况且高脂血症与脂肪肝常并见，但治疗却各有偏重，主要从脏腑辨证的角度来考虑。高脂血症属气血津液病，而脂肪肝则属肝病。因此，前者治疗常从化痰泻浊祛瘀考虑，而后者要注意选用入肝经的药物，如茵陈、醋柴胡、川楝子、香附、郁金、垂盆草等疏肝理气，泻肝解毒。

· **问难**　先生，现在高甘油三酯血症患者逐渐增多，您曾经提出络热血瘀为其病理中心环节，您是怎样认识到这一重要病机的？

· **解惑**　络热血瘀证的提出，是以《内经》理论为指导，根据长期临床观察发现，孙络瘀热是高甘油三酯血症的一个重要环节。孙络是经络系统中最细小的分支，对于血液有气化作用。血中甘油三酯通过孙络输出体外，这是复杂的气化过程。脉为血之府，孙络作为脏腑的重要组成部分，对于血中甘油三酯的转化起着重要作用。而且，在这一理论指导下应用温病名方升降散制成胶囊剂，治疗高甘油三酯血症收到较为满意的效果。这些均表明络热血瘀是高甘油三酯血症的重要病机环节。

· **体悟**　本案患者虽然集糖尿病、高脂血症、脂肪肝于一身，临床表现复杂多样，但先生通过辨证，抓住湿热毒瘀互结、肝脾失调的病机关键，采用清化湿热瘀毒、调和肝脾之法，治疗3个月，血糖、血脂下降至正常范围，脂肪肝明显减轻，肝功能恢复正常。提示只要辨证准确，组方用药得当，复杂的病症也可迎刃而解。

咽喉疼痛案
（慢性咽炎）

孙某　男　44岁　初诊日期：1999年2月1日

初诊（1999-02-01）：一年半前因感冒咳嗽，服用"止咳糖浆"，继之出现咽喉奇痒，口腔作干，掌心、跖底灼热。在某院五官科服用"清热泻火""清热滋阴""健脾升清治阴火"等中药后痒感消失，反见咽喉疼痛，因久治少效来此求诊。刻下：咽喉疼痛不休，夜晚为著，咳嗽不甚，口干耳鸣，间有腰酸，平素易于感冒，苔薄黄微腻，舌质暗，脉小弦数。检查：咽峡小血管扩张，充血艳红，后壁淋巴滤泡增生。辨证：肺肾阴虚，火不归原，久病血瘀。

大生地12g　山萸肉10g　玄　参10g　丹　皮10g　泽　泻10g

炙僵蚕10g　泽　漆10g　诃子肉5g　挂金灯5g　煅人中白5g

肉桂（后下）3g　　失笑散（包煎）10g

3剂

二诊（1999-02-05）：服药头煎咽痛稍减，二煎反见加重，口唇稍干，手心有热，耳鸣腰酸，寐差，晨起干咳无痰，咽喉呈慢性充血潮红，苔薄黄腻，舌质暗，脉小弦数。仍从阴虚火炎，久病络瘀，火不归原治疗。

上方去挂金灯、煅人中白，加茯苓10g，炒怀药10g，制附片3g，土牛膝15g。30剂。

三诊（1999-03-07）：咽喉干痛，虽减难平，咽弓充血减轻，但据称服第一煎药反有痛感，停药又转舒适，咽痛不干，口唇干燥，腰酸痛，小便无力，苔薄黄腻，脉小滑数。仍从肾虚火炎治疗。

大生地12g　山黄肉10g　茯　苓10g　丹　皮10g　制附片4g
炒怀药10g　川　柏3g　泽　泻10g　五味子3g　大麦冬10g
泽　漆10g　狗　脊10g　肉桂（后入）3g

35剂

四诊（1999-04-11）：服药后，咽痛十愈八九，口唇干，手心热，耳鸣腰酸，晨起干咳无痰等症已不著，苔中后淡黄薄腻，咽后壁稍有充血，脉小滑数。从肾虚火炎，久病血瘀治疗，效果显著，但病情仍未彻底痊愈，当守原法巩固调治。

上方去黄柏、五味子、狗脊，加玄参10g，桃仁10g，失笑散10g（包煎），诃子肉5g。

半年后随访，病已痊愈。

·点拨　这个病人属于咽炎，初诊的时候，有咽喉痛、口干、耳鸣、腰酸等症状，苔薄黄而微腻，舌质偏暗，脉小弦数。辨证属于肺肾阴虚，应当是没有疑问的。问题是，前面的医生曾经用过"清热泻火""清热滋阴"的方子治疗，本是对证的，为什么没有效果呢？这里需要考虑另有隐情，或者是药物的配伍问题。综合病史，患者咽痛1年多，应当考虑久病络瘀的可能；肾虚而阴火上炎，应属于火不归原。因此，在治疗时，就不能单单考虑清热滋阴，而应该在滋养阴液的基础上，注意引火归原，酌情加用活血散结的药物，这样才能取效。

· **问难**　先生，本例患者明确诊断为咽炎，并且检查发现咽峡小血管扩张、充血艳红、后壁淋巴滤泡增生。临床症状也提示有热。但凭什么认为它是肺肾阴虚的虚热，而不是热毒蕴结的实火呢？

· **解惑**　从临床来看，患者除了咽痛、口干之外，还有耳鸣、腰酸等症状。不知大家注意没有，患者的咽喉疼痛，是以夜晚为著的；他本人平时容易感冒，说明不是壮实的体质。这些都提示，是肾阴亏虚的虚火，而不是实火。从病史来看，患者的咽喉疼痛已经一年有余，即使有热毒，也会伤津耗液；局部检查，也没有红肿化脓的典型表现。还有，如果患者确实属于热毒实证，清热泻火应当有效，但前医曾以"清热泻火"治疗，未见效果，反而加重。不知大家还记不记得《内经·至真要大论》中的这句话："诸寒之而热者取之阴，热之而寒者取之阳。"意思是，用苦寒泻热而热不退，当用补阴法治疗。本例就是这样。

· **问难**　既然是阴虚，清热滋阴为什么没有效果？而您在初诊时，反而应用了辛热的肉桂；在初诊效果不显的情况下，您又加用了大辛大热的附子，不知是何道理？

· **解惑**　本例用附子、肉桂，正是取得效果的关键所在。在大量阴药里面，配用一两味阳药（主要是附子、肉桂），可以使虚火下潜，这是中医学治疗肾火上升的方法，也就是常说的引火归原法。

· 体悟

1. 2007 年，有人调查了疾病谱的变化，居然发现，慢性咽炎的患病率升高，成为影响人们健康的十大疾病之一！西医认为本病基本无法治愈，而中医用清热解毒、滋阴清火、化痰散结等法治疗，虽有一定效果，但并非人人有效。"引火归原"，是治疗慢性咽炎的一条新思路。引火归原法不仅适用于慢性咽炎，所有以肾阴亏虚、虚火上升为主要病机的病症，都可用本法治疗。临床多表现为上热下寒，症见面色浮红、头晕耳鸣、口舌糜烂、牙齿痛、腰酸腿软、两足发冷，舌质嫩红，脉虚等。肉桂、附子为引火归原的主药，但其用量宜小。

2. 辨证除了要重视病人当时的各种临床表现之外，病史长短、以往用药及其效果、平素体质等，也应注意，这样辨证才不会有偏差。

3. 阴阳同治，温清并用，是治疗许多疑难症的共通思路。

痛经、带下案
（附件炎）

王某　女　38 岁　初诊日期：2005 年 11 月 30 日

初诊（2005-11-30）：经潮腹痛，一月两至，腰酸，白带多；面有痤疮、褐斑，乳房小叶增生胀痛；饮食生冷后胃胀；苔黄质偏红，脉细。妇科检查：附件炎。证属肝郁气滞，胃气不和，湿热内蕴，冲任不调。治以疏肝理气，清热化湿。

醋柴胡 5g　　炒白芍 10g　　香　附 10g　　夏枯草 10g　　蒲公英 15g

白蒺藜 10g　炒枳壳 10g　炙甘草 3g　生苡仁 15g　乌　药 10g

败酱草 15g　制乌贼骨 15g　茜草根 10g 桑寄生 15g　地肤子 15g

　　　　　　　　　　　　　　　　　　　　　　　　　　　　7 剂

二诊（2005-11-16）：药后病情明显好转，苔黄质偏红，脉细。守原法加味巩固。

上方加红藤 20g，土茯苓 20g。7 剂。

·**点拨**　附件炎是妇科常见的病症，治疗时，一定要注意女子的体质特征。女子是以肝为本的，因此妇科的许多病症，辨证都从肝着手。本例患者，月经来潮时发生腹部疼痛，伴有乳房胀痛，属于比较典型的痛经，由肝郁气滞所致。患者在饮食生冷后往往胃胀，提示有胃气不和。另外，她面部的黄褐斑和痤疮非常明显，白带也多，这些都是湿热内蕴的表现，而她经常腰酸，月经一月两次，提示冲任不调。综合起来判断，本病的病机就是肝郁气滞，胃气不和，湿热内蕴，冲任不调。治疗可从疏肝理气，清热化湿入手。第二次来诊时，病情明显好转，说明我们的辨证是正确的，因此在原方基础上，增加红藤和土茯苓，加强清热利湿的力量。

·**问难**　先生，本例患者西医妇科检查诊断为附件炎，这一诊断对于中医辨证用药有没有参考价值？

·**解惑**　有一定价值。在大多数情况下，现代医学的诊断对我们分析病情、判断治疗效果、估计预后转归都有重要意义。用药时，也有一定的参考意义。但一定注意，中医处方用药，辨证才是永远不变的准则，不能被西医的诊断所迷惑。比如本例，附件炎的"炎"，容易让人想到中医的湿热内蕴，但肝郁气滞这一根本病机的认定，就需要我们用中医学的理论和方法来分析了。

·**问难** 谢谢先生。还有个问题不太清楚，本例患者您用了乌贼骨这味药，记得您常用它治疗胃痛反酸，在这里应用是为了治疗胃痛吗？

·**解惑** 乌贼骨这味药有多种功效。它味涩、性平，入肝、肾、胃经。它的功效主要表现在三个方面：第一是止血止带，用于治疗妇女血崩、月经过多、白带过多等；第二是涩精止遗，用于治疗男子的遗精早泄；第三才是制酸止痛，用于胃脘痛、泛酸、嗳气等症。乌贼骨的特长是收敛，能够固涩下焦，治疗多种出血和下元虚损不固的证候。

这个病案中，我们将乌贼骨和茜草根配伍，实际上是效法《内经》四乌鲗骨一蘆茹丸的方义。四乌鲗骨一蘆茹丸这个方，大家应该记住，它是中医妇科的第一方！能够补肾活血，通补奇经，我经常用它治疗痛经白带，效果很好。

·**体悟** 痛经、白带都是妇科常见病症，也是中医善于治疗的病症。痛经有四种基本证型：①气滞血瘀证，表现为经前或行经期间出现小腹胀痛，乳头触痛，心烦易怒，行经不畅；②阳虚内寒证，表现为经期或经后小腹冷痛，经色淡量少，伴有腰酸腿软，手足欠温；③气血虚弱证，表现为经期小腹绵绵作痛，月经量少、色淡质薄，神疲乏力，面色萎黄；肝肾虚损证，表现为月经干净后1～2日出现腰酸腿软，小腹隐痛不适，或潮热、头晕、耳鸣。证虽不同，却多与肝有关。

女子以肝为先天，而肝病症状最繁杂。此案月事不调，痛经带下，胃痞，乳癖，褐斑，病虽多端，但肝气郁结是其基本病机，因此均能以治肝而收效。本例选用柴胡疏肝散疏肝理气，乌贼骨、茜草根活血调经、止血止带，同时加夏枯草、白蒺藜清热解郁，生苡仁、败酱草、蒲公英清化湿热，桑寄生补益肝肾。这样能主次兼顾，共奏疏肝理气，清热化湿之功。

月经不调案

张某，女，35岁。

初诊（2005-04-06）：月事不潮4月，曾用黄体酮治疗后仅排黑色血水；2个月前在某医院检查B超：子宫肌瘤，2cm×2.1cm，左侧附件小囊肿。目前症见乳胀，胸闷，腰酸，小腹胀，大便2～3日1行，质偏干，颜面黄褐斑明显，苔黄、舌质红稍暗，脉细弦。辨为肾虚肝郁，瘀热阻滞胞宫。治予温肾疏肝，养血化瘀，祛瘀生新。

醋柴胡6g	赤芍10g	当归10g	熟地10g	桃仁10g
红花6g	肉桂3g	川芎10g	熟大黄5g	炙水蛭3g
地鳖虫5g	仙灵脾10g			

7剂

二诊（2005-04-13）：药后乳房胀痛缓解，月经未潮，口干，纳差，舌苔黄、质暗紫，脉细滑。

前方改炙水蛭5g，加莪术10g，三棱10g，鬼箭羽20g，香附

10g。

14 剂

三诊（2005-05-20）：月经上月 28 日来潮，6 日方净，日来自觉阴道口有痛感，微痒，腰酸，头晕，带下多；苔黄质黯红，脉细弦。养血舒肝。原方加香附 10g，失笑散 10g（包）、炙女贞 10g，旱莲草 10g，黄柏 6g。14 剂

四诊（2005-09-02）：上药连服 42 剂，月经仍需服药方行，否则胀痛、不潮，面部褐斑随之加重，腹有冷感，舌苔黄、质红，脉细弦滑。检查 B 超：子宫肌瘤 1.8×1.8，未见附件囊肿。肝失疏泄，气滞血瘀。前方去大黄、水蛭、地鳖虫、仙灵脾，加鬼箭羽 15g，乌药 10g，刘寄奴 15g，莪术 10g，茺蔚子 10g（包）。

五诊（2005-10-28）：上药服 4 天后月经来潮、量多有血块，5 天净，现过期 2 天未潮；腰酸，小腹痛，两乳胀痛，手足冷，苔黄质暗红，脉小弦。原方加香附 10g，牛膝 10g，去仙灵脾。

以后按此思路继续治疗，随访至 2006 年 9 月 29 日，月经周期基本恢复正常。

· **点拨** 本案闭经与子宫肌瘤有关，故在整个治疗过程中，重视凉血祛瘀散结法是为取效的关键之一。

· **问难** 古今妇科名家辨治月经不调的方法很多，您怎么独重凉血散瘀法？

· **解惑** 我在临床观察中发现，除了从肝肾脾为主治疗月经不调外，妇科病证还应重视凉血散瘀法，因为，月经不调、痛经等常与

瘀热阻滞有关。临床若见经期提前，经血量多质稠、经色紫红有血块、淋漓不净，或伴倒经，带下黄赤腥臭，或伴有下腹痛及乳房部等灼痛、跳痛、抽掣性痛、阵发性剧痛，或下坠痛，皆可辨为瘀热型月经不调证。如朱丹溪所说："经将来，腹中阵痛，乍作乍止者，血热气实也。"至于闭经，临床虽有虚实之分，但病理因素如气滞、血瘀、瘀热、痰浊、寒湿、湿热等每多杂合为患，瘀热阻滞胞宫尤为多见。

·**问难** 本案闭经 4 月有余，查有子宫肌瘤和附件囊肿。您辨为肾虚肝郁，瘀热阻滞胞宫，初诊时您用桃红四物汤合抵当丸加减，养血凉血化瘀。其中，桃仁、红花、赤芍、川芎、肉桂、熟大黄、炙水蛭、地鳖虫等凉血活血散结，醋柴胡、当归、熟地、仙灵脾等疏肝补肾、养血和血。这是否可以说您是在凉血散瘀法为主的基础上，兼顾考虑了养血和血和调理肝肾阴阳？

·**解惑** 可以这样理解。

·**问难** 那么，为什么在后期复诊的治疗过程中，您又增加了莪术、三棱、鬼箭羽、失笑散、刘寄奴等破血化瘀药物？

·**解惑** 这里边涉及到如何把握中医用药的剂量和治疗方药力度的问题。一方面，我们强调"有斯证用斯药"，同时，《素问·六元正纪大论》有谓："妇人重身，毒之如何？歧伯曰：有故无殒，亦无殒也。帝曰：愿闻其故何谓也？歧伯曰：大积大聚，其可犯也，衰其大半而止，过则死。"这些古训都说明，中医治病选方用药和药物剂量及药物作用的轻重，要根据患者所需来选择。本案初诊用药以桃红四物汤合抵当丸加减，但总体而言，我的用药剂量尚轻，二诊后月经仍然未潮，我考虑当属于病重药轻，所以加重活血通经之品。

·**问难**　那么，您在三诊时的用药思路如何？

·**解惑**　三诊时患者处于月经结束，这时候应趁势给予补虚，所以加炙女贞子、旱莲草滋补肝肾，黄柏清利下焦湿热。

·**问难**　四诊时您还加上了鬼箭羽。记得您在治疗消渴病时也用到鬼箭羽，那么此时选用此药的用意如何？

·**解惑**　鬼箭羽一药，其性味苦、辛、寒，苦辛行散入血，破瘀散结以通经；辛寒又善凉血活血、消肿止痛。在糖尿病并发症阶段，我常用鬼箭羽，该药药理上还有降糖作用。在妇科病证方面，我凡遇闭经、癥瘕、痛经、产后瘀阻腹痛等瘀热阻滞之证，皆可随方加用。

更年期综合征案

归某，女，48岁。

初诊（2004-10-20）：近2月来乳房胀痛，心慌目花，恶心欲吐，矢气多，腹胀，腰酸，略有烘热，口时干，大便二三日一次，寐差，苔黄质黯，脉细滑。辨为水亏木旺，肝郁化火，瘀热阻滞。

醋柴胡5g　赤　芍10g　制香附10g　夏枯草10g　黑山栀10g

川石斛10g　炒枳实12g　全瓜蒌15g　桃　仁10g　熟大黄5g

玄　参10g　大生地12g　桑寄生15g　熟枣仁20g　知　母10g

苦丁茶10g　白蒺藜10g　枸杞子10g　菊花10g

丹皮参各10g

二诊（2004-12-01）：烘热、出汗仍难绝对缓解，大便已畅，睡眠改善；周身酸楚不舒，月经过期2月未潮，右下腹隐疼；舌苔黄、质淡红，脉细弦。原方加功劳叶10g，红花6g，川芎10g。

三诊（2004-12-29）：近来右下腹时痛，或胀，连及右腰肾区；排尿正常，烘热、汗出好转，夜晚口干，腹胀发作已少；苔薄黄质暗红，脉细弦。原方加片姜黄10g，川断15g，地鳖虫5g，冬瓜子10g。

四诊（2005-08-04）：烘热、出汗明显减少，手心热轻，大便能畅，视糊已清，口不干，寐可，苔黄腻质暗，脉细弦。药用：

醋柴胡5g　炙甘草3g　制香附10g　夏枯草10g　炒枳实10g

炒白芍10g　功劳叶10g　地骨皮10g　川百合12g　玄　参10g

丹　皮10g　黑山栀10g　旱莲草10g　女贞子10g　知　母10g

川石斛6g　桑寄生15g

如此治疗随访至2005-09-28，患者诉烘热、出汗、心慌、目花、腰酸等症状均平稳未发。

· **问难**　更年期综合症属于中医学"绝经前后诸证"，一般多认为属肾虚、心肝火旺治疗，临床大多注重从滋补肾阴，潜阳安神治，从您的用药来看，似乎与此有所不同？

· **解惑**　中医辨治更年期综合征，实际上不能一概而论。妇女月经渐闭，但患者体质不同，身体异常症状群的多少、程度和持续时间各有轻重，这表明中医辨治本病需要辨证论治、整体调治。我的体会是：临床可见随着月经量的减少和周期的延长，患者往往以肾虚肝旺、内有瘀热为特点。

· **问难**　从本案证候特点来看，似乎丹栀逍遥散可以首先考虑，而您却以桃核承气汤化裁。您是怎么考虑的？

· **解惑**　本案症见胸痛、左腋下疼、乳房胀痛、腹胀、便秘、面有烘热、汗多、失眠、腰酸等，属水亏木旺、肝郁化火、瘀热痹阻少腹证，但并没有丹栀逍遥散中的脾虚见证，所以，我用丹栀逍遥散、桃核承气汤等方化裁，药用桃仁、熟大黄、赤芍、丹皮参、大生地、黑山栀、玄参等清热凉血、散瘀通络，更加枳实、全瓜蒌助其通腑气，醋柴胡、制香附、夏枯草、苦丁茶、菊花等疏肝郁、清肝火，川石斛、桑寄生、白蒺藜、枸杞子、熟枣仁、知母等以滋阴清热安神，药后即见症状缓解。

· **问难**　后期的治疗用药您是如何把握的？

· **解惑**　随着少腹瘀热证的减轻，在初诊方的基础上，去泻下通瘀之品，根据情况先后酌加功劳叶、旱莲草滋阴清热，红花、川芎、片姜黄、地鳖虫等活血通经止痛，川断补肾壮腰。方药较初诊而言祛邪力量减轻，滋养调补作用加强，但仍不离肝肾不足、气阴两虚、瘀郁化热三个病机关键。

子宫肌瘤案

王某，女，51岁。

初诊（2001-05-25）：既往查有子宫肌瘤，崩漏反复发作。近3月来月经未潮，4天前突然发现左目溢血，目睛红赤，月经来潮5天、量多，口稍干，腰痛，苔薄黄质暗淡，脉细滑。肾虚肝旺，瘀热动血。

赤 芍10g 丹 皮10g 大生地15g 黑山栀10g 大黄炭10g
旱莲草15g 紫珠草15g 生槐花15g 乌贼骨15g 茜根炭15g
陈棕炭15g 侧柏炭12g 白 及12g 白 薇15g 淡豆豉10g
水牛角片（先煎）20g 炙龟板（先煎）10g

二诊（2001-06-27）：上药服后崩漏旋即控制，目睛出血亦止，后背烘热，有汗，咽喉阻塞，皮肤出现青紫瘀斑，苔黄薄腻脉细。肝肾亏虚，阴血不足，肝经郁热。

生 地12g 丹 皮10g 山 栀10g 女贞子10g 旱莲草15g
仙鹤草12g 鸡血藤12g 茜根炭12g 桑寄生15g 川 断12g
川楝子10g 制香附10g 炙乌贼骨15g 炙龟板（先煎）10g
牡蛎（先煎）25g

三诊（2001-08-15）：经潮5天、量一般，仍疲乏，腰酸耳鸣，腿软，周身有灼热感，扁桃体时痛，苔黄质暗红，脉细有裂纹。肝肾阴虚。

生　地15g　山萸肉6g　丹　皮10g　旱莲草15g　泽　泻10g

茯　苓10g　生槐花12g　黄　柏10g　知　母10g　炙女贞子10g

荔枝草15g　紫珠草12g　仙鹤草15g　炙龟板（先煎）10g

四诊（2003-09-29）：中药治疗年余，最近妇检子宫肌瘤仅剩一枚（2.2cm×2.0cm），较前明显减小，子宫大小正常，但背后烘热、咽痒、口干苦时作，舌苔薄黄、质偏红有裂纹，脉细。肝肾阴虚，血热阴伤，肺气不清。

大生地15g　黄　柏10g　知　母10g　玄　参12g　丹　皮10g

黑山栀10g　大麦冬10g　炙女贞10g　旱莲草10g　淡豆豉10g

川石斛10g　制龟板（先煎）10g　南北沙参（各）12g

· **点拨**　妇科肿瘤与瘀热关系密切。妇女经期、产后，正气虚弱，血室正开，易感受寒热之邪；或经期产后，胞脉空虚，余血未尽之际，外阴不洁，或房事不禁，感染邪毒，入里化热等均可致寒热之邪侵入人体，皆可为痰为瘀，痰瘀互结日久而至癥瘕。情志不遂则气郁，气郁生火，火郁生疮，肝气郁结则冲任调，血瘀痰滞，留而不去，搏结成瘤。

· **问难**　本案由子宫肌瘤导致月经不调，崩漏时作。初诊时在经停3个月的基础上，突然来潮量多，并出现左目溢血、目睛红赤，结合口干、腰痛等症，您辨证为肾虚肝旺、瘀热动血，是怎样考虑的？

· **解惑**　古人说："女子以血为本，以血为用"，其经、孕、产、乳等数耗阴血，往往阴血偏虚而生内热，感寒者郁久化热，或外感温热之邪伏于冲任，或素体阳盛，肝郁化火，扰动血海，致经血非时而下；或七情怫郁，气滞血瘀，或经期、产后余血未净，瘀滞冲任，瘀而郁热，瘀热阻滞胞宫，经血受其煎熬，则瘀结更甚；肾主封藏，虚则封藏失职，冲任不固，致使经血非时而下。如此种种，皆当考虑瘀热病机的存在。

· **问难** 您以凉血化瘀止血为主，选用犀角地黄汤加山栀、大黄炭、旱莲草、紫珠草、生槐花、茜根炭、白薇等以凉血化瘀止血，乌贼骨、陈棕炭、侧柏炭、白及收敛止血，炙龟板、淡豆豉滋阴清虚热，药后即获良效，出血立止，看来中医治病的疗效真实神奇的！

· **解惑** 中医并非神医，不能包治百病。古人上工能够十全其八九也就非常高明了。今人可以结合西医疾病诊断，对于判断疾病可治与不可治、疗效与预后如何都有参考意义。我常说"医道无穷"，希望大家能够在中医道路上越走越好，所谓道随悟深。

· **体悟** 一般而言，从瘀热病机论治妇科病证的辨识要点包括：崩漏、月经量多，经色鲜红或暗红有块，淋漓不断或闭经，或经行鼻衄，或经行神志异常，胸乳胀痛有块，烦躁易怒，以经前为甚，腹胀坠痛，灼热疼痛或跳痛拒按，带下黄赤秽浊，恶露不下，或烘热、潮热、盗汗，或失眠多梦，腰酸腰痛，或检查见有肿块、压痛，舌苔多黄或腻、质暗红有瘀点瘀斑等。这些证候在临床未必悉具，皆可从瘀热论治。